权威·前沿·原创

皮书系列为
"十二五""十三五""十四五"时期国家重点出版物出版专项规划项目

B

BLUE BOOK

智 库 成 果 出 版 与 传 播 平 台

健康城市蓝皮书

BLUE BOOK OF HEALTHY CITY

编委会主任 / 李长宁　杜英姿　王　丹

中国健康城市建设研究报告
（2024）

ANNUAL REPORT ON HEALTHY CITY CONSTRUCTION
IN CHINA (2024)

主　编 / 卢　永　曹义恒　王鸿春

社会科学文献出版社
SOCIAL SCIENCES ACADEMIC PRESS（CHINA）

图书在版编目（CIP）数据

中国健康城市建设研究报告. 2024／卢永，曹义恒，
王鸿春主编. --北京：社会科学文献出版社，2024.
12. --（健康城市蓝皮书）. --ISBN 978-7-5228-4686
-6

Ⅰ. R126

中国国家版本馆 CIP 数据核字第 20240R59Z1 号

健康城市蓝皮书

中国健康城市建设研究报告（2024）

主　　编／卢　永　曹义恒　王鸿春

出 版 人／冀祥德
责任编辑／王小艳
责任印制／王京美

出　　版／社会科学文献出版社·马克思主义分社（010）59367126
　　　　　地址：北京市北三环中路甲 29 号院华龙大厦　邮编：100029
　　　　　网址：www.ssap.com.cn
发　　行／社会科学文献出版社（010）59367028
印　　装／三河市东方印刷有限公司

规　　格／开 本：787mm×1092mm　1/16
　　　　　印 张：22　字 数：332 千字
版　　次／2024 年 12 月第 1 版　2024 年 12 月第 1 次印刷
书　　号／ISBN 978-7-5228-4686-6
定　　价／168.00 元

读者服务电话：4008918866

组织编写单位

中国城市报中国健康城市研究院
中国医药卫生事业发展基金会
北京健康城市建设促进会
北京健康城市建设研究中心

《中国健康城市建设研究报告（2024）》
编辑委员会

主要编撰者简介

李长宁　中国健康教育中心党委书记、主任，研究员。国家健康科普专家库专家，第九届全球健康促进大会科学顾问委员会成员，中国性病艾滋病防治协会副会长，中华预防医学会常务理事。长期从事卫生管理、健康促进与健康教育的管理和研究工作，组织开展健康素养促进、健康城市建设、健康科普等健康促进与教育有关政策、制度性文件起草，参与健康中国行动、健康影响评估制度建设、健康素养促进行动、健康中国行、健康城市评价、健康素养监测重大项目的组织实施、相关经验总结和推广等工作。近年来，组织编写出版专业图书多部、发表论文多篇。

杜英姿　人民日报《中国城市报》社总编辑、国家城市品牌评价项目组组长，研究方向为城市管理、企业管理和产业经济，长期致力于国内外城市与经济发展新闻报道和决策应用研究。主持编写《聚焦中国省委书记省（部）长》《觉醒的中国》《人品与官品》《岁月河山》等著作十余部。主持"总编辑对话市委书记、市长"栏目，多角度话创新、叙改革、谈发展，为城市发展把脉开方。主持撰写深度观察稿件，深入思考和研究城市规划、建设、管理中的关键问题，引起了很大社会反响。

王　丹　中国医药卫生事业发展基金会理事长，北京师范大学中国公益研究院理事。组织和推动了中国医药卫生事业发展基金会"抗击新冠肺炎疫情""健康城市建设""尘肺病、结核病防治""糖尿病预防和康复""肿瘤早期筛查及防治""2021重大自然灾害紧急救援"等十大公益行动，策划和发起了"健康中国公益强医"创新工程和"健康中国慈善惠民"金牌行动，参与推动"'健康中国 你我同行'数城地铁联动主题巡展向医师节特别巨献"等系列公益行动。担任"健康城市蓝皮书"之《中国健康城市建设研究报告（2021）》《北京健康城市建设研究报告（2021）》《中国健康城市建设研究报告（2022）》《北京健康城市建设研究报告（2022）》《中国健康城市建设研究报告（2023）》《北京健康城市建设研究报告（2023）》编委会主任。

卢　永　中国健康教育中心健康促进部主任、研究员，中华预防医学会第六届理事、健康促进与教育分会副主任委员，北京健康城市建设促进会理事长。近年来主要从事健康促进与健康教育理论和政策研究，参与制定《全国健康城市评价指标体系（2018版）》《关于加强健康促进与教育的指导意见》《健康村等健康细胞和健康乡镇、健康县区建设规范（试行）》《关于开展健康影响评价评估制度建设试点工作的通知》等多项政策文件，开展将健康融入所有政策研究，承担全国健康城市建设、健康促进县（区）建设、健康影响评估制度建设及老年友好型社区创建、医养结合创建的管理和研究任务，参与第九届全球健康促进大会筹备技术支持工作。作为主编或副主编出版《健康影响评价理论与实践研究》《中国健康城市建设优秀实践（2019年）》《第九届全球健康促进大会重要文献及国际案例汇编》等25部专著，以第一作者和通讯作者身份发表论文19篇。

曹义恒　博士，副编审。2006年毕业于武汉大学政治与公共管理学院，获硕士学位；2017年毕业于武汉大学马克思主义学院，获博士学位。现为社会科学文献出版社马克思主义分社社长、总编辑，北京健康城市建设促进会副理事长，主要负责马克思主义理论、政治学、公共管理、健康城市建设等领域的策划审稿工作。在《马克思主义与现实》、《经济社会体制比较》、《学习与探索》、《武汉理工大学学报》（社会科学版）等期刊，以及《中国治理评论》《新时代马克思主义论丛》《马克思主义与中华文化研究》等集刊上发表论文及译文十余篇，出版《后帝国主义》等译著 2 部。

王鸿春 中共北京市委研究室办公室原主任、首都社会经济发展研究所原所长，北京健康城市建设促进会创始理事长，现任中国城市报中国健康城市研究院院长、北京健康城市建设研究中心主任、首席专家，北京健康城市建设促进会专家咨询委员会主任，研究员、高级经济师。近年来主持完成决策应用研究课题 100 余项，其中世界卫生组织委托课题、省部级项目共 10 项，获国家及北京市领导批示 20 余项，"转变医疗模式政策研究"等课题获北京市第九届优秀调查研究成果一等奖等市级奖项共 11 项。著有《凝聚智慧——王鸿春主持决策研究成果文集》《有效决策》《成功领导者的习惯》等，并先后主编或合作主编决策研究类图书 33 部，其中"健康城市蓝皮书"《北京健康城市建设研究报告（2017）》获得第九届"优秀皮书奖"一等奖，《北京健康城市建设研究报告（2019）》《中国健康城市建设研究报告（2019）》分别获得第十一届"优秀皮书奖"二等奖、三等奖，《北京健康城市建设研究报告（2020）》获得第十二届"优秀皮书奖"三等奖，《北京健康城市建设研究报告（2021）》获得第十三届"优秀皮书奖"二等奖，《北京健康城市建设研究报告（2022）》获得第十四届"优秀皮书奖"一等奖。

摘　要

　　党中央历来高度重视人民健康，党的十八大以来，以习近平同志为核心的党中央始终坚持人民至上、生命至上，全面推进健康中国建设。党的二十大报告明确指出："人民健康是民族昌盛和国家强盛的重要标志。把保障人民健康放在优先发展的战略位置，……深入开展健康中国行动和爱国卫生运动，倡导文明健康生活方式。"健康城市建设是实施健康中国战略、推进健康中国行动的重要内容和抓手，是实现中华民族伟大复兴中国梦的重要保障，更是新时代广大人民群众的殷切期盼。

　　在新时代，健康城市建设应立足实际、与时俱进，乘着中国式现代化的东风，继往开来、砥砺前行。要积极总结分析我国健康城市建设中的成功经验与劣势或不足，同时放眼世界，借鉴国外成功经验，全方位推动健康城市建设。

　　本书基于健康环境、健康社会、健康服务、健康文化、健康产业、健康人群六大领域，从健康影响评估制度建设、社区蓝绿空间分布、女性生育健康、医养结合、互联网医疗、森林疗养等多个角度，对中国健康城市建设的进展、经验、问题进行全面分析，提出有针对性的对策建议；设置"案例篇"和"国际借鉴篇"两个特色篇章，发掘和研究杭州、武汉、成都、深圳等历年健康城市建设"样板市"的先进经验，分析和比较国内外健康城市建设领域的优势和异同，以期为"十四五"中后期全面落实健康中国战略、推进健康中国行动提供借鉴和参考。

　　关键词：　健康中国　健康城市　健康社会

目 录 ⊵

Ⅰ 总报告

Ⅱ 健康环境篇

Ⅲ 健康社会篇

Ⅳ 健康服务篇

Ⅴ 健康文化篇

Ⅵ 健康产业篇

Ⅶ 健康人群篇

Ⅷ 案例篇

Ⅸ　国际借鉴篇

皮书数据库阅读**使用指南**

总报告 ▷

B.1
健康影响评估制度建设研究

李长宁　卢永*

摘　要：　健康的影响因素非常广泛，解决健康问题需要将健康融入所有政策。健康影响评估是将健康融入所有政策的重要手段，世界卫生组织在全球范围积极倡导开展健康影响评估工作。2016年习近平总书记在全国卫生与健康大会上提出要全面建立健康影响评价评估制度，国家卫生计生委积极牵头落实，2016年起依托健康促进县（区）建设工作进行探索，2021年国家卫生健康委启动健康影响评估制度建设试点工作。试点工作启动以来取得阶段性成效，初步摸索在我国建立健康影响评估制度的管理机制、工作流程，确定技术工具，为全面建立这项制度积累了经验。党的二十届三中全会提出"实施健康优先发展战略"，健康影响评估制度建设迎来重大发展机遇，需要进一步以立法推动制度建设，并加强能力建设。

关键词：　健康影响评估　将健康融入所有政策　健康优先战略

---

* 李长宁，中国健康教育中心党委书记、主任，研究员，主要研究方向为健康促进与健康教育、人力资源管理；卢永，中国健康教育中心健康促进部主任，研究员，主要研究方向为健康促进与健康教育的策略、政策和方法。

一 背景

党和政府高度重视人民群众健康。党的十八大以来，习近平总书记对卫生健康工作做出一系列重要指示批示，党中央、国务院作出推进健康中国建设战略部署。健康中国在定位上，坚持大卫生、大健康理念，强化以人民健康为中心；在策略上，坚持预防为主，强化健康促进与教育；在主体上，坚持共建共享，强化多方参与。新时期卫生健康工作方针也强调"将健康融入所有政策"。

实施健康影响评估，是落实将健康融入所有政策的重要手段。总书记在全国卫生与健康大会上提出："要全面建立健康影响评价评估制度，系统评估各项经济社会发展规划和政策、重大工程项目对健康的影响。"① 随后，《"健康中国2030"规划纲要》《基本医疗卫生与健康促进法》《国务院关于深入开展爱国卫生运动的意见》《"十四五"国民健康规划》等都提出要建立健康影响评估制度。党的二十届三中全会指出，要实施健康优先发展战略。国家卫生健康委党组书记、主任雷海潮接受采访时提出，要推动各地各部门把保障人民健康作为经济社会政策的重要目标，探索以立法推动建立健康影响评估制度。②

本文旨在进一步梳理近年来国际、国内健康影响评估工作的情况，总结我国健康影响评估制度建设取得的经验和面临的挑战，为进一步推动健康影响评估制度建设提供对策建议。

二 研究内容和方法

本文采用文献回顾、现场调研、案例分析的方法，研究分析国际国内健

---

① 《习近平谈治国理政》第2卷，外文出版社，2017，第373页。
② 雷海潮：《进一步深化卫生健康领域改革为中国式现代化奠定扎实健康根基》，《学习时报》2024年8月28日。

康影响评估工作的起源、历程和现状，并总结我国健康影响评估制度建设面临的挑战，提出工作建议。

（一）文献回顾

本文采用外文检索权威平台 Web of Science（WoS）和中文检索权威平台中国知网（CNKI）作为主要的数据来源，检索时间截至 2023 年 12 月 31 日，旨在通过全面深入的文献回顾，系统综述国际上有关健康影响评估的研究文献，梳理健康影响评估概念的提出和演变、国外研究热点和趋势、国际国内健康影响评估的发展脉络和特征等，并对我国健康影响评估的相关研究进行深入分析。本次搜集的健康影响评估相关著作详见表 1。

表 1 国内外健康影响评估相关著作

序号	书名	作者（译者）	出版年份
1	*Environmental and Health Impact Assessment of Development Projects*	Turnbull	1992
2	*Health and Environmental Impact Assessment*	British Medical Association	1998
3	*Health Impact Assessment*	John Kemm, Jayne Parry, Stephen Palmer	2004
4	*Health Impact Assessment for Sustainable Water Management*	Lorna Fewtrell, David Kay	2008
5	*Health Impact Assessment*	Martin Birley	2011
6	*Integrating Health Impact Assessment with the Policy Process*	Monica O'Mullane	2013
7	*Health Impact Assessment in the United States*	Catherine L. Ross, Marla Orenstein, Nisha Botchwey	2014
8	*Health Impact Assessment and Policy Development*	Monica O'Mullane	2015
9	*Minamata Initial Assessment — Health Component in West Africa: A Summary of the Health Impact Assessment Undertaken in Six West African Countries as Part of the Minamata Convention Pre-ratification Process*	Regional Office for Africa, World Health Organization	2018
10	*The Versatility of Health Impact Assessment: Experiences in Andalusia and Other European Settings*	Regional Office for Europe, World Health Organization	2019

续表

序号	书名	作者（译者）	出版年份
11	《健康影响评价理论与实践》	〔英〕马丁·伯利（Martin Birley）著，徐鹤、李天威、王嘉炜译	2017
12	《健康影响评价理论与实践研究》	中国健康教育中心编	2019
13	《健康影响评价实施操作手册：2019版》	中国健康教育中心编著	2020
14	《美国健康影响评估》	〔美〕凯瑟琳·L.罗斯（Catherine L. Ross）、〔美〕玛拉·奥伦斯坦（Marla Orenstein）、〔美〕妮沙·博特维（Nisha Botchwey）著，赵锐等译	2020
15	《健康中国视野下的健康影响评价》	梁小云著	2020
16	《健康影响评价实施操作手册：2021版》	中国健康教育中心编著	2022
17	《浙江省健康影响评价工作手册》	省委省政府健康浙江建设领导小组办公室组织编写	2022
18	《健康影响评价典型经验汇编》	中国健康教育中心编著	2023

资料来源：中国健康教育中心、杭州师范大学。

（二）现场调研

笔者于2023年5~8月，赴全国开展健康影响评估制度建设试点的32个地区（包括1个省和31个地市）开展了专题调研，通过听取介绍、交流座谈、查阅材料等方式，全面梳理我国健康影响评估制度建设工作的进展，发现典型经验和存在的问题。其间共组织了26场专题座谈会，与试点地区所在省、市级相关工作负责人、相关部门人员及专家代表约200人进行了交流座谈，查阅各地工作材料400余份。

（三）案例分析

本文收集整理了2021年以来我国健康影响评估工作方面的实践案例，主要为各地将健康影响评估基本理论和实践相结合，在评估机制建设、评估方法探索、重点领域重点问题健康影响评估实践等方面形成一些典型经验，涉及省级、市级和县级等各个层级的案例；通过案例分析，深入分析我国健康影响评估建设的现状、典型经验及工作中存在的问题。

三 研究结果

（一）健康影响评估的概念及意义

1. 健康影响评估概念的源起及发展

健康影响评估概念产生的根本原因，是基于社会、经济、环境等因素，各部门制定的公共政策会对健康产生深刻的影响，解决健康问题需要把健康融入各个部门的政策决策中。健康影响评估概念是由国际上提出来的，世界卫生组织在其中发挥了重要的作用，一些发达国家最先进行了相关实践探索。健康影响评估理念的形成是一个逐渐深化的过程，可追溯到 19 世纪英国等国家的工业化和城市化进程。当时在进行供水和公共卫生设施改造时，政府会系统评价基础设施建设给人们的健康带来的影响。其后，人们对健康及其影响因素的理解不断加深。1948 年，《世界卫生组织宪章》对健康给出了较为完整的定义，即生理、心理及社会适应的完好状态，并指出健康影响因素的广泛性。这些都为健康影响评估概念的提出奠定了基础。在 20 世纪 80 年代，世界卫生组织提出了环境健康影响评价的概念，即环境影响评价中考虑对人群健康的影响。1986 年，考虑到健康影响因素的广泛性，仅靠环境影响评价无法兼顾各类健康影响因素，世界卫生组织强调健康影响评估应作为一个独立的工作领域。随后，加拿大、澳大利亚及欧洲的一些国家积极探索这方面的实践。1999 年，世界卫生组织给出了健康影响评估的定义：系统地评判政策、规划、项目（通常是多个部门或跨部门）对人群健康的潜在影响及影响在人群中的分布情况的一系列程序、方法和工具。2006 年，国际影响评价协会对世界卫生组织的定义进行了修订：一种集程序、方法和工具的组合，它能系统地判断出政策、计划、方案或项目对人群健康的潜在（或非预期的）影响及其在人群中的分布，并确定适宜的行动来管理这些影响。

归纳来看，健康影响评估旨在考察政策、规划、项目对健康的潜在影响，进而影响决策过程。健康影响评估帮助政策制定者预见不同的选择如何对健康产生影响，促使他们在做选择时充分考虑健康影响。

2.我国建立健康影响评估制度的重大意义

当前，我国正在经历快速的人口老龄化、工业化、城镇化，深受全球化和数字转型影响，人们的生活方式和行为发生变化，在各类因素的交织影响下，我国正面临慢性病和传染病双重负担，慢性病是主要死因，新发突发传染病对经济社会发展带来巨大影响。为此，中共中央作出实施健康中国战略的重大决策部署。健康中国建设要求将健康融入所有政策，从广泛影响健康的因素出发，关注生命全周期、健康全过程，强调健康促进和共建共享，强调除卫生健康部门外，各相关部门也要承担健康责任。

建立健康影响评估制度是落实将健康融入所有政策的重要手段。建立健康影响评估制度，具体讲就是要把健康影响评估融入政府和各部门的日常工作中，就是要求各级人民政府及所属部门在制定、实施经济社会发展规划和政策、重大工程项目时，充分考虑决策对健康的潜在影响，及时发现风险隐患和短板弱项，避免决策对人群健康和健康公平带来不利影响。通过开展健康影响评估，"将健康融入所有政策"不仅仅关注以健康为主题的政策，而且把视野扩展到那些看起来和健康没有直接关系的政策，这样有助于拓展将健康融入所有政策的广度和深度，更好地应对健康挑战。

因此，建立健康影响评估制度具有非常重要的意义。首先，建立健康影响评估制度是推进健康中国建设的基础性工作，对于应对当前健康挑战、维护人民群众健康意义重大。其次，建立健康影响评估制度是推动国家治理体系和治理能力现代化的重要体现，是中国式现代化的要求，对经济社会可持续发展意义重大。最后，建立健康影响评估制度，可以不断提升防范化解各类健康风险的能力，是维护国家安全和社会稳定的重要举措。

（二）国外健康影响评估工作概况

本文通过对 WoS 和中国知网收录的 854 篇健康影响评估主题相关文献以及著作、一些国家的指南等进行综合分析，发现自 20 世纪 90 年代起，加拿大、澳大利亚和部分欧洲国家积极推进健康影响评估工作，21 世纪起，欧洲、北美、非洲和亚太地区陆续开展，健康影响评估已逐渐发展成为全球范围内的一项实践，对改善健康状况和促进健康公平发挥重要作用。多年来，国际上健康影响评估研究和实践不断深入，在健康支持性政策体系构建、健康影响评估原则应用、健康决定因素（如建筑环境、城市规划、饮食习惯、身体活动等）、健康及疾病关系研究等方法论方面积累了丰富的经验。同时，国际上在推动健康影响评估制度化方面也有很多探索。

1. 评估的内容和技术方法

健康影响评估应当是针对所有的健康影响因素，涉及各个领域，在具体实践中，是先从一些重点部门、重点领域做起，逐步推进。欧洲、北美等地区初期的健康影响评估主要应用于环境、交通和土地使用规划等重点领域，随后不断拓展，逐渐应用到劳动、教育、司法、食物供应系统以及其他公共机构等领域，涵盖了影响健康的环境、社会等诸多因素。南美洲、非洲和亚太地区的评估更多关注能源开发和基础设施项目。

世界卫生组织在各国实践的基础上，总结出了健康影响评估的技术流程，主要包括筛选、范围界定、评估、报告、监测等。各国技术流程的步骤不尽相同，但技术核心并不存在显著差别，都涵盖了最关键的内容，即评价规划、政策或工程项目是否存在健康方面的隐患，健康隐患涉及的人群、范围和程度等，提出改进的政策或措施建议等。如美国健康影响评估包括筛选、范围界定/审查、评估、推荐替代方案、报告和交流、监测 6 个步骤；澳大利亚健康影响评估包括筛选、范围界定、剖析、风险评估、风险管理、决策、监测评估 7 个步骤；新西兰健康影响评估包括筛选、审查、评估和报告建议、监测 4 个步骤。我国健康影响评估实施流程分为提交登记、组建专家组、筛选、分析评估、出具评价报告、评价结果备案、评价结果使用、监测评估 8 步，核心内容和世界卫生组织相同（见图 1）。

世界卫生组织、世界银行等国际组织一直积极推动健康影响评估技术方法发展，并出台了一系列指南。依据决策所涉及的健康决定因素的广度、开展健康影响评估可用资源的多少以及时间因素等，健康影响评估既可以是快

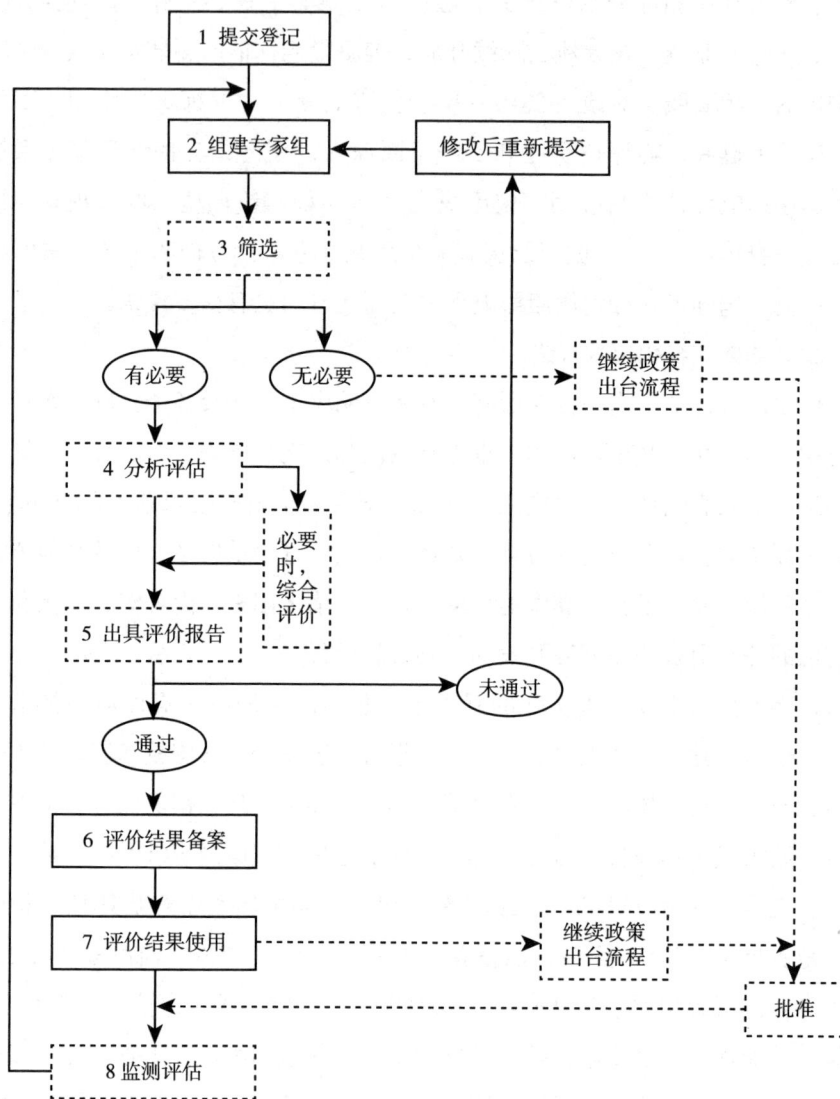

图1 我国健康影响评估实施流程

资料来源：中国健康教育中心编著《健康影响评价实施操作手册：2021版》，人民卫生出版社，2022。

速的评估，也可以是深入的研究。从评估的技术方法来看，可以是一种方法，也可以是多种方法的组合，包括常用的定性评估方法和定量评估方法，以及一些比较成熟的评估方法，如风险评估、政策分析、场景分析、影响描述表、影响矩阵、影响因果模型等。

2.国外健康影响评估的特点

（1）多数国家健康影响评估没有制度安排，只有少数国家在局部领域或局部地区有制度化要求。少数国家在国家层面进行整体推进，多是针对某个特殊的领域或针对规划、工程项目。譬如泰国探索在环境影响评价中增加健康影响评价的审批机制，要求 11 种项目/活动必须进行环境健康影响评价；荷兰在《城市与环境条约》中规定了需做健康影响评估的条件。

个别国家在部分州省层面作出了制度化要求，例如英国的英格兰、澳大利亚南澳大利亚州和新南威尔士州、加拿大魁北克省、德国北威州等有具体要求。英国的英格兰 2004 年通过立法建立起健康影响评估制度。澳大利亚的南澳大利亚州和新南威尔士州建立健康影响评估制度，要求各项政策在制定草案之后、实施之前引入健康影响评估，由相关专业机构联合政府和其他组织共同开展。加拿大魁北克省 2001 年颁布的《公共卫生法》，有健康影响评估相关条款。德国北威州《公共卫生服务法》第 8 条款规定了在地区规划中开展健康影响评估。

大部分国家对健康影响评估工作并没有全面的制度化或法治化的要求，例如美国大多健康影响评估实践没有明确的立法授权或规定要求，2007 年的"健康场所法案"拟推动健康影响评估立法，但未获国会通过，主要原因是涉及不同利益集团之间利益分配问题。

（2）国际上健康影响评估的推动者目前主要为卫生与健康部门，也有个别国家主要由政府推动。从理论上讲，健康影响评估的目的就是要促使各部门落实健康责任，健康影响评估工作应当是在政府的领导下，由各个部门具体落实。由于健康影响评估是一项探索中的工作，政府和各部门对这项工作的认识和参与有一个过程，所以就目前来看，国外健康影响评估的主要推动部门一般是卫生与健康部门，职责主要是动员立法部门和各级政府，进行部门协调，指导专业机构进行评价，加强社会倡导和沟通等。如澳大利亚、荷兰、德国等国家健康影响评估实施或执行机构主要是国家或国内公共卫生机构。随着这项工作的开展，也有个别国家逐步由政府来推动实施。表2列举了美国、加拿大、英国和泰国的情况。

表2 部分国家健康影响评估管理情况

国家	健康影响评估管理情况
美国	一般是由地方公共健康官员、公共健康学术研究者、社区团体组织开展，有时还包括相关学科专业人员，如城市规划专业人员。美国疾病预防控制中心和一些专门项目为健康影响评估提供资金和技术支持。美国目前的健康影响评估的主要领域集中在建筑环境和交通领域，自然资源和能源、劳工和就业、食品和农业领域部分存在。
加拿大	由公共健康部授权并提供经费，委托国家公共卫生项目合作中心开展健康影响评估，包括制定评估准则、发展评估理论并执行健康影响评估。
英国	英格兰政府每年给卫生部拨付公共卫生发展资金，用于评估其他非卫生部门的政策对公民健康的影响，支持相应评估工具的研究开发；苏格兰提出"建设更加健康的苏格兰"计划，加速推广健康影响评估，成立国家级健康影响评估机构——苏格兰健康影响评估网络，专门负责理论研究、工具开发和实践探索。
泰国	由政府部门推动，侧重评估环境对健康的影响，所以其执行机构包括国家健康委员会办公室和自然资源与环境部，卫生健康部门在评估实施中发挥技术指导作用并参与评估。

资料来源：中国健康教育中心。

（三）我国健康影响评估工作概况

1. 发展历程

（1）前期开展的研究。2013年世界卫生组织在芬兰赫尔辛基召开第八届全球健康促进大会，大会以"将健康融入所有政策"为主题，发布了《赫尔辛基宣言：将健康融入所有政策》，倡导各国积极运用健康影响评估手段，有效应对健康的社会决定因素，将健康融入公共政策的制定和实施过程，更好地维护和保障人们的健康。第八届全球健康促进大会之后，中国健康教育中心于同年编写了《第八届全球健康促进大会重要文献汇编》，较为系统地介绍了健康影响评估的概念、理论基础、实施要素和个别国家的实践情况。

2014~2015 年，中国健康教育中心开展了健康影响评估策略研究，收集整理了世界卫生组织以及英国、北爱尔兰、丹麦、爱沙尼亚、斯洛文尼亚、澳大利亚、新西兰、美国、加拿大、巴西、泰国等国家健康影响评估的相关文献，梳理总结了国际上健康影响评估的运行机制和开展方式，形成相关综述，翻译了相关的技术指南，为下一步工作打下基础。

（2）在健康促进县（区）建设中探索开展公共政策健康审查工作。2015 年，中国健康教育中心结合国际健康影响评价经验和中国公共政策决策体制，提出开展公共政策健康审查的建议。在此基础上，2016 年国家卫生计生委宣传司下发《健康促进县（区）"将健康融入所有政策"工作指导方案》，要求各地在健康促进县（区）建设中积极开展公共政策健康审查工作。

一些试点县（区）积极尝试，坚持"党委领导、政府负责、多部门参与"，在县（区）政府成立健康（促进）委员会，下设办公室，组建健康专家委员会。在具体工作中，办公室负责审查工作的协调和管理。各部门和乡镇（街道）在健康专家委员会的协助下，梳理本部门现有的与健康相关的公共政策，分析有无进一步完善的必要性和可能性，通过补充或修订相关政策，使得政策更有利于人群健康；同时，在制定新政策的过程中，征求健康专家委员会和相关部门的意见和建议。各部门和乡镇（街道）定期向办公室报告公共政策健康审查的工作情况。

公共政策健康审查工作是一项探索性的工作，相关路径和方法需要从实际工作中进行摸索。在当时的情况下，从推进工作考虑，公共政策健康审查主要是对已有政策进行审查，兼顾新政策，主要是为进一步建立健康影响评估制度积累经验。这是健康影响评估制度建设的初步探索。

（3）国家层面组织开展健康影响评估课题研究。2017 年，为了落实中共中央、国务院关于健康影响评估工作的要求，国家卫生计生委积极组织开展了年度重点调研课题——健康影响评估的方法和路径研究。该研究在梳理健康促进县（区）开展公共政策健康审查的经验基础上，借鉴了爱国卫生运动、健康中国建设的相关工作原则和方法，以及国外健康影响评估的主要做法，拟订了县（区）政府实施健康影响评估的路径和方法，并在北京、浙江、江西、湖北、广东、四川、陕西、宁夏等省（自治区、直辖市）部分县（区）进行了试点；通过试点工作，初步研究出我国县（区）政府开展健康影响评估的政策范围、工作机制、实施步骤、技术流程以及相关的技术工具，随后将研究结果纳入全国健康促进县（区）建设工作的实施方案，开展更大范围的探索。

与公共政策健康审查相比，县（区）层面的健康影响评估的对象更多了，增加了经济社会发展规划和重大工程项目，以及新拟订的政策，还进一步细化了实施步骤和技术流程，并开发出相关工具表单，包括涵盖各类健康影响因素的清单以及一系列评估表单。

（4）一些地方大胆探索，相关机构积极研究。2016年党中央、国务院就健康影响评估工作提出要求后，北京市、上海市、浙江省杭州市、湖北省宜昌市、广东省深圳市等多地卫生健康行政部门组织开展了相关的研究。一些地方将研究转化为试行政策，如湖北省宜昌市人民政府于2018年制定下发了《宜昌市公共政策健康影响评价实施方案（试行）》，浙江省杭州市人民政府于2019年出台《杭州市公共政策健康影响评价试点实施方案（试行）》，广东省深圳市2020年发布《深圳经济特区健康条例》，要求建立健康影响评估制度。与此同时，除中国健康教育中心以外，许多高校和研究机构也积极开展健康影响评估研究工作，如国家卫生健康委卫生发展研究中心、中国工程院、北京师范大学、安徽医科大学、山东潍坊医学院等陆续开展了"将健康融入所有政策"等方面的研究。

（5）在全国范围内启动健康影响评估制度建设试点工作。2021年9月，为进一步探索市级和省级经验，推动全面建立健康影响评估制度，全国爱卫办、健康中国行动推进办在1个省（浙江省）和31个地级市（直辖市辖区）启动了健康影响评估制度建设的试点工作，覆盖所有省、自治区、直辖市和新疆生产建设兵团，试点工作管理办公室设在中国健康教育中心。试点工作显著推动了我国健康影响评估制度建设工作，具体情况将在后文呈现。

2. 我国健康影响评估工作的特点

与国外相比，我国的健康影响评估具有鲜明的中国特色，体现出我国的制度优势。

（1）党和政府高度重视人民群众健康，坚持人民健康优先。我国要求各级人民政府全面建立健康影响评估制度，提升健康治理水平，体现出以人民为中心的发展思想和健康优先的理念，体现出维护人民群众健康的政治决心。

（2）我国具有制度优势，健康影响评估工作形成整体推进态势。多数国家的健康影响评估开展的层级和范围有限。而我国是在党的统一领导下，从上到下要求全面建立健康影响评估制度，整体推进健康影响评估工作，体现出我国的制度优势。

（3）我国有丰富的多部门协作经验，健康影响评估工作有基础。许多国家健康影响评估工作整体推进起来有难度，特别是涉及不同部门和方面的利益时难度更大。我国在爱国卫生、新冠疫情防控等工作中积累了多部门协作的经验，也有一些健康类评估审查的实践，这些为健康影响评估制度建设创造了良好条件。

（4）我国健康影响评估工作要求高、力度大。很多国家健康影响评估工作主要针对工程项目或规划项目，往往聚焦部分领域。我们国家明确要求经济社会发展领域的各项规划、政策、重大工程项目都要开展健康影响评估，从维护人民的身心健康和社会适应力出发，评估内容涵盖了环境、社会及个人等各方面的健康影响因素，体现出评估工作的全面性。此外，我国在局部探索的基础上，在全国范围开展试点工作。

（四）我国健康影响评估制度建设试点进展

1. 基本情况

2021 年 7 月，全国爱卫办、健康中国行动推进办下发《关于开展健康影响评价评估制度建设试点工作的通知》，明确试点工作的目的是探索公共政策健康影响评估的政策体系、工作规范、实现路径和运行保障机制，探索将重大工程项目的健康影响评估纳入环境影响评价的实施路径和技术评价方法中，并总结试点经验，推动全国健康影响评估制度建设。按照试点工作安排，试点地区需要在 2021 年建立工作机制，2022 年起对公共政策和重大工程项目进行评估，并在 2023 年进入"应评尽评"阶段，即对所有政府及其所属部门拟订的重大行政规范性文件和列入经济社会发展规划由政府投资的重大工程和项目开展健康影响评估。

国家卫生健康委规划司、全国爱卫办牵头开展健康影响评估制度建设试点工作，中国健康教育中心作为试点工作管理办公室，负责协助委里开展日常管理，并承担相关技术支持工作。

2. 试点成效

从试点启动至 2023 年，各地在组织管理、保障措施、运行机制、技术支撑等方面积极探索，积累了一批经验，健康影响评估制度建设试点取得了阶段性进展。

（1）试点工作推动地方政府和相关部门提升履行健康职责的自觉性和责任感。调研发现，一方面，通过开展健康影响评估工作，试点地区进一步形成"党委领导、政府主导、多部门协作"的工作格局。26 个试点地区成立了由政府领导任组长、相关部门负责人为成员的试点工作领导小组，其他地区依托现有的领导协调机制开展工作。在成立领导小组的试点地区中，有 13 个地区由政府主要领导担任组长，其他试点地区由政府分管领导担任组长。试点地区以政府或协调机制名义下发实施方案，明确了健康影响评估工作的运行机制，进一步明确了相关部门的健康职责。另一方面，通过开展公共政策和工程项目的健康影响评估，更多部门深切地体会到本部门工作与人群健康密切相关，相关部门更加积极地践行"大卫生、大健康"理念，承担各自的健康责任，将健康融入日常决策，推动健康中国建设。

（2）防控健康风险、提升健康治理水平初见成效。截至 2022 年底，试点地区累计开展了 704 项健康影响评估，涉及 40 多个部门。试点地区的经验表明，扎实开展健康影响评估，并非增加了"门槛"，影响到营商环境，而是避免和减少了健康风险，提升了相关部门的决策水平，达到了促进经济社会可持续发展、提升人民群众获得感等目标，以下举 2 个实例。

例1：甘肃省金昌市政府拟订《金昌市电动自行车消防安全管理办法》，该文件由消防部门牵头起草。开展健康影响评估期间，发现文件草稿对电动自行车充电和使用中的安全和健康隐患考虑不够充分，评估组提出了一些修改意见，如将电动自行车集中停放和充电场所、设施建设纳入城乡规划和城乡建设方案中；党政机关、事业单位、社会团体为营运车辆、员工车辆等提供充换电服务时，要防止不规范充电引发火灾；鼓励有条件的停放充电场所安装24小时可视监控系统，做到火情早发现早处置；电动自行车停放充电场所不得影响附近人群出行安全与正常休息，不得挤占健身活动场地和设施；出台废弃电池奖励回收办法，防止个人擅自处置废弃电池对环境和人体造成危害等。这些意见都被采纳，体现在最终发布的政策文件中，受到了群众的称赞。

例2：湖南省衡阳市住建局拟订的《衡阳市物业管理实施意见》，经过健康影响评估，进一步完善了相关部门的健康职责，包括卫生健康部门加强饮用水卫生管理和病媒生物预防控制，文旅广体部门负责做好健身设施建设，市场监管部门加强虚假广告查处等。这些改进建议使得最后制定的政策更系统、更周全，既提升了本部门工作的质量，也满足了公众的健康需求。

（3）对健康影响评估制度的管理机制进行了探索。从理论上讲，健康影响评估工作应由政府主导，成立领导协调机制，下设办公室（负责日常管理），并成立专家委员会（库）；各部门组织开展自评工作，委托相关专家完成评估，将评估结果报办公室；政府可成立或指定专门的业务机构，为本地的健康影响评估提供技术支持。当前，试点地区积极探索健康影响评估制度的管理机制，多数地方的做法为，各级政府作为健康影响评估制度的责任主体，卫生健康部门作为牵头部门，爱卫办/健康办作为日常管理机构，各部门是健康影响评估的组织实施主体，专家委员会（库）接受委托完成技术评估。

（4）对健康影响评估制度的实施路径进行了探索。试点地区也结合当地实际逐步摸索出健康影响评估的实施路径，针对公共政策的健康影响评估有两种做法：一种是将其列为行政规范性文件审查的内容，与合法性审查、公平性审查等协同开展；另一种是将其列为重大行政决策风险评估的内容。针对工程项目的健康影响评估，一种是由卫生健康部门组织实施，另一种是在环境影响评价中增加健康影响评估的内容，后者更为多见。一些地区认为，将工程项目的健康影响评估与现行的环境影响评价进行结合，相对于实施一项全新评价工作更加可行。如四川省攀枝花市、重庆市巴南区要求生态环境局对参与环境影响评价的工程项目实施健康影响评估，并将评估结果报同级爱卫办（健康办）备案。

（5）在健康影响评估的技术支撑体系建设方面取得进展。一是各试点地区成立健康专家委员会（库）。各地都成立了由卫生健康、生态环境、农业、住房和城乡建设、交通、自然资源等多领域专家组成的专家委员会（库），来具体承担技术评估任务。部分地区还制定印发专家库管理办法，明确专家职责，规范专家遴选、抽取与使用、权利与义务、监督管理等，推进评估工作规范化、专业化。二是很多地区委托专业机构、高校等为制度建设提供技术咨询、政策建议、培训指导、总结推广、监测评价等技术支撑，确保健康影响评估工作顺利、规范开展。有14个试点地区由当地健康教育中心（健康促进中心）、疾控中心等专业机构提供技术支持，有3个试点地区由相关高校提供技术支持。调研中发现，一些高校逐渐参与到健康影响评估制度建设工作中来，如杭州师范大学、同济大学、温州医科大学等，不仅为当地，也为其他省份提供技术支持。还有一些大学，如北京大学、武汉大学、兰州大学、西安交通大学、海口大学、苏州大学等开始承担本地的一些研究等工作。健康教育等专业机构和相关高校，通过参与健康影响评估制度建设的试点工作，积累了学术研究材料和实践经验，逐渐成为推动我国健康影响评估制度建设的重要力量。三是逐步摸索出适合我国国情的健康影响评估方法和技术，涉及实施流程、健康决定因素清单、各项评估表单等。四是一些地区引入信息和数字技术，提升技术评估水平。如浙江省杭州市依托数字技术和互联网技术优势，开发了一套具有关键词识别和自动文献检索功能的"健康影响评价辅助决策系统"，帮助专家更快更好地开展评估，同时使任务管理员更加高效地分配任务和督促进展，通过"平台化管理、智能化辅助、可视化操作"，有效提升了健康影响评估的时效性和科学性。

（6）多数省份推进省级试点工作。随着健康影响评估制度建设试点工作被纳入卫生城镇评审、健康中国行动考核监测等，各地在国家试点的基础上，积极推进省级试点工作。有 22 个试点省份不同程度地推进省级试点工作。在这些省份中，国家试点先行先试，经验较多，对省内其他地区发挥出较好的示范带动作用。

（五）我国健康影响评估制度建设面临的挑战

1. 一些地方对健康影响评估制度建设认识不到位

一些试点地区对健康影响评估制度建设试点工作的目的、意义、要求等理解不透彻或认识有误区，导致行动上出现打折扣、不敢作为或等靠观望等现象。如认为开展健康影响评估会增加决策"门槛"，有可能影响到当地的决策效率和营商环境；一些地方忽略试点工作的目标就是要探索机制，一味强调国家不出台相关配套政策，就无法动员相关部门开展工作；有的部门认为开展健康影响评估和平时征求卫生健康部门的意见区别不大，没必要开展等。

2. 健康影响评估制度建设整体仍处于探索阶段，工作开展不平衡

绝大部分地区积极推进试点工作，取得阶段性进展，但很多地方还没有真正进入制度化的、"应评尽评"的阶段，截至 2023 年整体上仍处于前期摸索阶段。还有部分地区进度相对较慢，极少数地区截至目前尚未出台实施方案；个别地区完成了工作机制建立和人员队伍培训，但尚未开展评估工作；还有近 1/3 的地区只是对既往政策和项目开展了研究性的试评估等。

3. 健康影响评估能力建设有待加强

在队伍建设方面，一些地区爱卫办或健康办反映人员少任务重，没有精力深入推进健康影响评估工作；健康影响评估专家的能力还有待增强。在制度设计方面，仍需进一步研究健康影响评估工作与其他评估审查工作如何衔接、如何更加合理地使用评估结果等。在技术方法方面，缺乏分部门、标准

化的评估内容或评估指标，仍需进一步完善健康影响评估的方法、技术和工具。

四 展望与建议

2022年，党的二十大强调"推进健康中国建设"，要求"把保障人民健康放在优先发展的战略位置，完善人民健康促进政策"。[①] 2024年，党的二十届三中全会提出，要实施健康优先发展战略。国家卫生健康委党组书记、主任雷海潮就学习贯彻党的二十届三中全会精神接受专访、发表署名文章。雷海潮提到，进一步推进卫生健康领域改革最关键、最根本的是坚持以习近平新时代中国特色社会主义思想为指导，从经济社会发展全局的高度认识做好卫生健康工作的重要意义，注重发挥党总揽全局、协调各方的领导核心作用。雷海潮强调，各级党委政府要把保障人民健康作为经济社会政策的重要目标，在经济社会发展规划中突出健康目标，在公共政策制定实施中向健康倾斜，在财政投入上保障健康需求。[②] 这些都为健康影响评估制度建设工作提供了方向指引。

开展健康影响评估工作是落实习近平总书记要求的具体举措，是提升我国健康治理水平的必然要求，是当前推进健康中国建设非常重要的任务，对于从根本上应对健康问题、维护人民群众健康尤为重要。全国健康影响评估制度建设试点工作已经开展了3年，逐步摸索出在我国建立健康影响评估制度的路径和方法。当前，应深入学习贯彻党的二十届三中全会精神，大胆改革创新，特别要在建章立制、完善体制机制上下功夫，加快推动全面建立健康影响评估制度。

在国家层面，一是加强政策研究，要深入分析前期试点工作，总结出适合我国国情的健康影响评估工作机制，研究制定推进健康影响评估制度建设

---

① 《习近平著作选读》第1卷，人民出版社，2023，第40页。
② 雷海潮：《进一步深化卫生健康领域改革为中国式现代化奠定扎实健康根基》，《学习时报》2024年8月28日。

的配套政策法规。二是要加强技术研究和能力建设，要开展研究，不断完善健康影响评估的技术和工具，要加强国家级专家队伍和技术支撑机构的能力建设。三是加强宣传动员和经验总结推广工作，让全社会了解和支持这项工作，促进各地工作交流和互学互鉴。在地方层面，要建立党委领导、政府主导、部门协同的工作机制，加大健康影响评估制度建设的推进力度；要加强动员和培训，让各个部门充分理解健康影响评估的意义，提升其参与健康影响评估工作的能力；要做好健康影响评估专家的管理工作，设置准入条件，开展系统培训，打造出一支政治过硬、业务过硬的专家队伍；要充分利用当地的健康教育专业机构、高校等为制度建设提供技术支撑；要坚持以人民为中心、以问题为导向实施重大规划、政策和工程项目的健康影响评估，切实发挥健康影响评估在保障人民健康、促进经济社会可持续发展中的重要作用。

健康环境篇

B.2
城市社区蓝绿空间特征与
居民健康关系研究[*]

林晨涛　康　宁　李树华[**]

摘　要：　我国城市建设从增量时代进入存量时代，城市绿地逐渐成为城市更新的重要议题。本文以成都公园城市健康场景营建为背景，选取社区蓝绿空间作为研究对象，采用 GIS 分析和问卷调查的研究方法，对蓝绿空间与居民健康关系进行探讨。结果表明，居住区蓝绿空间数量和居住区周边蓝绿空间可达性皆与居民健康显著相关，居住区绿地建设应在绿化覆盖率达到 30% 以上的前提下增设景观水体；此外，还需更多关注蓝绿空间分布的公平

* 本成果受国家自然科学基金青年科学基金项目"北京地区城市森林疗养空间特征识别及健康效益定量评价"（项目编号：51908310）、国家自然科学基金面上项目"基于高压人群身心健康的工作环境绿色空间体系研究"（项目编号：51978364）、"未来城市跨学科研究关键技术集成与示范"资助。

** 林晨涛，清华大学建筑学院景观学系博士研究生，主要研究方向为城市绿地与公共健康；康宁，清华大学建筑学院景观学系助理教授，主要研究方向为绿色空间与公共健康、植物景观与近自然再生设计；李树华（通讯作者），清华大学建筑学院景观学系教授，主要研究方向为园林康养与园艺疗法、植物景观与生态修复。

性与可达性；建议结合城市自然河流，规划设计亲水开放的公共绿地空间，以更好地展现绿地的健康效益。

关键词： 城市绿地 蓝绿空间 公共健康 生活满意度

一 前言

城市是人群、经济和资源集中的主要空间。21世纪以来，我国的城市化进程日益加快，城市人口仅20年时间增长了30%，照此趋势，我国的城市化率将在2030年前超过70%[①]，解决城市的健康问题对我国实施健康中国战略至关重要。人口过度增长和经济活动高度集中会带来城市病[②]，如产业和交通发展造成的环境污染、高密度城市建设带来的人口拥挤和人地矛盾激化等[③]，生活在这种环境下的城市人群往往接触不到自然与绿地[④]，在办公室内久坐，缺乏运动和社交[⑤]，肥胖、焦虑、睡眠困难等慢性疾病和亚健康的发病人群显著增加[⑥]。

通过城市绿色空间缓解乃至解决城市健康问题的策略已在学术界被提出

[①] 国家统计局编《中国统计年鉴（2023）》，中国统计出版社，2023，第1~2页。

[②] 向春玲：《中国城镇化进程中的"城市病"及其治理》，《新疆师范大学学报》（哲学社会科学版）2014年第2期。

[③] Li X., Liu L., Zhang Z., et al., "Gender Disparity in Perceived Urban Green Space and Subjective Health and Well-being in China: Implications for Sustainable Urban Greening", *Sustainability*, 2020, 12 (24): 10538.

[④] 参见 Xu J., Wang F., Chen L., et al., "Perceived Urban Green and Residents' Health in Beijing", *SSM-Population Health*, 2021, 14。

[⑤] 参见 Huang W., Lin G., "The Relationship Between Urban Green Space and Social Health of Individuals: A Scoping Review", *Urban Forestry & Urban Greening*, 2023, 85。

[⑥] World Health Organization, *World Health Statistics 2023—Monitoring Health for the SDGs*, World Health Organization, 2023, pp. 12-16.

并广泛证实①，近年来研究进展显著。世界卫生组织（WHO）于 2017 年颁布的文件提出："绿地和其他基于自然的解决方案提供了解决城市健康问题的创新方法，主要功能为提高城市环境的质量，增强当地的复原力，推广可持续的生活方式，增加城市居民的健康和福祉。其中，公共和私人场所的公园、城市的高质量绿地、有规划设计的植被是这些方法的核心组成部分。"②既有研究发现，城市绿地可以通过改善空气质量、促进体力活动、增加社会凝聚力、减少精神压力 4 个途径促进市民身心健康③。目前为止，城市绿地与公共健康领域的研究多基于城市建设区域甚至更大范围，对于城市绿地更新和高质量发展来说，最终还需落实到与市民生活息息相关的社区层面，社区和其内部更小尺度的绿地健康效益亟待深入探索。此外，大多对城市绿地的研究集中在绿色空间的指标分析上，对蓝色空间关注相对较少④，对于广义的城市绿地而言，蓝绿网络是其空间构成的基底，二者缺一不可⑤。基于此，本文以成都公园城市健康场景营建为背景，将成都市中心城区中的 3 个典型街道 22 个居住区作为研究对象，通过对其蓝绿空间特征和居民健康水平的分析，基于成都市民居住区绿地满意度和自我健康评价数据，探究社区蓝绿空间特征对居民健康水平的影响，为具有示范效应的城市健康场景营建提供参考。

二 研究方法

研究选取成都市中心城区驷马桥街道、玉林街道和大源街道，3 个街道

① 杨雨凡、陈美爱、徐丽华：《基于 CiteSpace 的城市自然与人群健康效应研究进展》，《生态学报》2024 年第 14 期。

② World Health Organization Regional Office for Europe, *Urban Green Spaces: A Brief for Action*, 2017, pp. 2-21.

③ Hartig T., Mitchell R., De Vries S., et al., "Nature and Health", *Annual Review of Public Health*, 2014, 35 (1): 207-228.

④ Serra S. R. Q., Feio M. J., "Benefits of Urban Blue and Green Areas to the Health and Well-being of Older Adults", *Environmental and Sustainability Indicators*, 2024, 22: 100380.

⑤ Nelson J. R., Won Y., Kim J., et al., "Is the Grass Greener or the Water Bluer? Drivers of Local Park Visitation Patterns in Phoenix, Arizona", *Urban Forestry and Urban Greening*, 2024, 95.

均具备以下性质：街道面积均为 3~4 平方千米；3 个街道皆沿着城市自然河流（沙河、府河）分布，但滨水空间的可达性各不相同；街道空间的定位为居住区，且街道内部有相对完善的商业功能、交通体系、一定程度的绿化基础设施。3 个街道的建设时期存在从新到旧的梯度差异，且其绿化基础设施水平也存在梯度差异。具体而言，在每个街道中依照绿化覆盖率从高到低选取 7~8 个代表性居住区，3 个街道共选取 22 个居住区，居住区面积为 0.02~0.1 平方千米；在选择过程中规避了同一房地产开发商的同期项目以及绿地结构形态非常相似的居住区。

通过卫星影像解析与现场调研结合的方式，笔者绘制出街道及居住区内部的蓝绿空间。利用 ArcGIS 10.6 软件，计算居住区绿化覆盖率（居住区内绿地与植物总垂直投影面积/居住区占地面积）和居住区水体面积（居住区内不包含周边绿地植物的景观水体垂直投影面积），用于衡量居住区内部蓝绿空间数量水平。此外，以居住区周边蓝绿空间为可达对象、成都市道路网络为基础交通数据①，以 5~10~15 分钟步行可达距离为间断点，计算出居住区周边蓝绿空间可达性栅格数据，通过对每一个居住区内的栅格数据进行加权平均计算，得出每个居住区的周边蓝绿空间可达时间。可达时间越长则表示可达性越低②。

在绿地满意度和健康自评研究方面，通过问卷调研方式开展：从各个居住区中随机抽查 40~45 位居民，问卷包括居民社会背景、居住区绿地与活动场地满意度、居住区绿地生物多样性感知、受访者健康自评、受访者生活满意度五个部分。社会背景部分包括性别、年龄、学历、职业、婚姻情况、户口所在地、收入和已居住时间。居住区绿地与活动场地满意度部分则分别设置了绿地与活动场地数量满意度和绿地与活动场地质量满意度两个问题。针对生物多样性感知水平，本研究采取分别询问居民植物多样性感知与鸟类多样性感知的方式，同时在多样性感知方

---

① 数据来源：地理空间数据云，https：//www.gscloud.cn/。

② 刘常富、李小马、韩东：《城市公园可达性研究——方法与关键问题》，《生态学报》2010 年第 19 期。

面设置了数量感知和种类感知两个问题。居民健康自评问题的设置参考了 WHO 于 1990 年对健康的定义，分别设置了居民的生理健康自评（询问近期身体状态）、心理健康自评（询问开心、事情顺利、工作高效等指标情况）、社交健康自评（询问邻里关系、社区认同与交往）三个问题[①]。为方便统计，将"生活满意度"也视为居民健康自评的一个组成部分。除去社会背景部分，其他问题均采用李克特 5 级量表来进行选项设置，如生理健康自评的选项包括"非常不健康""比较不健康""一般""比较健康""非常健康"；植物种类感知的选项包括"非常多""比较多""一般""比较少""非常少"。

三 数据分析与结果

问卷从 2023 年 4 月 14 日开始发放，截至 2023 年 6 月 3 日，去除无效问卷，共收集有效的线下问卷 902 份。通过 SPSS 27 软件对数据进行分析，问卷整体的克隆巴赫系数（Cronbach's alpha）为 0.862，说明问卷整体信度良好。受访人群中，男性受访者占 371 人（41.1%），女性受访者占 531 人（58.9%）；年龄上，20 岁以下、20~29 岁、30~39 岁、40~49 岁、50~59 岁、60~69 岁、70 岁及以上分别占 1.7%、24.2%、19.1%、12.4%、18.0%、13.7%、11.0%；受教育程度上，小学及以下、初中、高中、专科本科、研究生分别占 9.5%、14.9%、19.4%、49.0%、7.1%（见表 1）。总体来看，该问卷的人口特征基本符合成都市的人口结构特征[②]，样本能够反映大多数市民的居住环境。以下对各项内容进行分项说明。

---

① World Health Organization, UN-Habitat, *Global Report on Urban Health: Equitable Healthier Cities for Sustainable Development*, Geneva: World Health Organization, 2016, pp. 5-9.

② 成都市统计局、国家统计局成都调查队编《成都统计年鉴（2022）》，中国统计出版社，2022，第 43~55 页。

表1 受访者的社会人口统计特征

性别	人数	年龄	人数	学历	人数	职业类型	人数	收入	人数
男	371	20岁以下	15	小学及以下	86	公司职员	197	2000元以下	42
女	531	20~29岁	218	初中	134	公务员	35	2000~4000元	143
		30~39岁	172	高中	175	商业服务业	120	4000~6000元	194
		40~49岁	112	专科本科	442	失业/待业	42	6000~8000元	172
		50~59岁	162	研究生	64	学生	32	8000~10000元	97
		60~69岁	124	其他	1	专业人员	67	10000元以上	237
		70岁及以上	99			个体经营	36	不愿透露	17
						自由职业	42		
						退休	302		
						其他	29		

（一）居住区绿地与活动场地满意度、绿地生物多样性感知

总体来说，居民对居住区绿地与活动场地（以下简称"绿地"）的数量及质量相对满意，其中对绿地数量感到满意（非常满意和比较满意）的居民占55%，对绿地质量感到满意的居民占53%（见图1）。居民对绿地的质量和数量满意度评价大致相似，但对质量感到满意的比例略低。为进一步探究居民对绿地质量的满意度评价差异，将居住区分为有景观水体建设和无景观水体建设两个组，分别进行统计分析，并得出结论：在没有设置景观水体的居住区中，居民对绿地质量感到非常满意的占3%，对绿地质量比较满意的占45%；而在设置有景观水体的居住区中，居民对绿地质量感到非常满意的占13%，对绿地质量比较满意的占49%（见图2）。这一结论说明，居住区中增设景观水体能较为明显地增加居民对绿地质量的满意度。

居住区内的生物多样性感知通过四个指标衡量：植物数量感知、植物种类丰富度感知、鸟类数量感知、鸟类种类丰富度感知。在对居住区内的植物数量感知评价中，5.2%的受访者表示非常多，10.8%的受访者表示比较多，23.5%的受访者表示一般，有50.1%的受访者认为比较少。在对

绿地数量满意度

绿地质量满意度

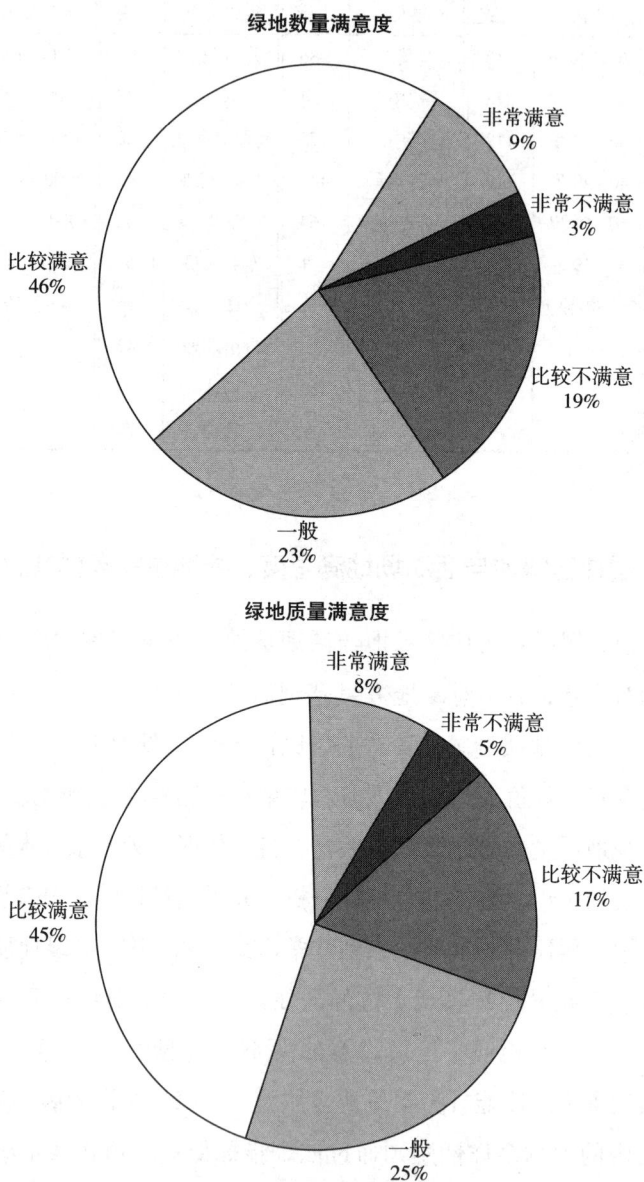

图1 受访者绿地数量和质量满意度分布情况

居住区内无景观水体的居民绿地质量满意度

居住区内有景观水体的居民绿地质量满意度

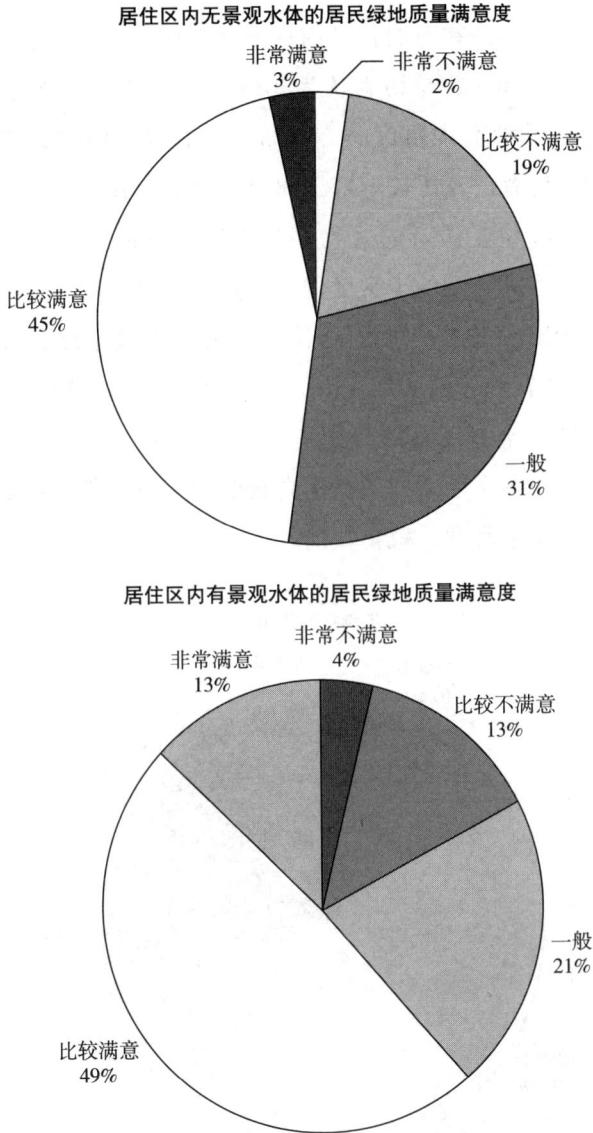

图2　居住区基于"有无景观水体"分组后的受访者 绿地质量满意度分布情况

居住区内植物种类丰富度感知评价中，5.0%的受访者认为非常丰富，12.2%的受访者认为比较丰富，26.9%的受访者认为一般，有45.9%的受访者认为比较不丰富。在对居住区内鸟类数量感知评价中，10.9%的受访者认为非常多，19.6%的受访者认为比较多，23.6%的受访者认为一般。在对居住区内鸟类种类丰富度感知评价中，11.8%的受访者认为非常丰富，21.8%的受访者认为比较丰富，28.5%的受访者认为一般（见图3）。总的来说，在902位受访者的生物多样性感知方面，无论是植物还是动物，居民普遍认为其种类的丰富度优于数量；同时，受访者对鸟类多样性的评价明显优于对植物多样性的评价，认为鸟类数量多、种类丰富度高（包括非常多或丰富和比较多或丰富）的分别占30.5%和33.6%，而认为植物数量多、种类丰富度高的分别占16.0%和17.2%。因此，受访者认为居住区内的生物多样性感知数据从高到低排序为：鸟类种类丰富度、鸟类数量、植物种类丰富度、植物数量。

植物数量感知

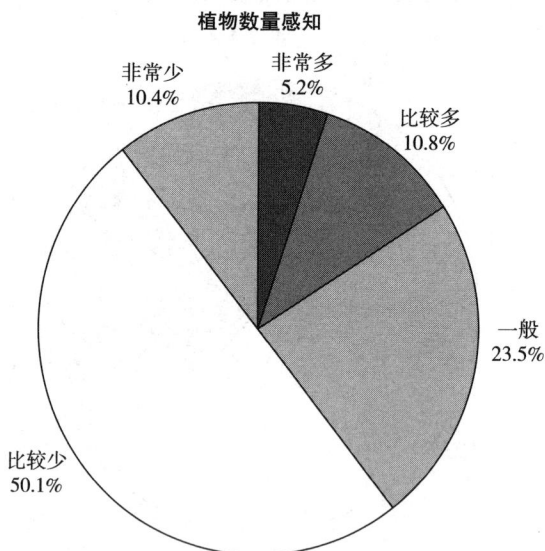

非常少 10.4%

非常多 5.2%

比较多 10.8%

一般 23.5%

比较少 50.1%

植物种类丰富度感知

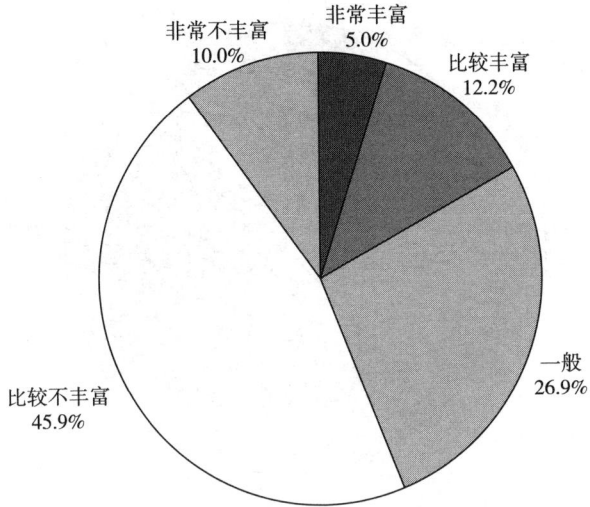

鸟类数量感知

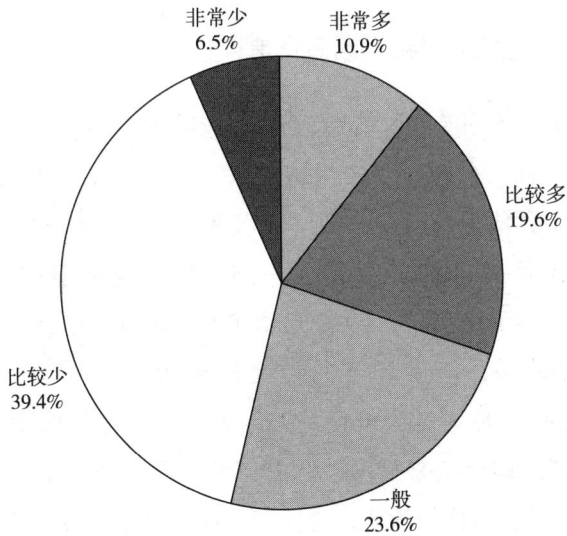

鸟类种类丰富度感知

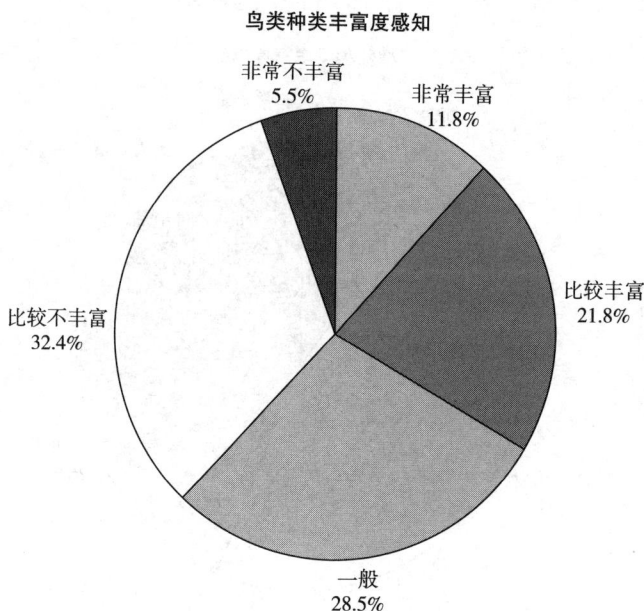

图3 受访者对植物多样性和鸟类多样性感知的分布情况

（二）居民健康水平和生活满意度评价

受访者健康自评问卷调研结果显示，大多数居民认为自己处在比较健康的状态，具体而言，有51.8%的受访者认为自己的生理健康水平比较高，有56.7%的受访者认为自己的心理健康水平比较高，有55.5%的受访者认为自己的社交健康水平比较高。无论是生理健康、心理健康还是社交健康，只有极少数人（少于0.5%）认为自己属于非常不健康的状态。对比不同维度健康自评的结果，认为自己的社交健康水平非常高的受访者比例（13.6%）显著低于心理健康维度（22.4%）和生理健康维度（24.6%）。有关生活满意度的调研结果显示，有19.3%的受访者对生活非常满意，有62.0%的受访者对生活比较满意，比较不满意和非常不满意的受访者合计不到3%，生活满意度为一般的受访者占16.2%（见图4）。总体来看，受访者大多认为自己的健康水平与生活满意度比较好/高或非常好/高，只有在社交健康维度中，认为自身社交健康水平为一般的受访者超过了1/4。

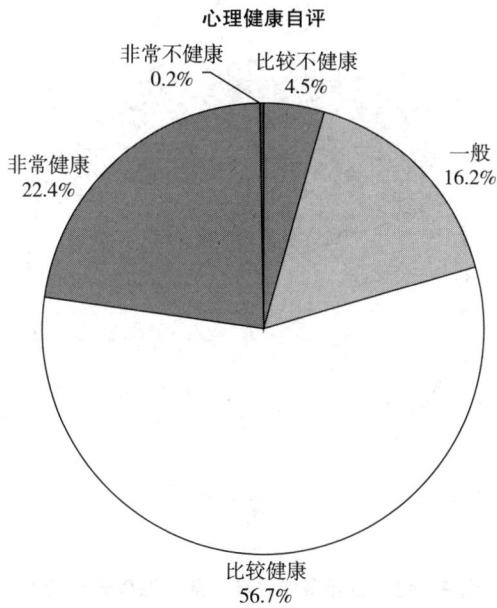

社交健康自评

非常不健康
0.4%

比较不健康
4.0%

非常健康
13.6%

一般
26.4%

比较健康
55.5%

生活满意度

非常不满意
0.2%

比较不满意
2.3%

非常满意
19.3%

一般
16.2%

比较满意
62.0%

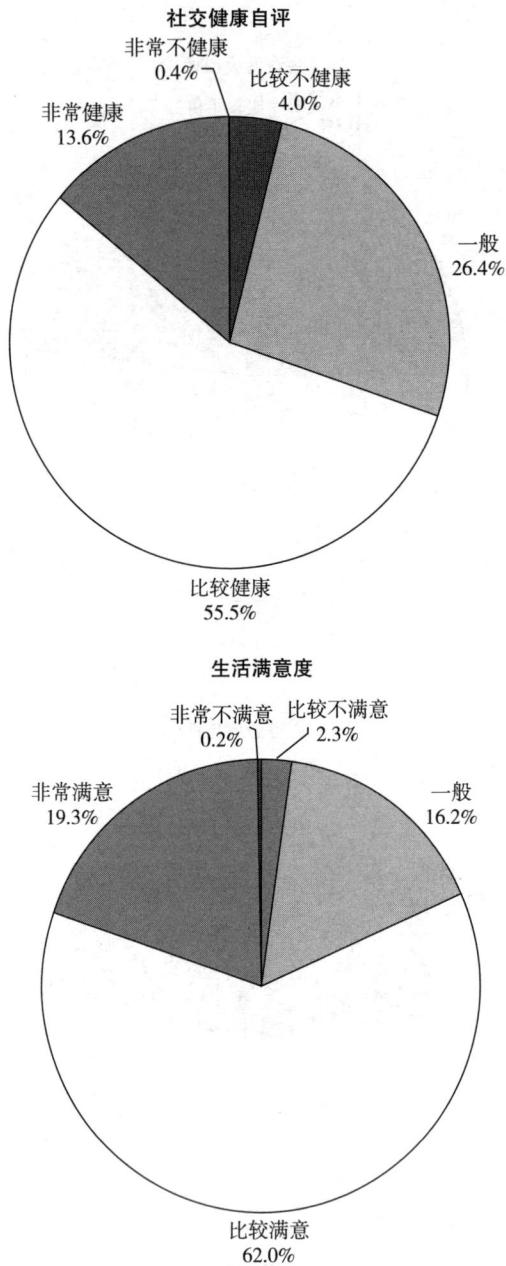

图4 受访者健康自评与生活满意度分布情况

（三）居住区内部蓝绿空间数量水平与居民健康之间的关系

笔者通过 SPSS 27 软件，使用 Pearson 相关性（双尾）分析居住区蓝绿空间数量水平（包括绿化覆盖率和居住区水体面积）和居民不同维度健康自评与生活满意度（统称健康自评）之间的相关关系。在此对问卷中的李克特 5 级量表选项内容赋分，对受访者做出的回答从积极到消极按照 5~1 赋分，如对生活满意度的回答中，比较满意为 4 分，非常不满意为 1 分，基于居民实际生活居住区进行数据的整理并计算均值，得到每一个居住区的蓝绿空间数量水平和居民健康关系的数据。基于 Pearson 相关性分析发现（见表 2），居住区内部蓝绿空间数量水平和居民健康自评显著相关，居住区内水体面积与生理健康自评（r=0.783**）、心理健康自评（r=0.701**）、生活满意度（r=0.632**）在 $P<0.01$ 水平上显著相关；与社交健康自评无显著关系。绿化覆盖率与生理健康自评（r=0.444*）、生活满意度（r=0.426*）在 $P<0.05$ 水平上显著相关；与心理健康自评、社交健康自评无显著相关性。总体来说，居住区内部蓝绿空间的数量水平提升可以显著提高居民的生理健康自评、心理健康自评数据和生活满意度，但与社交健康自评的相关性较弱，基于现场访谈与文献综述研究，原因可能是调研的居住区蓝绿空间普遍缺乏社交空间或社交功能较弱。无论是基于显著性 P 还是相关系数 r，总的来看，居住区内水体面积这一指标对居民健康的影响权重或影响力度均优于绿化覆盖率。

表 2　居住区蓝绿空间数量和居民健康自评 Pearson 相关性分析

	生理健康自评	心理健康自评	社交健康自评	生活满意度	绿化覆盖率	居住区水体面积
生理健康自评	—					
心理健康自评	0.585**	—				
社交健康自评	-0.184	-0.058	—			
生活满意度	0.507*	0.630**	-0.138	—		

续表

	生理 健康自评	心理 健康自评	社交 健康自评	生活 满意度	绿化 覆盖率	居住区 水体面积
绿化覆盖率	0.444 *	0.162	−0.221	0.426 *	—	
居住区水体面积	0.783 **	0.701 **	0.007	0.632 **	−0.068	—

注：**，在 0.01 级别（双尾），相关性显著。
*，在 0.05 级别（双尾），相关性显著。

为进一步探究居住区设计中有无景观水体所带来的影响，笔者采取分组分析的方式，分别构建居住区在有景观水体和无景观水体两种情境下的绿化覆盖率与健康自评（不包括社交健康）之间的线性回归模型。在进行分组相关性分析时发现，总体样本分析结论中绿化覆盖率与心理健康自评不显著相关，但对于居住区内设置有景观水体的组别来说，绿化覆盖率与心理健康（r=0.564*）在 $P<0.05$ 水平上显著相关（见表 3）。当居住区内没有设置景观水体（以下简称为 A 类居住区，在图中呈现灰色）时，绿化覆盖率和心理健康自评无显著相关性。当居住区内设置景观水体（以下简称为 B 类居住区，在图中呈现黑色）时，绿化覆盖率越高，居民的心理健康自评结果越好。且观察两个组的散点分布特征可以看到，相同绿化覆盖率条件下，当居住区内设置景观水体时，居民的心理健康自评水平相对更高（见图 5）。

表 3　分组后的 Pearson 相关性分析

		心理健康自评	
		无景观水体	有景观水体
绿化覆盖率	相关系数 r	−0.356	0.564 *
	显著性 P	0.348	0.045

注：*，在 0.05 级别（双尾），相关性显著。
**，在 0.01 级别（双尾），相关性显著。

关于生理健康自评指标，无论居住区内是否设置景观水体，回归方程结果均表现为：居住区的绿化覆盖率越高，居民的生理健康水平就越高，且二

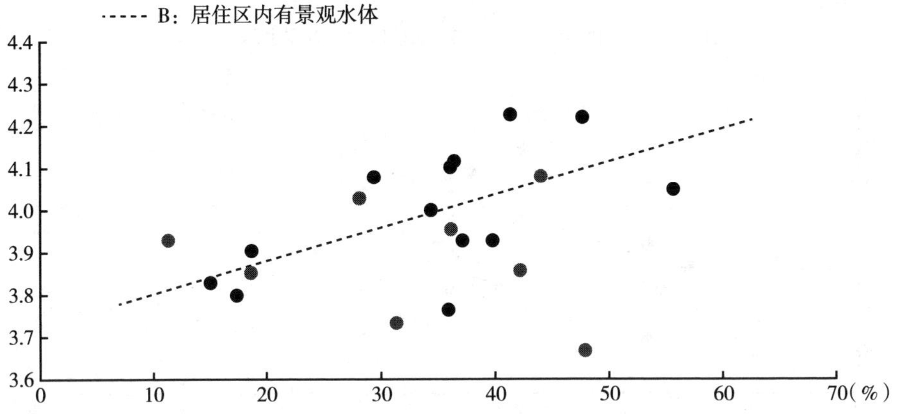

图5　绿化覆盖率与心理健康自评回归模型

者在变化幅度上大致接近；从回归方程线和散点分布的位置来看，B类居住区的散点与回归线在图中都明显高于A类居住区，说明居住区绿地中增设景观水体有利于提升居民的生理健康水平（见图6）。关于生活满意度指标，无论居住区内是否设置景观水体，回归方程均表现为：居住区的绿化覆盖率越高，居民的生活满意度就越高；但在变化趋势上二者存在明显差异，当居住区内有景观水体时，绿化覆盖率的变化对居民生活满意度的影响更大，且当绿化覆盖率超过30%时，B类居住区的生活满意度水平明显高于A类居住区。当绿化覆盖率低于30%时，居住区内是否设置景观水体对生活满意度不产生明显影响（见图7）。

（四）居住区周边蓝绿空间可达性与居民健康之间的关系

本文通过Pearson相关性（双尾）分析居住区周边蓝绿空间可达性和居民健康自评、生活满意度（统称健康自评）的关系。相关性分析具体结果见表4（本研究对相关性的测算采取的方法是计算可达时间，因此可达时间与健康水平呈现负相关性时，说明可达性与健康水平呈正相关性）。结果显示，居住区周边蓝绿空间的可达性和居民的健康水平存在相关性，其中绿地可达时间与生理健康自评（r=−0.568**）在P<0.01上显著相关；与心理健

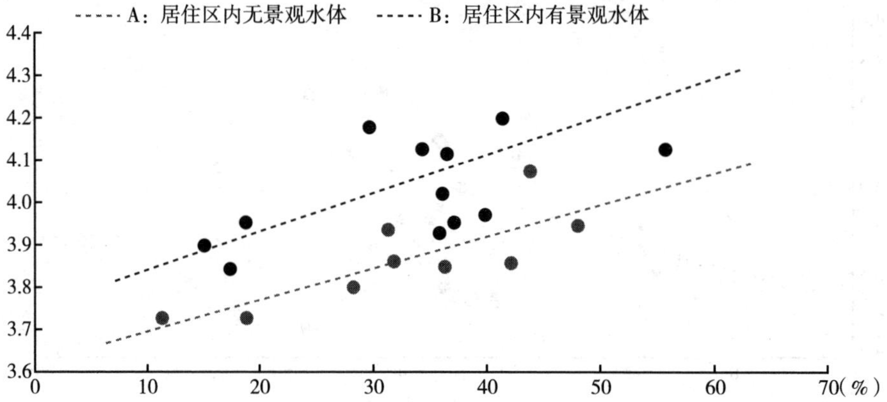

----A：居住区内无景观水体　　----B：居住区内有景观水体

图6　绿化覆盖率与生理健康自评回归模型

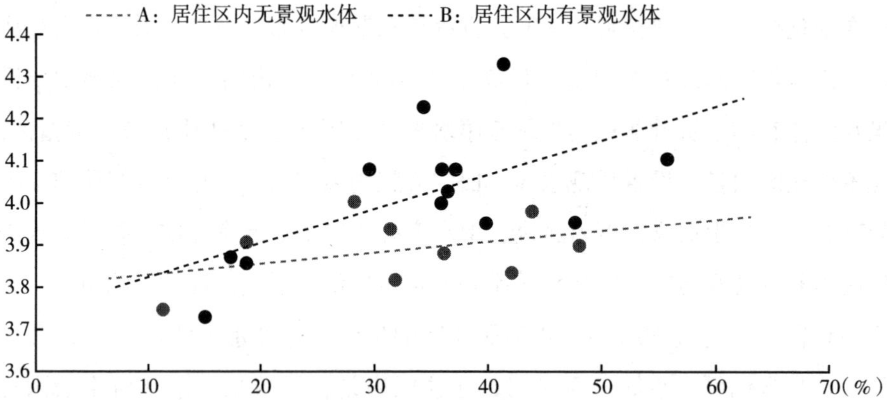

----A：居住区内无景观水体　　----B：居住区内有景观水体

图7　绿化覆盖率与生活满意度回归模型

康自评（r=-0.459*）、生活满意度（r=-0.479*）在 $P<0.05$ 上显著相关。水体可达时间与生活满意度（r=-0.555**）在 $P<0.01$ 上显著相关。总体来说，居住区周边绿地的可达性能同时影响居民的生理健康、心理健康水平和生活满意度，而水体可达时间仅能影响居民的生活满意度。但参考各自的相对系数，水体可达时间对生活满意度的影响要比绿地可达时间的影响显著。结合之前的分析，可以认为居民更偏好有水体的景观空间，亲水行为能提升居民对生活的满意程度。

表 4　居住区周边蓝绿空间可达时间与健康自评 Pearson 相关性分析

	生理健康自评	心理健康自评	社交健康自评	生活满意度	社区绿地可达时间	社区水体可达时间
生理健康自评	—					
心理健康自评	0.585 **	—				
社交健康自评	-0.184	-0.058	—			
生活满意度	0.507 *	0.630 **	-0.138	—		
社区绿地可达时间	-0.568 **	-0.459 *	0.233	-0.479 *	—	
社区水体可达时间	0.005	-0.209	-0.075	-0.555 **	-0.016	—

注：**，在 0.01 级别（双尾），相关性显著。
　　*，在 0.05 级别（双尾），相关性显著。

四　总结与讨论

（一）居住区蓝绿空间特征与公共健康

居住区内部蓝绿空间为城市居民带来提升健康水平的积极影响，并提升居民对生活的满意度。首先，景观水体的营建对各维度健康水平和生活满意度都有显著的正向影响，建议在建设和更新居住区蓝绿空间的过程中，在满足绿化覆盖率超过 30% 这一条件下增设一定面积的景观水体，这将显著提升居民的健康水平，尤其是提升生理健康、心理健康水平和生活满意度。其次，居住区蓝绿空间设计应该注重增强社区归属感，以营建交往空间为功能导向，增加社交健康效益。

（二）居住区周边蓝绿空间特征与公共健康

居住区周边绿地空间的可达性是显著影响居民健康水平的指标，蓝色空间的可达性主要影响居民的生活满意度，城市绿地的更新建设可以尽量结合自然水域，营造更多的滨河开放空间，丰富居民景观空间体验。本研究初步探寻了社区蓝绿空间和城市居民健康之间的关系，但城市绿地更新建设是复杂的系统问题，社区尺度和居住区尺度仅是城市规划设计视角下的基本单元，如何在城市规划视角下通过绿地营建提升城市人群的健康水平，还有待进一步研究。

（三）研究局限

本研究以对健康的多维度解释作为代表性变量，但对每一个健康维度的探讨并不深入，数据的来源主要基于受访者的自我评估，未来可以进一步结合医学和心理学相关研究手段，以更加精准和科学地获取居民的健康数据[①]。同时，本研究采取的是同一时间下不同空间的比较研究，而城市绿地的营建往往是长周期、具有时间断面差异的，对时间断面的研究能更好地帮助城市进行未来绿地的规划、设计。因此，未来的研究应该在指标更加科学精确、体系更加完善两个方向上深入开展。

五　结语

针对城市建设带来的一系列城市病等问题，蓝绿空间的营建提供了创新且有效的办法，一方面该途径可以有效从源头上解决一些问题[②]，诸如减少空气污染、缓解自然缺失症等；另一方面，城市营建蓝绿空间可以带给人群健康福祉，诸如促进锻炼、提供赏心悦目的景观、提供积极的社交场所等[③]。城市绿地与公共健康的研究内容也会随着时间的推移而更加精确、明晰，且具有框架性。

未来城市绿地的更新建设不仅包括社区和居住区绿地，还包括城市公

---

① 参见高红《中国人个人健康评价指标体系研究》，华中科技大学硕士学位论文，2011。
② 张楠、陈春斌、张国富：《城市绿地健康研究领域文献综述和研究前沿分析》，《建筑与文化》2022 年第 12 期。
③ 王瑞雅、张宁光、张健建：《公共健康视角下对城市社区公园空间设计思考》，《现代园艺》2023 年第 2 期。

园、生态绿道等空间元素①。后续研究需在关注城市绿地系统性的同时，基于规划设计方法进行定量研究，让科学研究能进一步地与实践接轨，推动我国的城市绿地更新建设高质量发展，促进市民身心健康②。

---

① 关艺蕾、朱春阳：《公共健康需求对近代欧洲城市绿地发展的影响》，《中国城市林业》2022年第2期。

② Wang Z., Lv S., Shao M., et al., "The Study of Healthy Benefits and Design Strategy of Urban Residential Green Space", *IOP Conference Series: Earth and Environmental Science*, 2021, 821 (1): 012023.

B.3
基于新型城镇化视角的环境与肥胖研究

杨迪 邓芙蓉*

摘 要： 城镇化进程持续加快导致空气质量、交通噪声、光暴露等诸多环境因素发生改变。与此同时，伴随经济、社会及环境转型，全球包括我国成年人的超重及肥胖率逐年增加。相较于一般人群，肥胖人群对颗粒物、臭氧、交通噪声等的影响更为敏感。新型城镇化建设强调以人为核心。因此，结合当前我国环境质量的相关热点问题，关注肥胖人群对环境因素健康效应的易感性及潜在机制，可为对肥胖人群采取健康保护策略提供理论依据，并可为促进人口高质量发展、推进健康城市建设提供重要参考。当前，基于我国肥胖流行的大背景，政府相关部门应促进跨部门合作，针对肥胖敏感性环境因素，采取综合措施；社区、学校及家庭要形成合力，加强肥胖与环境健康宣传与教育。

关键词： 新型城镇化 肥胖人群 交通噪声 空气质量 光暴露

党的二十大报告强调要深入实施新型城镇化战略[①]。近年来，我国城镇

---

* 杨迪，医学博士，北京大学公共卫生学院主管技师，主要研究方向为环境因素的健康效应评价；邓芙蓉（通讯作者），医学博士，北京大学公共卫生学院教授，劳动卫生与环境卫生学系副主任，主要研究方向为环境因素的健康影响及其机制。

① 习近平：《高举中国特色社会主义伟大旗帜 为全面建设社会主义现代化国家而团结奋斗——在中国共产党第二十次全国代表大会上的报告》，中国政府网，https://www.gov.cn/xinwen/2022-10/25/content_ 5721685.htm。

化进程持续推进，城镇化率由 1978 年的 17.92% 上升至 2023 年的 66.16%[①]。预计到 2030 年，我国的城镇人口将高达10.53 亿[②]。城镇化持续快速发展推动了社会经济动态转化，使产业结构、经济文化、公众生活方式等发生诸多转变，对人民福祉和生态环境带来了深远影响。

一 城镇化进程中的肥胖流行现状

（一）城镇化进程中的人群疾病谱变化

过去 40 余年，我国经济飞速发展。快速城镇化进程改变了居民的行为和生活方式，提升了健康素养，提高了医疗卫生资源的可及性，从而延长了居民的预期寿命。数据显示，我国居民的人均预期寿命在 2019 年为 77.3岁，预计至 2035 年将升高至 81.3 岁[③]。虽然我国城镇化发展取得了一系列成就，但是生态环境及居民生活方式所发生的部分消极的变化，加剧了疾病谱向慢性非传染性疾病（以下简称"慢性病"）的转变。数据显示，我国慢性病死亡人数占总死亡人数的比例已超 80%，因慢性病导致的疾病负担占疾病总负担的 70% 以上[④]。

肥胖是多种慢性病的诱因或病理基础，不仅导致内分泌紊乱，引发心血管疾病，还与多种癌症的发病风险升高密切相关，是造成人类死亡或残疾的重要危险因素。全球疾病负担（GBD）研究显示，目前，全球范围内归因于高体质指数（BMI）的伤残调整寿命年（DALYs）占比约为 4.5%，其在评估

---

① 国家统计局：《中华人民共和国 2023 年国民经济和社会发展统计公报》，中国政府网，https：//www.gov.cn/lianbo/bumen/202402/content_ 6934935.htm。

② 孙东琪、陈明星、陈玉福等：《2015－2030 年中国新型城镇化发展及其资金需求预测》，《地理学报》2016 年第 6 期。

③ Bai R., Liu Y., Zhang L., et al., "Projections of Future Life Expectancy in China up to 2035: A Modelling Study", *The Lancet Public Health*, 2023, 8（12）: e915-e922.

④ 国家卫生健康委疾病预防控制局：《中国居民营养与慢性病状况报告（2020 年）》，人民卫生出版社，2021，第 98 页。

的88项危险因素中高居第六位[1]。同时，肥胖人群还因高昂的医疗费用面临沉重的经济负担。研究预测，到2030年，中国归因于超重及肥胖的医疗费用将高达4180亿元人民币，将占全国医疗费用总额的22.0%[2]。

（二）全球及我国人群的肥胖流行状况

肥胖是机体总脂肪含量过多和/或局部脂肪含量增加及分布异常的慢性代谢型疾病。国际上常采用BMI衡量机体超重及肥胖的程度。WHO将成年人超重定义为BMI介于 $25.0kg/m^2 \sim 29.9kg/m^2$ ，将肥胖定义为 $BMI \geqslant 30.0kg/m^2$[3]。按照该标准，至2022年，全球超过10亿人罹患肥胖症，其中包括8.8亿成年人和1.59亿儿童[4]。据世界肥胖联合会（WOF）预测，2020~2035年，全球成年人的肥胖率将由32%增至50%（见图1）；2020~2035年，中国成年人肥胖的年增长率将达到5.4%，到2035年，中国成年人肥胖率将达到18%[5]。

研究表明，我国人群的体脂比例较高，在相同BMI水平下，其血管疾病风险和全因死亡率高于欧美人群[6]。中国肥胖问题工作组（WGOC）建议，将中国成年人超重和肥胖BMI临界值分别定为 $24.0kg/m^2$ 和 $28.0kg/m^2$[7]。

---

① GBD 2021 Risk Factors Collaborators, "Global Burden and Strength of Evidence for 88 Risk Factors in 204 Countries and 811 Sub-national Locations, 1990-2021: A Systematic Analysis for the Global Burden of Disease Study 2021", *Lancet*, 2024, 403 (10440), pp. 2162-2203.

② Wang Y., Zhao L., Gao L., et al., "Health Policy and Public Health Implications of Obesity in China", *The Lancet Diabetes & Endocrinology*, 2021, 9 (7), pp. 446-461.

③ WHO, *Obesity: Preventing and Managing the Global Epidemic*, Geneva: World Health Organization, 2000, p. 9.

④ GBD 2021 Risk Factors Collaborators, "Worldwide Trends in Underweight and Obesity from 1990 to 2022: A Pooled Analysis of 3663 Population-representative Studies with 222 Million Children, Adolescents, and Adults", *Lancet*, 2024, 403 (10431), pp. 1027-1050.

⑤ World Obesity Federation, *World Obesity Atlas 2023*, World Obesity Federation. 2023, p. 72.

⑥ Pan X.-F., Wang L., Pan A., "Epidemiology and Determinants of Obesity in China", *The Lancet Diabetes & Endocrinology*, 2021, 9 (6), pp. 373-392.

⑦ Zhou B.-F., "Predictive Values of Body Mass Index and Waist Circumference for Risk Factors of Certain Related Diseases in Chinese Adults—Study on Optimal Cut-off Points of Body Mass Index and Waist Circumference in Chinese Adults", *Biomedical and Environmental Sciences*, 2002, 15 (1), pp. 83-96.

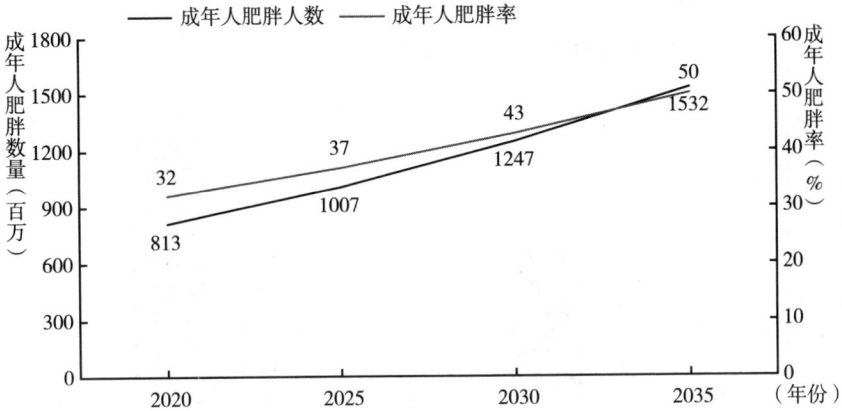

图1 全球成年人肥胖趋势预测

注：肥胖根据 WHO 标准定义为 BMI≥30.0kg/m²。

资料来源：《2023〈世界肥胖地图〉公布：到 2035 年，预计全球超过半数人为超重或肥胖！》，搜狐网，https://www.sohu.com/a/654461383_489312。

按照该标准，目前我国有较高比例的成年居民超重或肥胖（超重率和肥胖率分别为 34.3% 和 16.4%）[①]。研究预测，按照中国标准，至 2030 年，我国成年人中超重及肥胖人数将超过 7.8 亿（见图2）。无论采用 WHO 标准还是中国标准，我国人群的超重及肥胖率均持续增长。肥胖流行已成为我国的重大公共卫生问题。

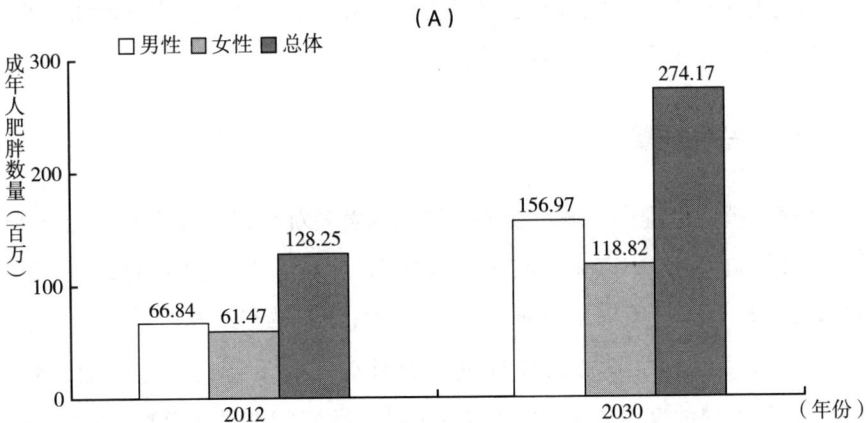

（A）

[①] 国家卫生健康委疾病预防控制局：《中国居民营养与慢性病状况报告（2020 年）》，人民卫生出版社，2021，第 99 页。

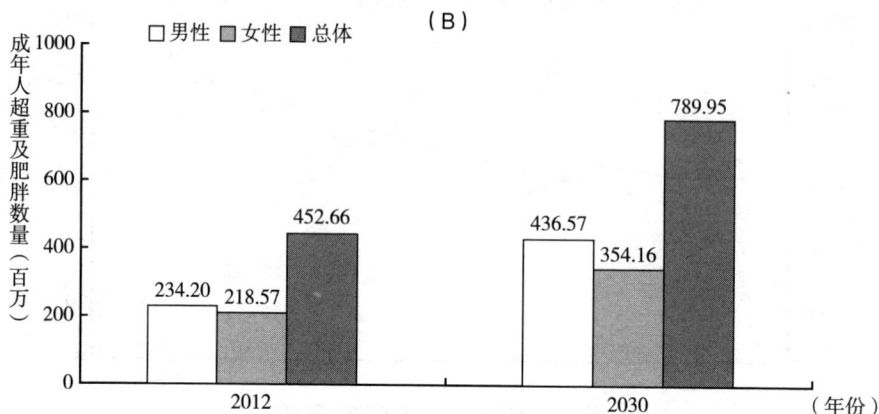

图 2　我国成年人超重及肥胖趋势预测

资料来源：Wang Y., Zhao L., Gao L., et al., "Health Policy and Public Health Implications of Obesity in China", *Lancet Diabetes Endocrinology*, 2021, 9 (7), pp. 446-461。

二　新型城镇化相关的环境因素变化

伴随城镇化进程的快速推进，工业生产飞速发展，建筑用地扩张，城镇人口规模迅速扩大，由此带来了诸多方面的环境因素变化，空气质量、交通噪声以及城市光暴露等问题备受关注。

（一）空气质量

快速城镇化进程中，城市交通系统飞速发展对空气质量的影响已受到全社会关注。自 2013 年以来，我国相继出台了《大气污染防治行动计划》、《打赢蓝天保卫战三年行动计划》以及《空气质量持续改善行动计划》等一系列大气环境治理方案、治理计划，我国空气质量持续改善。细颗粒物（$PM_{2.5}$）年平均浓度由 2013 年的 72 $\mu g/m^3$ 下降至 2023 年的 30 $\mu g/m^3$，可吸入颗粒物（PM_{10}）、二氧化硫（SO_2）和一氧化碳（CO）等大气污染物浓度均呈明显下降趋势[①]。与此同时，我国大气臭氧（O_3）污染问题日益突出。研究显示，2015~2020 年，我国主要城市地区近地面 O_3 浓度以每年 2.1 μg/m^3 的速率增长，其中京津冀、长三角等地的 O_3 污染尤为严重[②]。O_3 已成为仅次于 $PM_{2.5}$ 的影响全国空气质量的重要污染物。对 $PM_{2.5}$ 和 O_3 协同防治是当前我国大气环境治理的关键。

（二）交通噪声

城市交通系统快速发展中，机动车保有量迅速增加，交通噪声污染问题日益突出。相关数据显示，欧洲有超过 20% 的居民暴露于超过 55dB（A）（WHO 噪声指南限值）的交通噪声污染中[③]。同时，噪声污染也是我国城市当前面临的严峻环境问题。生态环境部《2023 年中国噪声污染防治报告》显示，在生态环境部门"全国生态环境信访投诉举报管理平台"接到的民众举报中，噪声扰民问题的相关举报占比 59.9%，在各环境污染要素中排名第 1 位[④]。

（三）城市光暴露

快速、持续的城镇化建设和经济增长使城市照明急剧增加。环境中过量的光辐射对人类生产和生活造成不良影响，自然产生了光污染。夜晚来自室外的景观灯、路灯、交通工具灯光、广告灯箱，以及建筑物内部照明、电子设备的屏幕灯光等夜间人造光（ALAN），在承担照明和美观等实用功能时，也带来光污染问题。自 21 世纪以来，全球的夜间人造光暴露总体呈上升趋势，当前全球正处于夜间人造光光源最丰富、强度最高的快速发展时期。我

① 《2013 年中国环境状况公报》，生态环境部网站，https：//www. mee. gov. cn/gkml/sthjbgw/qt/201407/t20140707_ 278320. htm；《生态环境部发布〈2023 中国生态环境状况公报〉》，生态环境部网站，https：//www. mee. gov. cn/ywdt/hjywnews/202406/t20240605_ 1075031. shtml。

② Deng C., Tian S., Li Z., et al., "Spatiotemporal Characteristics of $PM_{2.5}$ and Ozone Concentrations in Chinese Urban Clusters", *Chemo-sphere*, 2022, 295：133813.

③ European Environment Agency, *Environmental Noise in Europe – 2020*, Luxembourg：European Environment Agency, 2020, p. 14.

④ 《2023 年中国噪声污染防治报告》，生态环境部网站，https：//wzq1. mee. gov. cn/hjzl/sthjzk/hjzywr/202307/t20230728_ 1037443. shtml。

国自改革开放以来，持续加快的城镇化发展已使我国成为夜间人造光强度增长最快的国家之一①。目前，包括京津冀、长三角、珠三角在内的城市群已形成光污染延伸区②。夜间人造光暴露已成为我国当前城市中普遍存在的重要环境风险因素。

三 北京市城市环境与肥胖人群健康关系的实证研究

肥胖作为一种慢性代谢型疾病可增加机体对外部环境刺激因素的敏感性。随着我国肥胖人群占总人口的比例持续增长，肥胖在环境因素健康效应中产生的影响应当受到更多关注。来自国内外的多项研究证实，肥胖人群的心血管系统、呼吸系统以及机体代谢功能等诸多方面对空气污染等环境暴露带来的影响具有易感性③。为深入探讨肥胖人群对城市环境因素健康影响的易感性及其生物学机制，本文以北京市为研究范围，采用平行对照研究设计，分别以肥胖人群（BMI $\geqslant 28.0\text{kg/m}^2$）和体重正常人群（BMI：$18.5 \sim 24.0\text{kg/m}^2$）为研究对象，开展了城市环境与肥胖的系列研究（the Study among Obese and Normal-weight Adults，以下简称SONA）。

SONA对北京市53名体重正常成年人和44名肥胖成年人进行3次随访，对其血压、血糖、血脂、炎症反应、凝血功能、心率变异性等健康相关指标进行测量，对个体在多种环境因素中的实际暴露水平开展监测，并利用统计模型评估多种环境暴露因素与不同健康指标之间的关联。

（一）颗粒物和黑炭对肥胖人群心血管健康影响的实证研究

大气污染是心血管疾病发生的重要原因。研究表明，大气污染，特别

---

① Hu Y. F., Zhang Y. Z., "Global Nighttime Light Change from 1992 to 2017: Brighter and More Uniform", *Sustainability*, 2020, 12 (12).

② Jiang W., He G., Long T., et al., "Assessing Light Pollution in China Based on Nighttime Light Imagery", *Remote Sensing*, 2017, 9 (2).

③ 郭新彪、李陆一、邓芙蓉：《关注肥胖人群对大气污染健康影响的易感性》，《兰州大学学报》（医学版）2022年第5期。

是 $PM_{2.5}$ 的暴露，与心血管疾病的发病率和死亡率增加显著相关[①]。$PM_{2.5}$ 的化学成分较为复杂，主要包括含碳组分、水溶性离子以及其他无机元素等。其中，黑炭（BC）是 $PM_{2.5}$ 中的重要碳质组分，主要来源于生物质和化石燃料的不完全燃烧，可作为评估初级燃烧颗粒物的健康风险的附加指标。

1. 颗粒物和 BC 对肥胖人群心脏自主神经功能的影响

肥胖是心血管疾病的重要危险因素。肥胖状态可能会加剧大气污染对心血管健康带来的不良影响。肥胖状态下，人体心脏自主神经功能表现异常，特别是交感神经失调以及副交感神经活性降低，这可能导致人体心血管疾病发病风险较高[②]。心率变异性（HRV）是评价心脏自主功能的重要指标，是指心脏自主神经系统调控中，在交感神经系统与副交感神经系统的相互拮抗作用下，逐次心跳周期的差异性变化，可通过无创性的动态心电图等途径测量。目前，常采用时域分析和频域分析等方法进行 HRV 分析（见表1）。

表 1 HRV 测量指标

指标	缩略语	分类	指标的临床意义
全部窦性心搏 RR 间期的标准差	SDNN	时域分析	反映交感神经和副交感神经同时调控的活性
每5分钟正常 RR 间期平均值的标准差	SDANN	时域分析	主要反映交感神经活性
相邻 RR 间期差值的均方根	rMSSD	时域分析	主要反映副交感神经活性
相邻 RR 间期差值大于 50ms 的个数占总窦性心搏数的百分比	pNN50	时域分析	主要反映副交感神经活性
低频功率	LF	频域分析	主要反映交感神经活性
高频功率	HF	频域分析	主要反映副交感神经活性
低频功率与高频功率的比值	LF/HF	频域分析	反映交感神经与副交感神经的相互作用

---

① Brook R. D., Rajagopalan S., Pope C. A., et al., "Particulate Matter Air Pollution and Cardiovascular Disease: An Update to the Scientific Statement from the American Heart Association", *Circulation*, 2010, 121 (21), pp. 2331-2378.

② Lambert E. A., Esler M. D., Schlaich M. P., et al., "Obesity-Associated Organ Damage and Sympathetic Nervous Activity", *Hypertension*, 2019, 73 (6), pp. 1150-1159.

为探讨颗粒物暴露对体重正常和肥胖人群心脏自主神经功能影响的差异，SONA通过24小时动态心电图监测体重正常和肥胖人群的心率和HRV，并通过记录研究对象的时间活动日志、监测个体的空气颗粒物暴露水平以及采集附近空气质量监测站点的数据，科学评估实际环境中$PM_{2.5}$和BC的个体暴露水平[①]。

分析发现，与体重正常的人群相比，$PM_{2.5}$和BC短期暴露对肥胖人群的心脏自主神经功能的影响更为显著。具体而言，体重正常组中，$PM_{2.5}$、BC暴露与清醒状态下的反映副交感神经活性的指标（HF）和反映交感神经与副交感神经相互作用的指标（LF/HF）呈显著正相关。而在肥胖组中，$PM_{2.5}$和BC与清醒状态下的HF呈负相关，但与LF/HF呈正相关；与睡眠期间的总功率和综合反映交感神经和副交感神经同时调控活性的指标（SDNN）呈负相关。这些结果表明，与体重正常人群相比，肥胖人群对大气颗粒物（如$PM_{2.5}$和BC）带来的心脏自主神经功能影响更为敏感。

2. 颗粒物和BC对肥胖人群血小板活化的影响

大气$PM_{2.5}$暴露与缺血性心脏病和缺血性卒中的发病率和死亡率升高密切相关，而血栓形成是其发病的重要机制和关键环节。由于肥胖人群的脂肪组织功能失调，其机体更易产生炎症反应。同时，肥胖人群更易形成静脉血栓及发生缺血性卒中。为比较$PM_{2.5}$对肥胖与体重正常人群的系统炎症和血小板活化的影响，SONA测定了这两类人群的血中与炎症反应和凝血功能相关的生物标志物，通过时间活动日志记录及空气颗粒物的个体暴露监测，并结合附近空气质量监测站点的有关数据，估计研究对象在采血前一周内$PM_{2.5}$和BC的日均暴露水平，并进行相关性分析[②]。

结果显示，在所有研究对象中，仅在肥胖组中观察到$PM_{2.5}$和BC暴露

---

① Li L., Hu D., Zhang W., et al., "Effect of Short-term Exposure to Particulate Air Pollution on Heart Rate Variability in Normal-weight and Obese Adults", *Environmental Health*, 2021, 20 (1), p. 29.

② Hu D., Jia X., Cui L., et al., "Exposure to Fine Particulate Matter Promotes Platelet Activation and Thrombosis Via Obesity-related Inflammation", *Journal of Hazardous Materials*, 2021, 413: 125341.

与机体促炎因子分泌水平升高、血小板激活和纤溶抑制作用增强等不良改变存在明显关联。例如，在肥胖组中，随着$PM_{2.5}$的暴露浓度增加（滞后五日的平均浓度每升高一个四分位距），血中促炎因子组合指标〔如瘦素、肿瘤坏死因子（TNF）-α、单核细胞趋化蛋白（MCP）-1、白细胞介素（IL）-6、IL-8 等〕的水平升高 26.8%（95% CI：16.0%，37.9%）；$PM_{2.5}$在滞后七日的平均浓度每升高一个四分位距，反映血小板活化的组合指标（血小板计数、平均血小板体积、P 选择素、可溶性CD40 配体等）的水平升高 14.7%（95% CI：1.9%，27.0%）。然而，在体重正常组未观察到上述关联效应。该结果提示，肥胖人群对$PM_{2.5}$和 BC短期暴露引发的炎症反应更为敏感，更容易出现血小板活化甚至血栓前状态。进一步分析发现，肥胖组出现的血小板活化相关指标的改变，可能部分由颗粒物暴露诱导相关炎症因子水平升高所致。

以上说明，$PM_{2.5}$和 BC 的短期暴露可能在肥胖人群中更易促进形成血栓前状态，而肥胖人群机体内的炎症反应可能在其中具有一定的中介作用，这为肥胖人群对大气颗粒物所致的血栓形成风险的易感性提供了机制解释。

（二）O_3对肥胖人群代谢健康影响的实证研究

尽管有关O_3对人群健康的影响或作用机制尚不明晰，但O_3作为一种具有强氧化性的空气污染物，可能导致机体的氧化应激和炎症反应。O_3暴露可能通过激活神经-内分泌介导的应激反应途径增加皮质醇和皮质酮等激素分泌，从而改变机体的脂质代谢水平[1]。因而，探讨大气O_3暴露对肥胖人群的代谢健康影响具有重要意义。

1. O_3对肥胖人群血脂代谢的影响

血脂代谢异常可能是空气污染导致不良心血管事件的潜在机制。血中甘油三酯（TG）、总胆固醇（TC）、高密度脂蛋白胆固醇（HDL-C）和低

---

[1] Miller D. B., Ghio A. J., Karoly E. D., et al., "Ozone Exposure Increases Circulating Stress Hormones and Lipid Metabolites in Humans", *American Journal of Respiratory and Critical Care Medicine*, 2016, 193 (12), pp. 1382-1391.

密度脂蛋白胆固醇（LDL-C）等指标水平异常，与心血管事件的发生风险升高密切相关。既往研究显示，空气污染与 TG、TC 和 LDL-C 水平升高以及 HDL-C 水平降低有关；而空气污染引发的血脂变化可能受到 BMI 的影响。

实际环境中，人们暴露于复杂的空气污染物中，因而需要考虑多种空气污染物的联合作用。为探讨多种大气污染物共同暴露对人群血脂代谢谱的联合效应，并识别其中何种污染物发挥主要作用，SONA 测定了肥胖人群和体重正常人群血中 TC、TG、LDL-C 和 HDL-C 等反映机体血脂水平的生物指标，结合个体时间活动日志记录，综合考虑 $PM_{2.5}$、PM_{10}、二氧化氮（NO_2）、SO_2、O_3 和 CO 等主要大气污染物的暴露水平及其室内渗透系数，对不同个体各种大气污染物的日均暴露水平进行评估[1]。

分析发现，上述六种大气污染物的共同暴露与两组人群的致动脉粥样硬化、抗动脉粥样硬化的脂质蛋白失衡有关，特别是这两组人群中的 TC 与 HDL-C 的比值和非高密度脂蛋白胆固醇（non-HDL-C）与 HDL-C 的比值均显著升高，且该效应在肥胖组中更为明显。

为了识别这六种空气污染物中对血脂代谢健康影响最大的污染物，研究进一步评估了各污染物对血脂水平影响的相对重要性。结果发现，在这六种空气污染物中，O_3 在空气污染物暴露干扰机体血脂代谢的效应中发挥了最为关键的作用。O_3 与体重正常组和肥胖组的多个血脂指标水平的改变显著相关；且在低浓度下，肥胖组的血脂健康更易受到 O_3 暴露的不良影响。

以上说明，肥胖人群对大气污染短期暴露引发的心血管健康风险升高更为敏感。值得注意的是，在多种污染物共存的实际暴露情况下，相比于其他大气污染物（如颗粒物、NO_2、SO_2、CO 等），O_3 对机体的血脂代谢表现出更明显的影响。

---

[1] Zhang W., Liu J., Hu D., et al., "Joint Effect of Multiple Air Pollutants on Lipid Profiles in Obese and Normal-weight Young Adults: The Key Role of Ozone", *Environmental Pollution*, 2022, 292 (Pt A), p.118247.

2. 基于代谢健康状态探讨 O_3 对肥胖人群炎症及糖脂代谢的影响

临床诊断往往通过测定血压、血糖、血脂等指标评价机体的综合代谢状态。临床诊断"代谢不健康"者的患病风险普遍高于"代谢健康"人群①。为探讨 O_3 短期暴露对处于代谢健康状态的体重正常和肥胖人群的心血管代谢影响，在 SONA 招募的所有研究对象中纳入处于代谢健康状态的体重正常（MH-NW，49 名）和肥胖（MHO，39 名）成年人，进一步开展有关研究②。研究采用环境监测站点的监测数据结合个体时间活动日志评估个体 O_3 的暴露水平，测定个体血压、血糖、血脂代谢指标，以及脂肪细胞因子（瘦素）、嗜酸性粒细胞相关炎症标志（嗜酸性粒细胞计数及百分比）、单核巨噬细胞相关炎症标志（单核细胞计数及百分比、MCP-1 等）、中性粒细胞相关炎症标志（中性粒细胞计数及百分比、髓过氧化物酶、IL-8 等）、系统炎症标志（白细胞、IL-1β、IL-6、TNF-α等）。

分析发现，与 MH-NW 组相比，O_3 短期暴露对 MHO 组的血压、血糖和血脂等指标的不良影响更为明显。例如，在 MHO 组中，随着 O_3 每升高 18 μg/m³，HDL-C 在滞后七日的水平下降 20.5%（95% CI：-28.7%，-11.5%），C 肽（滞后七日）和 LDL-C（滞后五日）的水平分别升高 38.4%（95% CI：8.0%，77.3%）和 25.8%（95% CI：2.7%，54.2%）；而在 MH-NW 组中，仅观察到 HDL-C 和 LDL-C 出现微弱变化。分析 O_3 暴露与炎症指标的关联发现，随着 O_3 的暴露水平升高，MHO 组的瘦素、嗜酸性粒细胞计数及 MCP-1 的水平均明显升高；而 MH-NW 组中，仅瘦素这一项指标的水平有所升高。进一步分析显示，瘦素的变化在 MHO 组及 MH-NW 组的代谢改变中具有潜在的中介作用，特别是在 MHO 组的中介效应更为明显。

以上提示，即使同样处于代谢健康的状态，与体重正常人群相比，肥胖

---

① Stefan N., Schulze M. B., "Metabolic Health and Cardio-metabolic Risk Clusters: Implications for Prediction, Prevention, and Treatment", *The Lancet Diabetes & Endocrinology*, 2023, 11 (6), pp. 426–440.

② Wang W., Zhang W., Hu D., et al., "Short-term Ozone Exposure and Metabolic Status in Metabolically Healthy Obese and Normal-weight Young Adults: A Viewpoint of Inflammatory Pathways", *Journal of Hazardous Materials*, 2022, 424 (Pt B), p. 127462.

人群在 O_3 短期暴露后仍然产生更为明显的代谢改变。相关研究结果进一步强调了肥胖人群采取针对性的健康防护措施的重要性。

（三）噪声对肥胖人群心血管健康影响的实证研究

多个国家的流行病学研究表明，噪声暴露与人群全因死亡率、心血管疾病死亡率以及多器官系统疾病发生率的增加有关[1]。噪声对人群心血管健康的影响可能因个体体重不同而存在差异。肥胖人群可能对噪声所致心血管系统的健康影响更为易感。对不同体重状态的人群开展噪声暴露与心血管健康关联的异质性评估，有助于识别及保护那些受噪声影响容易出现心血管健康问题的人。

1. 噪声对肥胖人群心脏自主神经功能的影响

噪声暴露所导致的心脏自主神经功能改变可能与心血管相关疾病的发生发展密切相关。噪声暴露可导致交感-副交感神经调控功能紊乱，进而影响HRV。这可能是噪声暴露导致不良心血管事件发生的重要生物学途径之一。值得关注的是，HRV 可受到包括体重状态在内的个体特征影响。为探讨噪声暴露与人群心脏自主神经功能的关联及肥胖对该关联的效应修饰作用，SONA 对肥胖人群和体重正常人群进行 24 小时的噪声暴露监测和 HRV 测量，并进行有关分析[2]。

结果发现，个体噪声暴露与 HRV 降低明显相关。具体表现为，个体噪声的短期暴露与心脏自主神经功能中反映交感神经和副交感神经同时调控活性的指标（如 SDNN）及反映交感神经活性的指标（如 LF）降低、反映副交感神经功能的指标（如 rMSSD、pNN50 和 HF）降低、反映交感神经与副交感神经的相互作用的指标（如 LF/HF）增加显著相关。与体重正常组相

---

[1] Münzel T., Sørensen M., Daiber A., "Transportation Noise Pollution and Cardiovascular Disease", *Nature Reviews Cardiology*, 2021, 18 (9), pp. 619-636.

[2] Wang W., Zhang W., Li L., et al., "Associations Between Personal Noise Exposure and Heart Rate Variability were Modified by Obesity and $PM_{2.5}$: The Study among Obese and Normal-weight Adults (SONA)", *Environmental Research*, 2022, 214 (Pt 2), p. 113888.

比，肥胖组的上述关联效应更为明显，提示肥胖人群对噪声短期暴露与HRV降低的关联更为敏感。

在实际的交通噪声暴露中，人群同时暴露于空气污染物中，其中与城镇化密切相关的$PM_{2.5}$对心脏自主神经功能也具有不良影响。因此，对与噪声同时暴露的$PM_{2.5}$的浓度进行亚组分析后发现，在相同的时间窗口内，$PM_{2.5}$能够增强噪声与肥胖组HRV降低之间的关联，而对体重正常组无显著影响。相关结果说明，$PM_{2.5}$对噪声短期暴露与肥胖人群HRV降低之间的关联具有效应修饰作用。

上述表明，噪声短期暴露对人群心脏自主神经功能可产生不良影响。与此同时，机体的肥胖状态和空气污染（如$PM_{2.5}$暴露）均可能加剧噪声所致的心脏自主神经功能改变。

2. 肥胖人群对噪声所致的心脏自主神经功能改变的潜在易感机制

肥胖人群由于其神经内分泌功能与代谢功能异常及机体的慢性炎症状态，其心脏交感神经和副交感神经调控功能紊乱，因而相比于体重正常人群，更易受外部环境刺激的影响。为深入探究噪声短期暴露与心脏自主神经功能改变的关联在体重正常和肥胖成年人中存在差异的潜在机制，SONA对这两组人进行全面的糖脂代谢指标测定，以此识别与体重状态相关的心血管代谢标志物，并分析该类标志物的浓度变化对肥胖及体重正常人群中噪声与HRV关联的影响[①]。

对体重正常组和肥胖组的血压、血细胞、糖脂代谢以及炎症等心血管代谢指标进行全面测量后发现，肥胖组的C肽、稳态模型的胰岛素抵抗指数（HOMA-IR）、瘦素等指标水平明显高于体重正常组，说明肥胖人群机体的糖脂代谢水平异于体重正常人群。进一步分析发现，相比于C肽、HOMA-IR、瘦素等指标水平较低的人群，在相关指标水平较高的人群中，

---

① Wang W., Zhang W., Li L., et al., "Obesity-related Cardio-metabolic Indicators Modify the Associations of Personal Noise Exposure with Heart Rate Variability: A Further Investigation on the Study among Obese and Normal-weight Adults (SONA)", *Environmental Pollution*, 2023, 336, pp. 122446.

噪声短期暴露与 HRV 的关联更为明显。相关结果说明，糖脂代谢指标异常可能是肥胖人群对噪声暴露所导致的 HRV 不良改变更为敏感的重要影响因素。

以上提示，未来须密切关注肥胖人群对噪声影响的敏感性。采取相关措施控制及干预肥胖人群中糖脂代谢相关指标的不良改变，对防控噪声所致的心脏自主神经功能改变及减轻心血管疾病负担具有潜在意义。

四　问题与展望

持续快速的城镇化建设带来了诸多的环境因素变化，随之产生的健康影响已愈发受到关注。伴随经济、社会转型及环境变化，我国人群肥胖率逐年攀升，肥胖流行已成为我国的重大公共卫生问题。肥胖作为一种慢性代谢型疾病，可增加机体对颗粒物、O_3、噪声等诸多环境因素相关健康影响的敏感性。虽然目前针对肥胖等易感人群开展的环境流行病学研究取得了一定进展，但是有关肥胖对环境健康风险因素易感的机制解析仍然不足。同时，与城镇化密切相关的其他环境因素对肥胖人群的健康影响仍有待进一步深入研究。相关研究结果可为制定肥胖人群针对性的环境健康保护策略提供科学依据。

（一）加强宏观管控，促进跨部门合作，针对肥胖敏感性环境因素，采取综合措施

政府相关部门制定合理有效的管控政策，加强推广清洁能源，持续推动工业产业升级，着力控制交通相关污染。同时，进一步协调跨部门合作，加强生态环境监测及人群生物监测，科学评估环境污染物的健康风险及暴露途径，及时识别并控制危害不同人群健康的环境因素。积极完善健康城市规划、完善城市功能分区，有效推动绿色建筑及城市绿地建设，推动公共交通系统的发展，从而从源头减少不良环境因素暴露，提升环境质量水平。优化社区环境，如提升社区步行环境质量，增加娱乐健身设施及公共开放空间数

量，确保居民有充分的体力活动空间，从而促进全民体育锻炼，有效预防和控制肥胖。

（二）社区、学校及家庭要形成合力，加强环境健康宣传与教育

积极开展全民健康教育活动，特别是针对超重及肥胖人群，普及快速城镇化带来的环境因素改变及不良健康影响的有关知识，进一步提升全民环境素养，增强公众的健康防护意识。在社区层面，积极组织并提供肥胖相关的健康咨询服务和环境保护知识培训，帮助居民了解和应对环境有害因素的健康影响。在学校层面，鼓励将环境健康、肥胖防控相关内容纳入基础教育课程，不断增加学生对相关领域的科学认识。在家庭层面，倡导家庭成员进行全生命周期的体重管理。社区、学校及家庭多个层面形成合力，有效推动全民积极参与，全方位开展环境与肥胖相关的健康教育及健康促进行动。

健康社会篇

B.4
北京市朝阳区成人慢性病及
危险因素监测报告（2020年）

李 哲 吴兴海 齐 智 陶丽丽*

摘 要： 以心脑血管疾病、恶性肿瘤、慢性呼吸系统疾病和糖尿病四类疾病为代表的慢性非传染性疾病已成为严重危害居民健康和妨碍社会经济发展的重大公共卫生问题和社会问题。慢性病的发生与不良行为或生活方式密切相关，掌握慢性病及相关危险因素的发生发展趋势及其规律，对于制定区域慢性病防控的相关政策和干预策略，为采取有针对性的防治措施提供科学依据具有重要意义。朝阳区2020年监测结果显示，居民慢性病及相关危险因素处于高流行状态，其中血脂异常和超重及肥胖最为突出。农村地区慢性病及相关危险因素水平普遍高于城市。鉴于此，建议全区实施四级预防策略，重视危险因素产生的宏观背景，以体

---

* 李哲，朝阳区疾控中心副主任医师，博士，主要研究方向为慢性病防控；吴兴海，朝阳区卫健委副主任，医院管理副研究员，主要研究方向为卫生管理；齐智，朝阳区疾控中心慢性病防治科科长，主任医师，主要研究方向为慢性病防控；陶丽丽，朝阳区疾控中心慢性病防治科副科长，副主任医师，博士，主要研究方向为慢性病防控。

重干预和血脂筛查作为切入点，推广体重管理适宜技术，推进全人群血脂筛查；依靠政府，发挥网格管理优势，充分整合资源，提升居民整体健康水平。

关键词： 慢性病　健康社会　北京市朝阳区

预防慢性病的根本措施是改变不良行为或生活方式、创造良好的生活和工作环境，确保高危人群和疾病早期发现和早期控制。因此，了解居民慢性病及相关危险因素的流行现状及动态变化，发现慢性病防控的重点人群、主要问题和重要环节，并采取有效的防控策略，已成为慢性病预防控制工作的重中之重。

朝阳区是首都"四个中心"功能建设的主要承载地、首都经济发展的主阵地、基层社会治理的实践地。辖区面积470.8平方千米，有24个街道、19个地区，常住人口344.2万人，是面积最大、人口最多的中心城区[①]。本文对2020年北京市朝阳区18~86岁成人慢性病及相关危险因素水平进行分析，描述慢性病及相关危险因素在不同地区、不同人群中的流行特点，以期为制定卫生政策、评价干预措施效果提供依据。

一　监测方法与基本情况

2020年北京市朝阳区成人慢性病及相关危险因素监测是在朝阳区卫生健康委员会领导下，由北京市朝阳区疾病预防控制中心牵头，在相关街乡、居委会、社区卫生服务机构和广大调查对象的大力配合下完成的。

北京市朝阳区成人慢性病及相关危险因素监测自2008年开始，每三年开展一次，2020年为第五次现场调查。为保证监测样本的代表性，同时考

---

① 本文数据资料除特别注明以外均来自《北京市朝阳区统计年鉴》（2020）。

虑经济、有效的原则，以及抽样方案的可行性，本次监测采用了多阶段分层随机整群抽样的方法。

（一）监测对象及方式

北京市朝阳区成人慢性病及相关危险因素监测（2020 年度）对象为朝阳区 18~86 岁（年满 18 周岁，不满 87 周岁）的常住居民（在过去 12 个月内，在监测点居住时间累计超过 6 个月的居民）。

监测方式：主动监测，采用集中调查和入户调查相结合的方式。现场调查时间为 2020 年 1~12 月。调查包括面对面问卷调查、身体测量、血生化检测三个方面。

（二）监测人群基本情况

本次监测共纳入分析的有效样本量为 6866 人。男性为 2573 人，女性为 4293 人，平均年龄 56.72±11.91 岁。其中 94.70% 为汉族，少数民族中，以回族、满族为主，分别占 3.24% 和 1.81%。已婚或同居者占 81.38%，受教育水平在高中及以上者占 43.74%。①

二　监测人群常见慢性病患病情况

高血压：本次测量收缩压（SBP）/舒张压（DBP）≥140mmHg/90mmHg 或已被乡镇（社区）级或以上级别医院诊断患有高血压者。血压正常高值：本次测量 SBP/DBP 在 120~139mmHg/80~89mmHg。血压正常高值率等于血压正常高值者在非医院诊断高血压者中的比例。糖尿病：本次测量空腹血糖（FBG）≥7.0mmol/L 或已被乡镇（社区）级或以上级别医院诊断为糖尿病者。空腹血糖受损（IFG）：本次测量 FBG>6.1mmol/L 且<

---

① 除特别注明以外，本报告数据（含图表）均来源于 2020 年北京市朝阳区成人慢性病及其危险因素监测结果。后不赘述。

7.0mmol/L 者。空腹血糖受损率等于空腹血糖受损者在非确诊糖尿病者中的比例。血脂异常：TC ≥ 6.22mmol/L；LDL - C ≥ 4.14mmol/L；TG ≥ 2.26mmol/L；HDL-C<1.04mmol/L。满足以上任何一项或被乡镇（社区）级或以上级别医院诊断为高脂血症者都判定为血脂异常。以体质指数（BMI，单位 kg/m²）作为依据，24kg/m² ≤ BMI<28kg/m² 定义为超重，BMI ≥ 28kg/m² 定义为肥胖。中心性肥胖：男性腰围≥90cm 或女性腰围≥85cm。

（一）血压水平与高血压

1. 血压水平

监测人群平均收缩压和舒张压分别为 133.31mmHg 和 80.29mmHg，收缩压随着年龄的增加而升高，舒张压在 50~59 岁年龄组达到最大，呈现先升高再降低的趋势。不同地区不同性别血压特征体现为收缩压城市（135.15 ± 18.01mmHg）高于农村（132.83 ± 17.44mmHg），舒张压农村（80.80 ± 10.19mmHg）高于城市（78.34 ± 10.00mmHg），男性（收缩压 136.03± 16.95mmHg，舒张压 82.67 ± 10.65mmHg）高于女性（收缩压 131.70±17.75mmHg，舒张压 78.87±9.65mmHg）（见表1）。

表 1　不同地区、不同性别人群平均血压（均数±标准差）

	城乡	收缩压（mmHg）	舒张压（mmHg）
男	城市	136.92±17.15	80.61±10.34
	农村	135.82±16.90	83.16±10.67
	总计	136.03±16.95	82.67±10.65
女	城市	134.24±18.39	77.16±9.62
	农村	130.98±17.51	79.35±9.61
	总计	131.70±17.75	78.87±9.65
总计	城市	135.15±18.01	78.34±10.00
	农村	132.83±17.44	80.80±10.19
	总计	133.31±17.58	80.29±10.20

2. 高血压患病率

监测人群高血压患病率为 37.96%。高血压患病率随着年龄的增长而升高。

城市高血压患病率为33.46%，农村为38.75%，农村高于城市。男性高血压患病率为39.93%，女性高血压患病率为35.19%，男性显著高于女性。

不同年龄组高血压患病率城乡差异明显，70~79岁及之前表现为农村患病率高于城市，80岁以后出现反转（见表2）。

表2　不同性别、地区各年龄组高血压患病率

单位：%

	城市	农村	城乡合计
18~19岁	17.30	18.58	18.34
20~29岁	12.30	27.30	24.52
30~39岁	14.13	28.14	26.92
40~49岁	32.64	35.91	33.43
50~59岁	39.62	47.86	43.19
60~69岁	43.58	48.43	47.32
70~79岁	61.46	64.96	63.77
80~86岁	86.09	58.71	76.21
男性合计	37.44	40.10	39.93
女性合计	27.35	36.21	35.19
总计	33.46	38.75	37.96

3. 血压正常高值率

非医院诊断高血压人群中，血压正常高值率为54.77%。高血压正常高值率在70~79岁年龄组达到最高。城市血压正常高值率为55.56%，农村为54.57%，城市略高于农村。男性血压正常高值率为57.11%，女性血压正常高值率为53.42%，男性显著高于女性（见表3）。

表3　不同性别、地区各年龄组血压正常高值率（$n=4510$）

单位：%

	城市	农村	城乡合计
18~19岁	0.00	42.86	37.50
20~29岁	40.00	33.33	34.62
30~39岁	46.07	49.48	48.95

	城市	农村	城乡合计
40~49 岁	52.76	55.40	55.00
50~59 岁	57.94	57.40	57.49
60~69 岁	56.92	55.08	55.52
70~79 岁	63.30	54.26	57.58
80~86 岁	35.71	65.00	52.94
男性合计	57.56	57.00	57.11
女性合计	54.53	53.12	53.42
总计	55.56	54.57	54.77

（二）空腹血糖水平与糖尿病

1. 空腹血糖水平

监测人群平均空腹血糖为 6.27±2.04mmol/L，城市人群平均空腹血糖为 6.12±2.11mmol/L，农村人群平均空腹血糖为 6.31±2.02mmol/L，农村高于城市。男性人群平均空腹血糖为 6.50±2.22mmol/L，女性人群平均空腹血糖为 6.14±1.91mmol/L，男性高于女性（见表4）。

表4 不同地区、不同性别人群空腹血糖水平（均数±标准差）

单位：mmol/L

	城市	农村	合计
男	6.21±2.35	6.55±2.19	6.50±2.22
女	6.08±1.97	6.15±1.89	6.14±1.91
合计	6.12±2.11	6.31±2.02	6.27±2.04

2. 糖尿病患病率

监测人群糖尿病患病率15.70%，患病率有随年龄的增长而升高的趋势。城市糖尿病患病率为14.82%，农村为15.93%，农村高于城市。男性糖尿病患病率为19.51%，女性患病率为13.42%，男性高于女性（见表5）。

表5 不同性别、地区各年龄组糖尿病患病率

单位：%

	城市	农村	城乡合计
18~19 岁	0.00	12.50	3.38
20~29 岁	5.00	3.49	3.77
30~39 岁	4.30	7.59	7.08
40~49 岁	1.93	7.35	6.56
50~59 岁	15.61	15.07	15.16
60~69 岁	18.14	22.99	21.88
70~79 岁	20.77	27.28	25.08
80~86 岁	24.35	23.04	23.79
男性合计	15.71	20.39	19.51
女性合计	14.36	13.16	13.42
总计	14.82	15.93	15.70

3. 空腹血糖受损率

非医院确诊糖尿病人群中，空腹血糖受损率为 14.19%。空腹血糖受损率除低年龄组 18~19 岁外，基本呈现随年龄增长而增高的趋势。城市空腹血糖受损率为 9.46%，农村为 15.44%，农村高于城市。男性空腹血糖受损率为 17.47%，女性为 12.38%，男性高于女性（见表6）。

表6 不同性别、地区各年龄组空腹血糖受损率（$n=5780$）

单位：%

	城市	农村	城乡合计
18~19 岁	0.00	14.29	12.50
20~29 岁	0.00	8.43	6.86
30~39 岁	4.49	8.42	7.80
40~49 岁	6.11	12.17	11.23
50~59 岁	7.41	16.10	14.67
60~69 岁	11.94	18.38	16.83
70~79 岁	11.11	19.93	16.75
80~86 岁	16.67	25.93	20.63

	城市	农村	城乡合计
男性合计	11.11	19.03	17.47
女性合计	8.63	13.41	12.38
总计	9.46	15.44	14.19

（三）血脂水平与血脂异常

1.血脂水平

监测人群总胆固醇平均水平为5.00±1.02mmol/L，甘油三酯平均水平为1.70±1.31mmol/L，低密度脂蛋白胆固醇平均水平为3.29±0.97mmol/L，高密度脂蛋白胆固醇平均水平为1.43±0.35mmol/L。血脂四项平均水平除高密度脂蛋白胆固醇外，均是农村高于城市。除甘油三酯以外，另外三项指标均是女性高于男性（见表7）。

表7 不同性别、地区人群血脂四项水平（均数±标准差）

单位：mmol/L

性别	城乡	总胆固醇	甘油三酯	高密度脂蛋白胆固醇	低密度脂蛋白胆固醇
男	城市	4.66±0.93	1.73±1.51	1.31±0.33	3.11±0.98
	农村	4.91±1.06	1.91±1.66	1.33±0.36	3.27±0.98
	合计	4.87±1.04	1.88±1.64	1.33±0.35	3.25±0.98
女	城市	5.04±0.96	1.59±0.95	1.50±0.34	3.28±0.97
	农村	5.08±1.01	1.59±1.07	1.48±0.34	3.32±0.96
	合计	5.08±1.00	1.59±1.05	1.48±0.34	3.32±0.96
总计	城市	4.91±0.97	1.64±1.17	1.44±0.35	3.22±0.98
	农村	5.02±1.03	1.72±1.34	1.42±0.36	3.31±0.96
	合计	5.00±1.02	1.70±1.31	1.43±0.35	3.29±0.97

2.血脂异常患病率

监测人群血脂异常患病率为57.41%。城市血脂异常患病率为63.35%，农村为55.87%，农村低于城市。不同年龄组血脂异常患病率城乡差异明显。男性血脂异常患病率为 61.33%，女性患病率为 55.07%，男性显著高于女性（见表8）。

表8 不同性别、地区各年龄组血脂异常患病率

单位：%

	城市	农村	城乡合计
18~19 岁	0.00	87.50	77.78
20~29 岁	40.00	41.86	41.51
30~39 岁	38.71	45.91	44.81
40~49 岁	51.03	48.22	48.63
50~59 岁	59.31	57.65	57.92
60~69 岁	67.88	59.43	61.37
70~79 岁	74.77	62.59	66.72
80~86 岁	79.25	53.85	68.48
男性合计	64.94	60.50	61.33
女性合计	62.54	52.98	55.07
总计	63.35	55.87	57.41

3. 血脂四项患病率

监测人群高胆固醇血症患病率为 9.87%，高甘油三酯血症患病率为 16.06%，低高密度脂蛋白胆固醇血症患病率为 22.58%，高低密度脂蛋白胆固醇血症患病率为 15.90%。除低高密度脂蛋白胆固醇血症外，其他血脂指标患病率地区特征均表现为农村高于城市。男性高胆固醇血症及高低密度脂蛋白胆固醇血症患病率低于女性，但高甘油三酯血症和低高密度脂蛋白胆固醇血症患病率远高于女性（见表9至表12）。

表9 不同性别、地区各年龄组高胆固醇血症患病率

单位：%

	城市	农村	城乡合计
18~19 岁	0.00	0.00	0.00
20~29 岁	10.00	4.65	5.66
30~39 岁	4.30	6.42	6.10

	城市	农村	城乡合计
40~49 岁	3.45	9.50	8.61
50~59 岁	7.57	12.93	12.04
60~69 岁	9.38	10.41	10.17
70~79 岁	7.01	10.07	9.03
80~86 岁	5.66	7.69	6.52
男性合计	3.53	9.37	8.28
女性合计	9.61	11.17	10.83
总计	7.54	10.48	9.87

表 10　不同性别、地区各年龄组高甘油三酯血症患病率

单位：%

	城市	农村	城乡合计
18~19 岁	0.00	0.00	0.00
20~29 岁	10.00	9.30	9.43
30~39 岁	11.83	18.87	17.79
40~49 岁	17.24	18.88	18.64
50~59 岁	13.88	17.93	17.26
60~69 岁	13.02	16.24	15.50
70~79 岁	8.88	12.95	11.57
80~86 岁	7.55	7.69	7.61
男性合计	14.52	20.99	19.78
女性合计	11.74	14.42	13.84
总计	12.68	16.95	16.06

表 11　不同性别、地区各年龄组低高密度脂蛋白胆固醇血症患病率

单位：%

	城市	农村	城乡合计
18~19 岁	0.00	50.00	44.44
20~29 岁	20.00	27.91	26.42
30~39 岁	21.51	23.35	23.06
40~49 岁	26.21	22.57	23.10

续表

	城市	农村	城乡合计
50~59 岁	27.76	17.86	19.50
60~69 岁	28.47	21.29	22.93
70~79 岁	38.32	19.90	26.15
80~86 岁	43.40	28.21	36.96
男性合计	36.93	27.07	28.92
女性合计	25.72	16.84	18.77
总计	29.53	20.76	22.58

表 12　不同性别、地区年龄组高低密度脂蛋白胆固醇血症患病率

单位：%

	城市	农村	城乡合计
18~19 岁	0.00	37.50	33.33
20~29 岁	15.00	11.63	12.26
30~39 岁	10.75	11.67	11.53
40~49 岁	12.41	14.25	13.98
50~59 岁	14.20	18.30	17.62
60~69 岁	15.45	16.08	15.94
70~79 岁	15.89	19.66	18.38
80~86 岁	15.09	12.82	14.13
男性合计	11.83	16.40	15.55
女性合计	16.01	16.15	16.12
总计	14.59	16.25	15.90

（四）超重及肥胖水平

1. 超重与肥胖率

监测人群体重正常者占 26.92%，6.36% 的人属于低体重，超重者比例为 39.95%，肥胖者比例为 26.77%（见图 1）。

超重、肥胖率总体特征表现为农村高于城市，男性高于女性。

50~59 岁、60~69 岁两个年龄组超重率较高。城市人群超重率为

低体重
6.36%

肥胖
26.77%

正常体重
26.92%

超重
39.95%

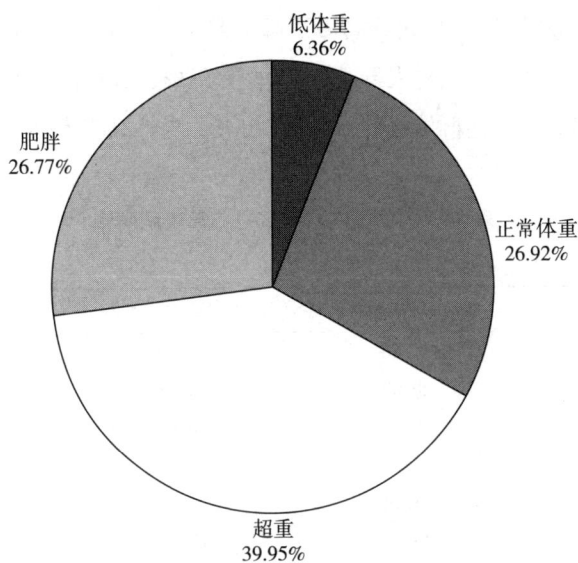

图 1   2020 年朝阳区监测人群 BMI 等级分布情况

36.58%，农村为 40.83%，农村高于城市。男性人群超重率为 40.65%，女性人群超重率为 39.53%，男性高于女性（见表 13）。

表 13   不同性别、地区各年龄组人群超重率

单位：%

	城市	农村	城乡合计
18~19 岁	0.00	25.00	22.22
20~29 岁	10.00	31.40	27.36
30~39 岁	20.43	28.02	26.85
40~49 岁	42.07	40.02	40.32
50~59 岁	35.65	43.04	41.81
60~69 岁	36.46	43.56	41.93
70~79 岁	41.12	40.53	40.73
80~86 岁	49.06	28.21	40.22
男性合计	39.83	40.84	40.65
女性合计	34.90	40.82	39.53
总计	36.58	40.83	39.95

肥胖率有随年龄的增长先升高后下降的趋势，顶峰位于30～39岁。城市人群肥胖率为18.60%，农村人群肥胖率为28.90%，农村高于城市。男性群体肥胖率为29.81%，女性群体肥胖率为24.95%，男性高于女性（见表14）。

表14 不同性别、地区各年龄组肥胖率

单位：%

	城市	农村	城乡合计
18～19岁	0.00	25.00	22.22
20～29岁	20.00	29.07	27.36
30～39岁	19.35	30.93	29.16
40～49岁	14.48	29.93	27.66
50～59岁	21.14	28.98	27.69
60～69岁	19.62	28.66	26.59
70～79岁	15.89	26.38	22.82
80～86岁	13.21	15.38	14.13
男性合计	21.58	31.71	29.81
女性合计	17.08	27.15	24.95
总计	18.60	28.90	26.77

2. 中心性肥胖率

本次调查对象的中心性肥胖率为52.39%。城市人群中心性肥胖率为47.78%，农村人群中心性肥胖率为53.59%，农村高于城市。男性人群中心性肥胖率为56.98%，女性为49.64%，男性高于女性。不同年龄组人群中心性肥胖率总体随年龄的增加而升高，70～79岁年龄组中心性肥胖率最高，达到58.80%（见表15）。

表15 不同性别、地区各年龄组中心性肥胖率

单位：%

	城市	农村	城乡合计
18～19岁	0.00	37.50	33.33
20～29岁	20.00	40.70	36.79

	城市	农村	城乡合计
30~39 岁	34.41	43.19	41.85
40~49 岁	37.24	45.96	44.68
50~59 岁	47.63	53.78	52.76
60~69 岁	49.13	58.87	56.64
70~79 岁	55.14	60.67	58.80
80~86 岁	67.92	41.03	56.52
男性合计	52.70	57.96	56.98
女性合计	45.25	50.86	49.64
总计	47.78	53.59	52.39

三　监测人群慢性病危险因素水平

（一）吸烟情况

1. 现在吸烟率

监测人群现在吸烟率为 17.67%，其中男性现在吸烟率为 41.35%，女性现在吸烟率为 3.56%。城市人群现在吸烟率为 12.19%，农村人群现在吸烟率为 19.17%。在现在吸烟人群中，50~59 岁年龄组现在吸烟率最高，达 21.75%（见表 16）。

表 16　不同性别、地区各年龄组现在吸烟率

单位：%

	城市	农村	城乡合计
20~29 岁	7.14	16.92	15.19
30~39 岁	16.00	20.83	20.06
40~49 岁	14.01	19.85	18.99
50~59 岁	13.81	23.35	21.75

续表

	城市	农村	城乡合计
60~69 岁	12.30	15.55	14.78
70~79 岁	9.09	15.38	13.09
80~86 岁	0.00	16.13	6.67
男性合计	31.33	43.66	41.35
女性合计	2.35	3.90	3.56
总计	12.19	19.17	17.67

2. 被动吸烟率

监测人群被动吸烟率为 22.72%，其中男性 21.38%，女性 23.53%，男性低于女性。城市人群被动吸烟率为 23.04%，农村人群被动吸烟率为 22.64%（见表 17）。

表 17　不同性别、地区各年龄组被动吸烟率

单位：%

	城市	农村	城乡合计
18~19 岁	0.00	25.00	22.22
20~29 岁	21.43	16.92	17.72
30~39 岁	19.00	20.45	20.22
40~49 岁	23.57	22.37	22.54
50~59 岁	24.62	21.96	22.41
60~69 岁	21.79	24.54	23.89
70~79 岁	26.20	21.85	23.44
80~86 岁	22.73	22.58	22.67
男性合计	17.43	22.29	21.38
女性合计	25.93	22.85	23.53
总计	23.04	22.64	22.72

3. 戒烟率

监测人群吸烟者的总戒烟率为 18.55%，城市为 18.91%，农村为

18.47%，城市与农村戒烟率水平接近。男性吸烟者戒烟率为 19.37%，女性戒烟率为 18.10%，男性戒烟率水平略高于女性（见表 18）。

表 18　不同性别、地区各年龄组戒烟率

单位：%

	城市	农村	城乡合计
20~29 岁	0.00	30.77	25.81
30~39 岁	17.39	20.61	20.13
40~49 岁	31.71	18.91	21.07
50~59 岁	19.74	18.18	18.43
60~69 岁	13.16	17.40	16.51
70~79 岁	23.26	18.92	20.51
80~86 岁	20.00	0.00	12.50
男性合计	23.96	18.43	19.37
女性合计	16.67	18.49	18.10
总计	18.91	18.47	18.55

（二）饮酒情况

1. 饮酒率

监测人群饮酒率为 19.92%，男性为 43.72%，女性为 5.66%，男性显著高于女性。饮酒率地区差异明显，城市饮酒率为 17.27%，农村为 20.62%，农村高于城市（见表 19）。

表 19　不同性别、地区各年龄组饮酒率

单位：%

	城市	农村	城乡合计
18~19 岁	50.00	12.50	22.22
20~29 岁	14.29	13.85	13.92
30~39 岁	18.00	19.32	19.12
40~49 岁	17.83	20.18	19.83
50~59 岁	19.22	24.31	23.46
60~69 岁	17.22	19.07	18.63
70~79 岁	14.97	16.92	16.21

续表

	城市	农村	城乡合计
80~86 岁	9.09	19.35	13.33
男性合计	39.42	44.72	43.72
女性合计	5.87	5.60	5.66
总计	17.27	20.62	19.92

2.过量饮酒率

监测人群过量饮酒率为12.39%，其中男性过量饮酒率为26.31%，女性过量饮酒率为4.05%，男性远远高于女性；城市过量饮酒率为11.06%，农村过量饮酒率为12.74%，农村高于城市。从各年龄段来看，过量饮酒率有随着年龄的增加先增高后降低的趋势（见表20）。

表20　不同性别、地区各年龄组过量饮酒率

单位：%

	城市	农村	城乡合计
20~29 岁	15.00	12.79	13.21
30~39 岁	15.05	12.26	12.69
40~49 岁	12.41	14.49	14.18
50~59 岁	11.99	16.80	16.01
60~69 岁	11.63	9.48	9.98
70~79 岁	7.48	9.83	9.03
80~86 岁	1.89	10.26	5.43
男性合计	23.44	26.97	26.31
女性合计	4.70	3.87	4.05
总计	11.06	12.74	12.39

（三）饮食情况

1.各类食物的摄入率

监测人群主食、蛋类、新鲜蔬菜、新鲜水果的摄入率均达90%以上，主食摄入率最高，接近100%，猪、牛羊肉摄入率在90%左右，坚果、奶及奶制品、水产品摄入率不足80%（见图2）。

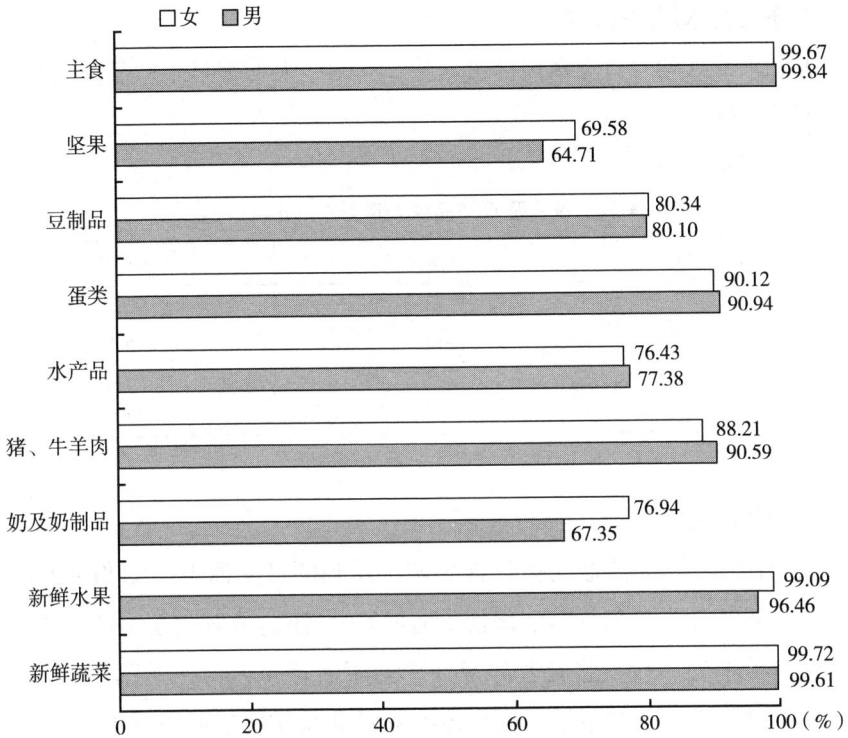

图2 不同性别人群各类食物的摄入率

2. 主食及蔬菜水果摄入量

监测人群人均每日主食摄入量3.9两。人均每日蔬菜摄入量5.1两，人均每日水果摄入量3.6两，摄入频率分布见表21。

表21 主食、蔬菜、水果摄入量分布

单位：%

每日摄入量（两）	主食	蔬菜	水果
~2	35.0	0.0	0.0
~5	42.0	65.6	84.6
~10	22.3	31.2	14.2
~15	0.4	1.4	0.3
>15	0.3	1.8	0.9

3. 畜禽及水产品摄入量

监测人群人均每日畜禽肉类摄入量 2.6 两，人均每日水产品摄入量 2.5 两（见表 22）。

表 22　畜禽及水产品摄入量分布（*n* = 6852）

每日摄入量（两）	畜禽	水产品
~2	72.2	73.1
~4	18.1	16.5
~6	7.6	8.0
>6	2.1	2.4

4. 油盐使用量

监测计算的平均油盐均指日常烹调中用到的可见油类（动物油和植物油）以及可见盐类（低钠盐、碘盐、酱油等），不包含其他购买的半成品或预包装食品中的用盐。监测人群每日平均用油量 30.0 克，用盐量 6.3 克，均高于膳食指南推荐的用量，且总体上农村油盐使用量低于城市（见图 3、图 4）。

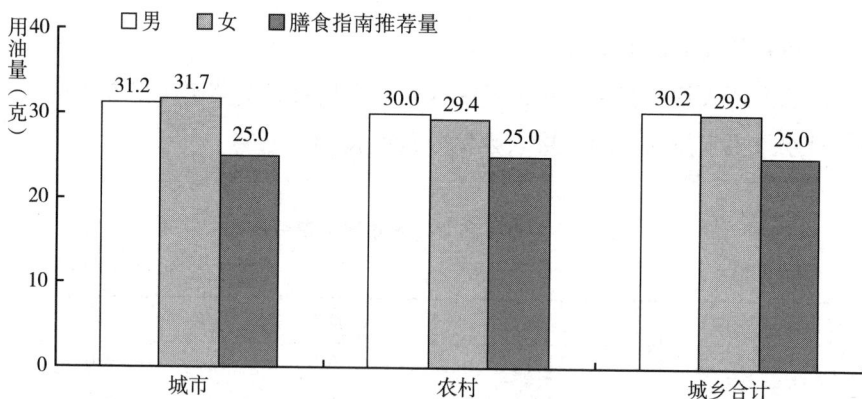

图 3　不同地区、不同性别人群日平均用油量

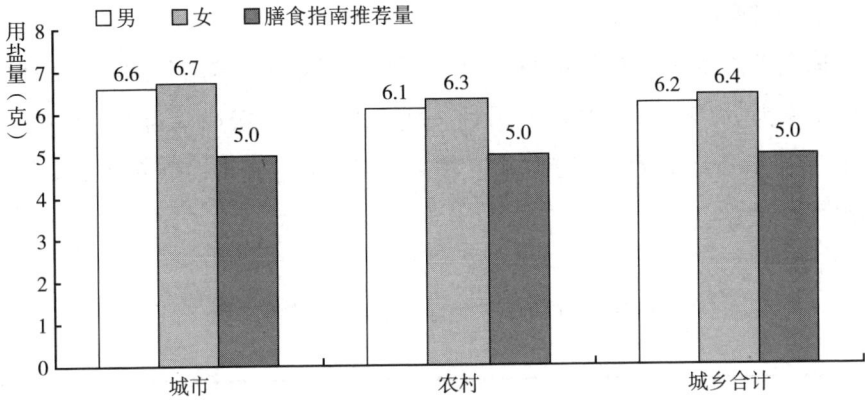

图4 不同地区、不同性别人群日平均用盐量

（四）身体活动情况

1.锻炼率

监测人群锻炼率为83.61%，男性锻炼率为82.30%，女性锻炼率为84.39%。不同年龄组锻炼率有所不同，大体上随年龄的增加而增加。城市地区锻炼率为79.60%，农村地区为84.70%（见表23）。

表23 不同性别、地区各年龄组锻炼率

单位：%

	城市	农村	城乡合计
18~19 岁	70.55	87.52	77.82
20~29 岁	65.00	75.60	73.60
30~39 岁	59.10	78.20	75.30
40~49 岁	69.00	83.01	81.00
50~59 岁	73.83	85.40	83.50
60~69 岁	85.64	87.40	87.03
70~79 岁	91.10	83.90	86.40
80~86 岁	75.50	64.14	70.72
男性合计	78.20	83.30	82.30
女性合计	80.40	85.54	84.39
总计	79.60	84.70	83.61

2.经常锻炼率

监测人群经常锻炼率为73.80%，男性经常锻炼率为71.90%，女性经常锻炼率为74.90%，女性高于男性。城市地区经常锻炼率为68.60%，农村地区为75.10%，农村高于城市。70~79岁年龄组经常锻炼率高于其他年龄组（见表24）。

表24　不同性别、地区各年龄组经常锻炼率

单位：%

	城市	农村	城乡合计
18~19 岁	60.34	75.00	66.70
20~29 岁	50.00	59.30	57.50
30~39 岁	35.50	58.90	55.40
40~49 岁	51.70	72.30	69.30
50~59 岁	61.50	77.10	74.60
60~69 岁	77.80	79.40	79.10
70~79 岁	84.60	77.50	79.90
80~86 岁	60.40	56.40	58.70
男性合计	67.80	72.80	71.90
女性合计	69.13	76.51	74.90
总计	68.60	75.10	73.80

四　主要健康问题与措施

（一）主要健康问题

其一，居民超重肥胖、血脂异常高水平流行问题较为突出。

其二，慢性病发病年龄提前，慢性病前期者比例较高。

其三，慢性病患病及相关危险因素水平地区差异大，农村多种慢性病及相关危险因素水平普遍高于城市。

（二）主要对策与措施

1. 实施四级预防策略

政府主导，形成以健康环境、健康文化和健康生活方式为特征的"零级预防"模式，把健康融入所有政策。

重视零级预防的作用，同时坚持一级预防为主，一、二、三级预防相结合的防控模式，以社区为基础，以健康教育、健康促进和健康管理为主要技术手段在全人群特别是目标人群中开展综合防治。重视危险因素以及危险因素产生的宏观背景，如高度城市化对农村居民的影响，从仅关注危险因素本身转向同时关注危险因素形成和流行的环境。

2. 开展健康体重行动，推广适宜技术

由政府倡导在辖区内开展全民运动、科学减重等主题行动。针对超重及肥胖流行水平高的现状，利用各种渠道开展肥胖危害及防控知识教育，提倡合理膳食，加强运动。以政府为领导，相关部门、单位参与，在有条件的社区、公园进一步增加健康步道、健身场所的数量，促进已建成的健身场所向居民开放，同时加强宣传，形成鼓励全民健身的良好氛围。以疾控中心及各社区卫生服务中心为依托，推广体重干预工具包、个性化干预课程等多元互动式体重管理适宜技术。

3. 推进全人群血脂筛查

血脂异常是心血管疾病发生的重要危险因素，血脂检测是发现血脂异常、评估冠心病风险和确定干预策略的基础，也是提高血脂异常早期检出率和知晓率的最有效方式。可依据年龄、冠心病风险及治疗措施监测的需要而确定血脂检测频率。

血脂异常的检出主要依靠常规医疗服务包括健康体检，有冠心病史或存在多项心血管病危险因素（如高血压、糖尿病、肥胖、吸烟）的人群应作为血脂检查的重点对象。建议小于40岁的成年人每2~5年进行1次血脂检测，40岁及以上的成年人每年至少应进行1次。建议中小学保健所将血脂检测列入小学、初中和高中入学体检的常规项目；卫生健康部门可制定专项

行动计划以提高大众对血脂定期检测重要性的认识水平；各级医疗机构在常规医疗服务中和健康体检中为就诊或体检者增加血脂检测机会。

4. 整合资源提升居民整体健康水平

一是多部门出台相关健康保障政策。二是加强健康支持性环境建设。三是要完善工作机制，健全组织网络。要充分发挥以区政府、各委办局等领导为主要成员的慢性病防控领导小组的作用，多方面协调政府有关部门，把慢性病防治工作纳入经济和社会发展总体规划，增加经费投入，建立跨部门合作的工作机制。

将慢性病防治纳入整体公共卫生工作，强化区政府—各街（乡）—居委会（村）和区疾控中心—社区卫生服务中心—社区卫生服务站、学校等功能单位组成的工作网络，充分利用工作网络的优势，实施以社区为基础的慢性病综合防治策略。

B.5
北京市老年人口腔健康状况研究报告

张宁 侯玮 赵梅 刘敏*

摘 要： 课题组对北京市1995年、2005年、2015年和2021年四次口腔流行病学调查65~74岁老年人组数据，以及2021~2023年实施的北京市老年人"口福"试点项目数据进行了详细分析。结果显示：北京市2021年65~74岁老年人口腔人均存留天然牙数（24.49颗）较2005年（19.51颗）多了近5颗；老年人每天刷牙比例从1995年的73.8%上升到2021年的96.7%。北京市老年人"口福"试点项目截止到2023年共服务33309名60岁以上的老年人，其中60~69岁14008人（42.1%），70~79岁15342人（46.1%），80岁及以上3959人（11.9%）；总体上超过50%的老年人有口腔问题，该比例随老年人年龄的增加而增加。83%的老年人需进行专业口腔诊疗，超过60%的老年人需进行口腔多学科联合治疗。可以看出，北京市老年人自我口腔护理行为和口腔健康状况在近年来稳步改善，但老年人的口腔健康仍面临诸多挑战，口腔健康问题对生活质量的影响不容小觑，口腔医疗服务需求量较大。因此，增加宣传以优化老年人口腔健康行为和在政府主导下建设新时代北京老年人口腔保健新体系是未来的工作重点。

关键词： 老年人 口腔健康 公共卫生 健康社会

---

* 张宁，就职于首都医科大学口腔医学院·附属北京口腔医院，主要研究方向为口腔预防；侯玮，首都医科大学口腔医学院·附属北京口腔医院主任医师，主要研究方向为口腔预防；赵梅，首都医科大学口腔医学院·附属北京口腔医院副主任医师，口腔预防科副主任，主要研究方向为口腔预防；刘敏（通讯作者），博士，首都医科大学口腔医学院·附属北京口腔医院主任医师，口腔预防科主任，主要研究方向为口腔预防。

引 言

口腔健康是全身健康的重要基础，是社会文明水平的重要标志。北京人口目前进入快速老龄化的阶段，与成年人相比，老年人口腔疾病发生率更高，而且经过数十年的累积，与全身系统性疾病有千丝万缕的联系，严重影响老年人的身体健康和生活质量，也带来沉重的社会负担。

为实施积极应对人口老龄化国家战略，加强新时代老龄工作，提升广大老年人的获得感、幸福感、安全感，2021年中共中央、国务院发布《关于加强新时代老龄工作的意见》，老年人的"口腔健康"备受关注。中国老年学和老年医学学会、中国牙病防治基金会、中华口腔医学会共同发布了《全国老年口腔健康促进行动倡议书》，全社会都在关注和支持老年人的口腔健康促进。响应国家号召，北京市卫生健康委在2021年推出北京市老年人"口福"试点项目，整合医疗卫生资源，为老年人提供集口腔检查、预防保健于一体的、系统化、基础性口腔健康服务，以期稳稳托起老年人的"口福"。

本研究系统梳理了北京市既往口腔流行病学调查数据和北京市老年人"口福"试点项目数据，概述了北京市老年人口腔健康自1995年以来的变化趋势、目前面临的困难或挑战，并对未来的发展方向提出意见和建议。

一 研究背景

口腔健康与全身健康息息相关，口腔疾病可能是一些全身疾病的诱因，也可能是一些全身疾病的表现或结果。口腔中的感染和炎症因子可导致或加剧心脑血管病、糖尿病等慢性系统性疾病的发展，能危害全身健康，影响生命质量。而有些传染病或系统性疾病可能出现口腔表征，警示患者注意自己的全身情况并做相应检查及治疗。

老年人口腔健康与全身健康关系密切。口腔疾病有很多类型，老年人常见口腔疾病包括龋病、牙周病等，长期患有龋病、牙周病等口腔疾病未行诊治将导致牙齿缺失。牙齿缺失有很多危害，包括影响面部丰满度、咀嚼和发音功能，导致颞下颌关节和消化系统受损，甚至引发多种系统性疾病。龋病，亦称龋齿、蛀牙，是由于细菌感染和饮食等多方面原因导致的牙齿硬组织的进行性破坏，给人们带来的健康威胁不容小觑。患有龋病不仅影响咀嚼、言语、美观等功能，严重时导致失牙，还会造成社会交往困难和心理障碍。龋病还与脑卒中、冠心病、糖尿病、消化系统疾病、呼吸系统疾病等全身系统性疾病有非常密切的关系[1]。与牙周病相关的系统性疾病有胃肠道疾病、认知障碍、癌症、糖尿病、类风湿性关节炎、呼吸系统疾病等。口腔病灶中包含大量细菌，细菌会进入血液循环系统，在身体抵抗力低下时诱发心血管疾病，如心内膜炎等。人们步入老年后，机体各种器官逐渐老化，口腔组织也会随着年龄增长而发生变化，但这并不意味着人老就一定会掉牙，只要做好口腔保健，保持良好的口腔卫生习惯，定期检查，老年人也可以保持完整牙列，避免缺牙[2]。

北京市卫生健康委开展的老年人"口福"试点项目，内容包括免费口腔检查和个性化口腔健康指导。项目主要包括两部分。一是问诊，询问老年人口腔护理用品有哪些和清洁牙齿的频率；日常是否使用含氟牙膏；是否有定期进行口腔检查的习惯；12个月内各种牙齿或口腔问题（比如咬或咀嚼食物困难、说话或发音不准、口干或吞咽困难、使用药物缓解口腔疼痛或不适、牙齿对冷热酸甜等刺激敏感等）的出现频率；牙齿或口腔健康状况对自己生活的影响程度以及对自己牙齿或口腔状况的评价。二是口腔检查，由牙医检查老年人的口面部皮肤、黏膜、牙龈状况；口内义齿修复状况；牙列状况；咬合状况。

---

① 台保军:《中国居民口腔健康状况及防控策略 第四次全国口腔健康流行病学调查结果解读》,中国知网, https://cpfd.cnki.com.cn/Article/CPFDTOTAL-HZKQ201811001003.htm。
② 张硕、张戎、刘洪臣:《老年人缺牙的危害与防治要点——论老年人口腔健康标准之无缺牙》,《中华老年口腔医学杂志》2020年第3期。

二 研究结果

（一）北京市老年人口腔健康状况稳步改善

北京市在1995年、2005年、2015年和2021年进行了4次包括老年人在内的口腔流行病学调查。比较历次口腔流行病学调查的数据，可以清晰地看出，北京市老年人的口腔健康水平在过去的30年稳步提升。

1.北京市老年人人均存留天然牙数增加

1995年和2005年北京市65~74岁老年人存留天然牙数均为20颗左右，十年间没有明显变化。2015年老年人存留天然牙数提升到23.44颗，2021年提升到24.49颗。与2005年相比，老年人存留牙数显著增加，人均多了近5颗天然牙齿（见图1）。

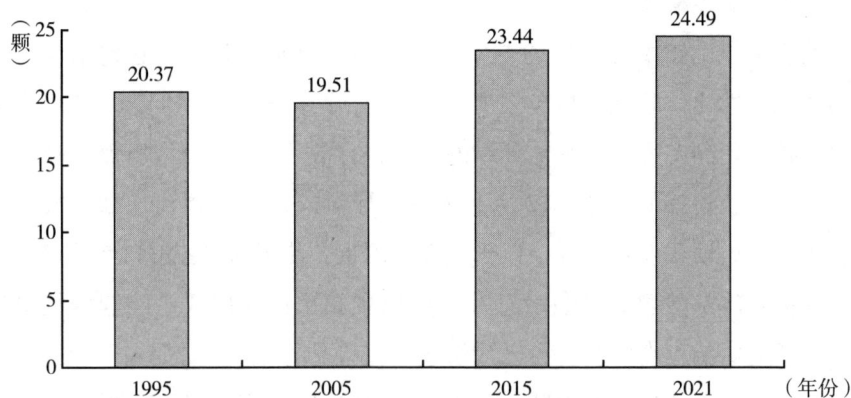

图1 北京市65~74岁老年人存留天然牙数的变化（1995~2021年）

资料来源：除特别注明以外，本文数据（含图表）均为课题组根据调研材料整理所得。

2.北京市老年人口腔保健意识提高

每天刷牙是最核心的口腔卫生行为，也在一定程度上反映出个体对口腔健康的重视程度。北京65~74岁老年人每天刷牙的比例在1995年是

73.8%，2005 年是 87.1%，2015 年上升到 95.1%，2021 年继续上升到 96.7%（见图 2）。

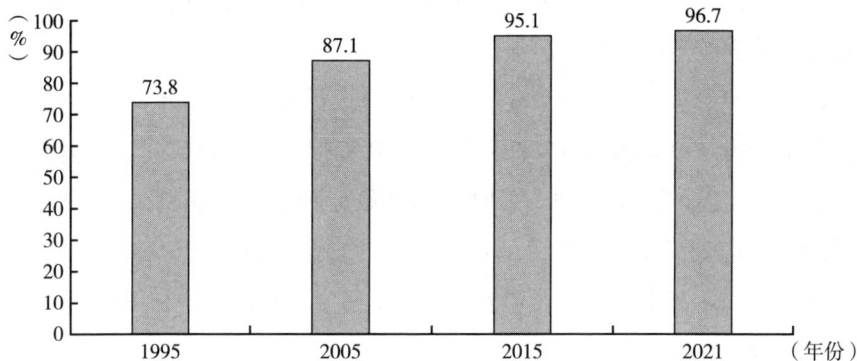

图 2　北京市 65~74 岁老年人每天刷牙的比例（1995~2021 年）

（二）北京市老年人的口腔健康面临诸多挑战

北京市卫生健康委从 2021 年开始实施北京市老年人"口福"试点项目。截止到 2023 年底，已经累计服务 33309 名老年人，其中女性 18984 人，占比 57%；男性 14325 人，占比 43%。60 岁到 69 岁有 14008 人，占比 42.1%；70 岁到 79 岁有 15342 人，占比 46.1%；80 岁及以上有 3959 人，占比 11.9%。65~74 岁 23958 人，占比 71.9%。系统分析北京市老年人"口福"试点项目覆盖老年人的数据，发现北京市老年人的口腔健康依然面临诸多问题。

1. 口腔健康意识需要进一步提高

（1）牙齿邻面清洁率低。在所有项目覆盖的老年人中，每天刷牙的比例是 92%，比较高，但牙齿邻面清洁的比例很低。每天使用牙线的老年人只有 7.1%，每天用牙缝刷的老年人只有 1.9%，均明显低于每天使用牙签的比例（16.5%）。结果还显示有 1.6% 的老年人每天使用冲牙器清洁牙缝。每个人都需要清洁牙缝，这是口腔保健的重要内容，与刷牙有同等程度的重要性。牙线适用于所有年龄段人群，老年人牙缝大，可以在使用牙线的基础上，辅助使用牙缝刷。但分析发现老年人牙齿邻面清洁的比例非常低。冲牙器是新出现的牙齿邻面清洁工具，费用比较高。截至目前，没有研究表明使用冲牙器与传统工具牙线、牙缝刷相比，有更好的清洁效果，但 1.6% 这个数据反映出少数老年人对口腔保健的需求和投入比较高。

（2）含氟牙膏使用率低。含氟牙膏是指含有氟化物的牙膏。适量的氟可以保护牙齿，氟化物通过降低釉质溶解度和促进釉质再矿化而预防龋病。在所有项目覆盖的老年人中，平时使用含氟牙膏刷牙的比例是 36.9%，不使用的比例是 23.3%，不知道是否为含氟牙膏的比例是 39.9%。一些老年人对氟化物知之甚少，这与老年人未系统了解氟化物防龋的相关知识和牙防宣传不到位有关。

（3）定期口腔检查率低。最近一次看牙的时间可以大概反映出患者是否有定期口腔检查的习惯。在所有项目覆盖的老年人中，60～69 岁老年人上次看牙时间距离现在 2 年及以上的占比 33.3%，距离现在 1～2 年的占比 16.8%，距离现在 6～12 月的占比 17.3%，距离现在 6 个月及以内的占比 32.6%（见图 3）。

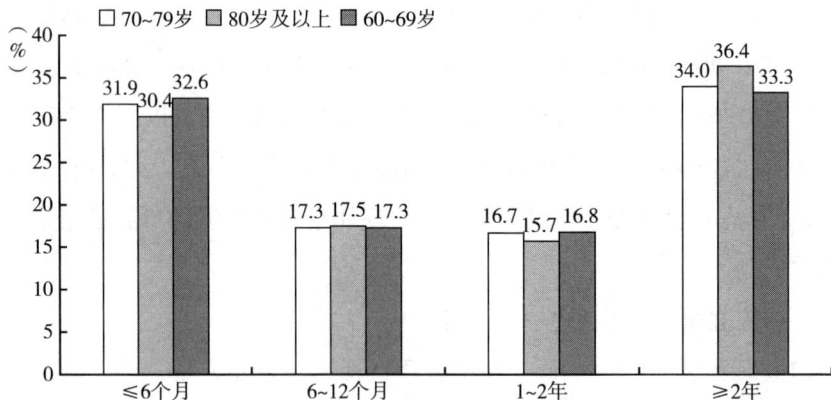

图3　不同年龄组老年人上次看牙时间距离现在的百分比

2. 口腔健康状况需要改善

随着年纪增加，许多老年人常因口腔健康意识不足和口腔保健行为不到位，单侧或双侧的磨牙缺失、牙列磨耗严重，致使颌间距减小，咬合垂直距离过短，造成咬合不当①。咬合状况直接影响老年人的进食、营养摄入，进而影响老年人的生活幸福感，反映出老年人的基本口腔健康状况。老年人"口福"试点项目检查结果主要分为三类来概括老年人咬合状况，分别是：A，有4个后牙咬合支持，代表有良好的口腔咀嚼功能；B，有0~3个后牙咬合支持，代表口腔咀嚼功能受限，可能存在咀嚼困难的情况；C，前后牙均无咬合支持，代表完全丧失了咀嚼功能。结果显示：老年人随着年纪增加，咬合状况变差。在60~69岁年龄组中C类咬合情况占比12.8%，在70~79岁年龄组中C类咬合情况占比21.3%，在80岁及以上年龄组中C类咬合情况占比37.1%（见图4）。

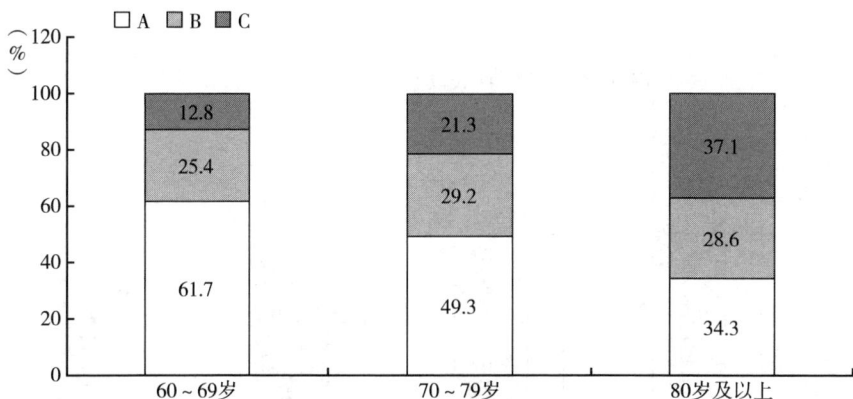

图4　不同年龄组老年人咬合状况

3. 口腔健康影响生活质量

分析显示有一半以上的老年人有口腔问题，影响生活质量，而且年龄越大，报告的比例越高（见图5）。其中咀嚼困难是报告频率最高的症状，其他口腔问题包括遇冷热酸甜刺激敏感、吞咽困难，影响发音及需要服用止疼药等（见图6）。相当一部分老年人认为牙齿或口腔问题严重影响自己的生活质量，并且认为自己的牙齿或口腔状况很糟糕，年龄越大，比例越高（见图7）。

---

① 温鹏天、张瑞丽、王娴、李慧娟、吴景梅：《老年人口颌系统与身体平衡关系的研究进展》，《中国老年学杂志》2022年第23期。

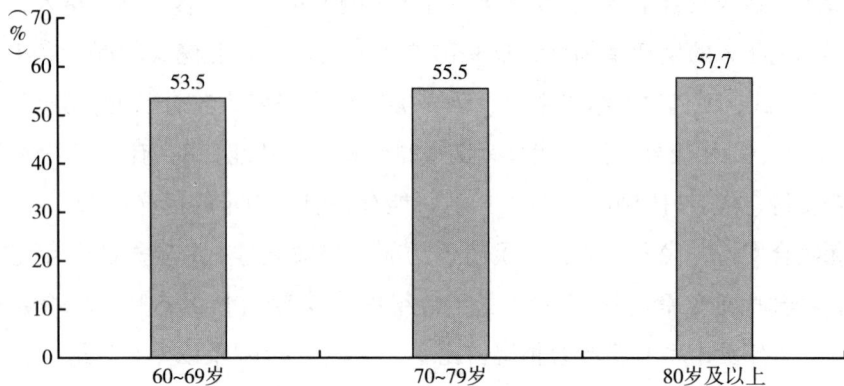

图5 报告有口腔不适的老年人占比情况

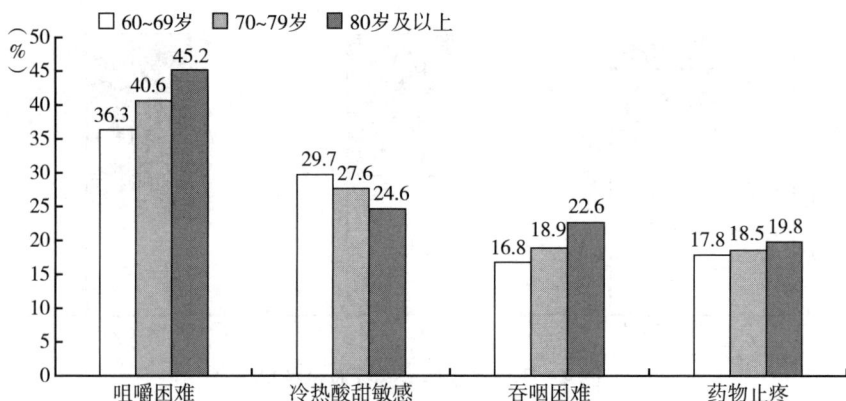

图6 不同年龄组老年人报告四类口腔不适的情况

4. 口腔医疗服务需求量大

经过口腔医生检查，83%的老年人需要专业口腔诊疗，其中需求最多的是洗牙（59.4%）和镶牙（54.1%），均超过半数，其次是拔牙（42.3%）和补牙（41.4%），有8.5%的老年人存在口腔黏膜异常问题，需要口腔黏膜专业医师诊疗（见图8）。口腔专业分科细，特别是在口腔专科医院，洗牙、镶牙、拔牙、补牙和黏膜诊疗分属不同专业科室，超过60%的老年人需要多个专业联合治疗（见图9）。

□ 认为牙齿/口腔对自己生活有严重影响　■ 认为自己的牙齿/口腔状况比较糟糕

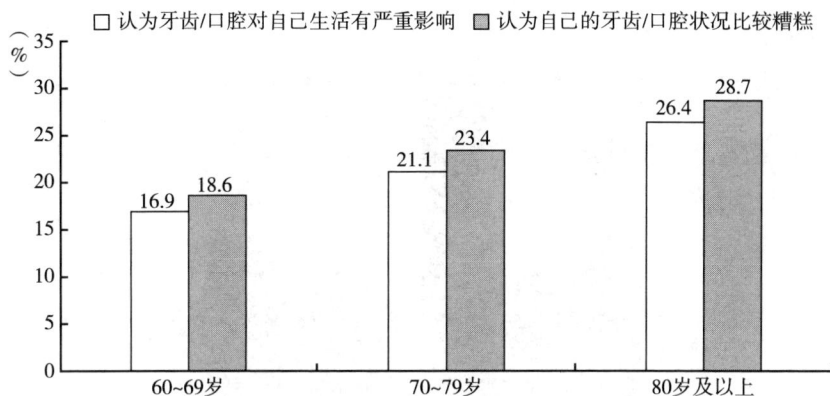

图7　不同年龄组老年人口腔健康状况自我评价

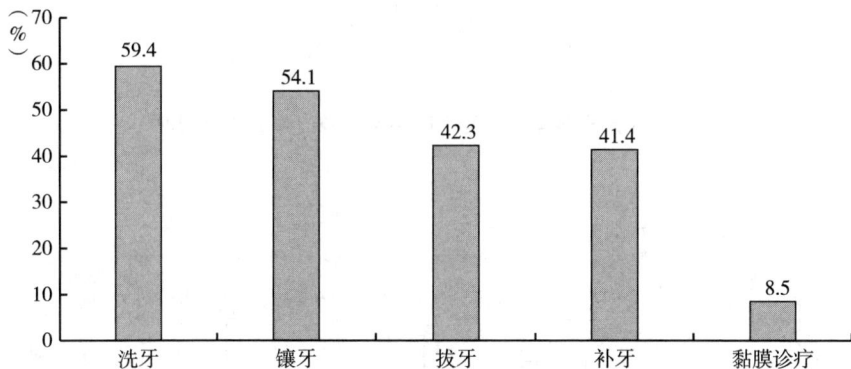

图8　北京市老年人需要各种口腔治疗的比例

5. 区域之间可能存在不均衡性

本项目共统计老年人 33309 名，来自北京 16 个区，各区样本平均年龄相差不大，但各区之间老年人口腔健康问题存在较强的不均衡性。以存留牙数为例，平谷区人均存留牙数最低，只有 14 颗；延庆人均存留牙数最多，为 27.1 颗（见图 10）。各区老年人每天刷牙的比例也存在较大差异，平谷最低，为 78.1%，东城最高，为 97.2%（见图 11）。不同区域老年人 2 年内看过牙医的比例相差也很大。需要注意的是该项目各区服务的老年人数量不同，因此项目数据不一定能代表各区老年人的总体水平。

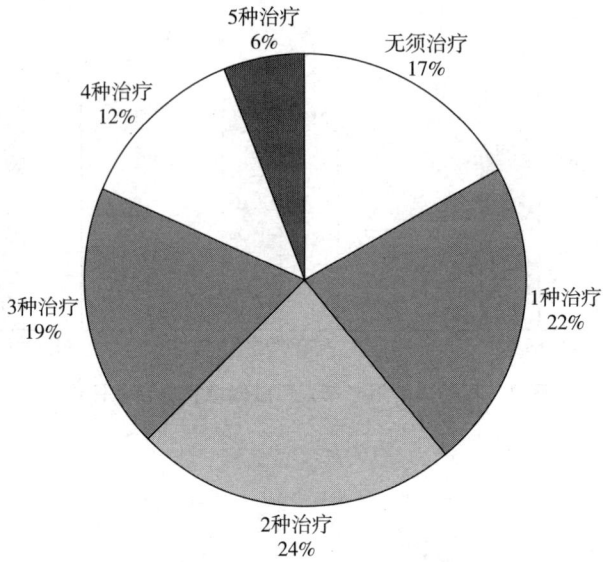

图9　北京市老年人需要不同种类口腔治疗的占比情况

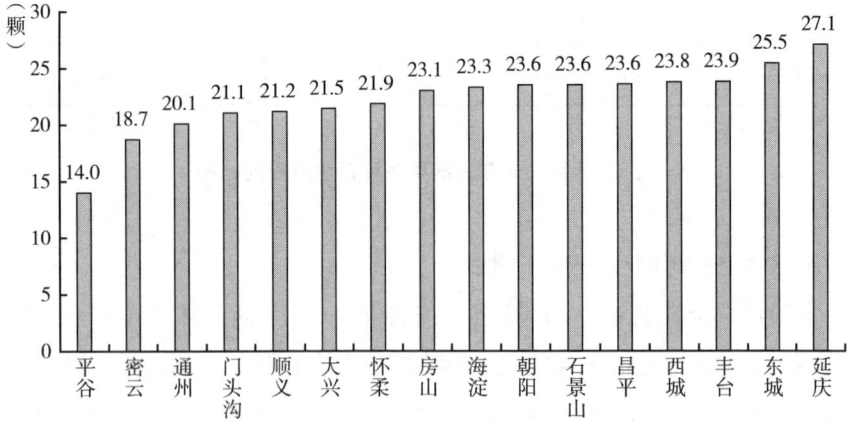

图10　北京各区老年人人均存留天然牙数

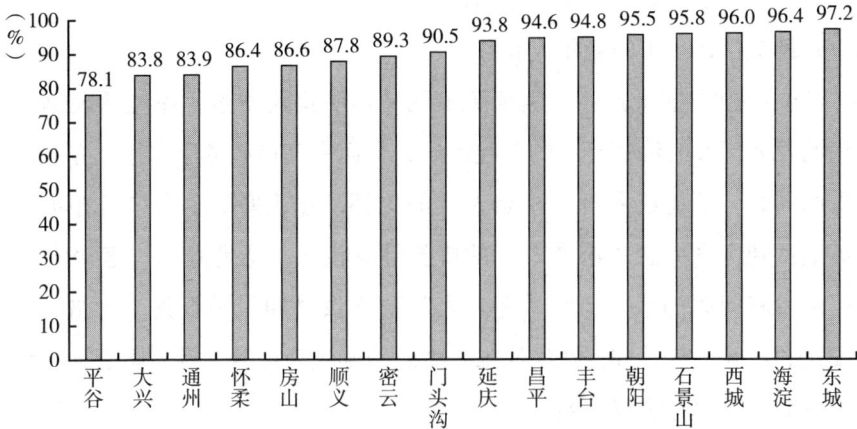

图11　北京各区老年人每天刷牙率

三　解决牙防项目所面临挑战的对策建议

（一）在政府主导下，建设新时代北京老年人口腔保健新体系

人群的口腔健康水平反映两个方面，一是社会发展水平，二是口腔专业保健和自我保健发展状况。北京市老年人口腔健康状况在过去 30 年有明显改善，但仍面临很多问题，在新时代需要持续努力。

1. 加大资金投入，筑牢基础防线

（1）扩大服务范围。根据北京市第七次全国人口普查结果，全市常住人口中 60 岁及以上人口为 4298590 人，占 19.6%，其中 65 岁及以上人口为 2912060 人，占 13.3%。与 2010 年第六次全国人口普查相比，60 岁及以上人口的比重上升 7.1 个百分点，65 岁及以上人口的比重上升 4.6 个百分点。2021~2023 年，北京市老年人"口福"试点项目累计服务 60 岁及以上老年人 33309 名，不足北京市 60 岁及以上老年人总数的 1%。需要多措并举，提高老年"口福"试点项目覆盖率，把老年人口腔专项服务更好融入老年人基本公共卫生项目中，在老年人的健康管理服务项目中增加口腔保健内容。

持续加大资金投入和扩大服务范围让更多的老年人享受服务，政府应该给予相应政策支持让更多的老年人获益。

（2）提供早期干预。口腔预防不仅是预防疾病发生，还包括控制口腔疾病的发展，及时治疗已有的口腔疾病，全面提高口腔健康水平。在关注老年人的同时，不能放松对"小老人"的关怀，在政府资金允许时在项目规划后期做到优先关注"小老人"的口腔健康状况，这是避免"老老人"出现严重口腔问题的基础。对"老老人"要提供早期干预服务，比如给予心理安抚和口腔急症处理，在疾病未发生时明确致病因素并及时阻断，在疾病发生早期及时治疗予以控制。

（3）加强对现有项目的督导、管理和评价。北京牙防工作应继续坚持"政府主导、专家支持、社会参与、预防为主和防治结合"的原则，加强多部门之间的配合，将口腔公共卫生工作纳入全身健康管理体系。口腔疾病与全身疾病关系密切，存在共同的致病因子，如口腔里的微生物可以导致龋病和牙周病，也可以引起动脉粥样硬化和心血管疾病；同时，一些不良的生活方式，如多糖饮食、吸烟、饮酒、外伤、心理压力、缺乏运动是口腔疾病和糖尿病、心血管疾病、癌症等慢性病的共同危险因素。鉴于此，世界卫生组织提出"共同危险因素策略"作为口腔疾病的防控策略之一[①]。应以共同危险因素策略作为指导，将口腔疾病防控项目与基本公共卫生项目融合，将口腔疾病纳入慢性病防治中，实现牙防数据与基本公共卫生项目数据网络共享，将北京市的口腔公共卫生网络数据库升级为北京市口腔健康管理平台以增强牙防网络系统的稳定性和便利性，最终实现将口腔公共卫生工作纳入全身健康管理体系的目标。

2. 社区卫生服务中心口腔医护人员增加和能力建设

（1）完善社区卫生服务中心口腔体系建设。北京 1/3 的社区没有设立口腔科。有口腔科的社区，口腔医生也相对少，各区县基层口腔医护人员分

---

① 曾晓娟、高学军：《共同危险因素策略下的口腔疾病防控》，《中华口腔医学杂志》2019 年第 11 期。

布不均衡，所以需要增加社区口腔医护人员并优化配置。目前多数地区是大夫兼职牙防工作人员，实际工作中存在监管不到位问题和经费编制问题，单纯的行政人员也无法胜任牙防工作。将口腔公共卫生纳入全市日常卫生工作体系，突破"项目"形式，进一步完善设计、实施和评价，需要政府给予充分和必要的支持。

（2）加强社区卫生服务中心口腔医护人员能力建设。北京市牙防办每年对全市口腔公共卫生项目指定医疗机构和牙防人员进行全方位的培训，包括口腔公共卫生项目管理、口腔适宜技术、临床口腔基础理论与技能、口腔健康教育等；自 2011 年起举办北京市社区口腔医生培训班，自 2017 年起举办京津冀牙防论坛，有效维护了北京市牙防体系的稳定，促进了牙防工作的开展，提高了牙防人员的能力。但我们看到老年人口腔医疗服务客观需求量大，而且需要多学科联合诊疗。与口腔专科医院分科很细不同，社区提供很便利的口腔综合服务，避免了挂号难、挂错号的问题，但这同时更考验医护人员的综合素质。应持续加强社区卫生服务中心口腔医护人员能力建设，扩大理论培训覆盖面，增加实操培训机会，与三级医院特别是口腔专科医院建立紧密的帮扶关系，努力做到双向转诊，为老百姓提供优质、便捷的口腔医疗服务。

（二）增加科普宣传提高老年人口腔健康行为与意识

常见的口腔疾病，比如龋病和牙周病，都是可防可治的。良好的自我口腔保健，能在很大程度上保持口腔健康，控制口腔疾病的发展。要通过所有的渠道和平台，科普口腔知识，宣传"每个人是自己健康的第一责任人"的理念，在全社会营造"爱牙护齿"的良好氛围，让每个人都能实现"健康牙齿陪伴终生"的理想。

1. 养成科学的饮食和生活习惯

老年人饮食要定时、定量，每日食物品种应包含粮谷类、杂豆类及薯类（粗细搭配），动物性食物，蔬菜，水果，奶类及奶制品，以及坚果类等，控制烹饪油以及食盐摄入量，控制各种甜食摄入频率。建议老年人根据身体需要，安排合理膳食，保证微量元素的摄取，提高牙齿抗龋能力。进食时细嚼慢咽，尽量少吃坚硬的食物，减少对牙齿的磨损。每次进食后充分漱口，减少食物残渣滞留。

2. 使用含氟牙膏刷牙

老年人由于牙龈萎缩，牙根暴露于口腔环境中，根面易发生龋坏，根面龋成为老年人的口腔常见病和多发病。为了预防龋病和让牙齿更坚固，推荐老年人早晚刷牙使用含氟牙膏。已有研究证明氟化物能够降低牙釉质脱矿的发生率，对其再矿化具有促进作用。强调使用含氟牙膏，加上正确的刷牙方法，搭配软毛牙刷，增加有效刷牙时间，能更好地帮助老年人维护口腔健康。

3. 使用牙线或牙缝刷提高邻面清洁率

牙齿一共有五个面，绝大部分老年人刷牙时只刷看得到的 3 个面，即外侧面、内侧面、咬合面，而不清理两个邻面。也就是说日常刷牙只能清理 3/5 的牙齿，另外 2/5 根本没有被清理，如果刷牙再不仔细认真，最后只能清洁一半的牙齿。而左右的牙缝在刷完牙后还是有食物残留在里面，牙菌斑慢慢累积破坏牙齿，久而久之导致邻面龋坏、牙根暴露和牙周炎。牙线是最常推荐使用的清除牙与牙之间的菌斑的方法，效果很好，适用于绝大多数人。对于牙龈萎缩严重，且牙根面呈凹陷外形的人，使用牙缝刷清洁效果会更好。特别是对于没有使用过牙线的老年人，初次使用牙线有一定的难度，而牙缝刷操作简单，上手快。牙缝刷有大小不同型号，根据自己牙缝宽度进行选择。牙缝刷刷头直径过小起不到清洁作用，过大容易损伤牙龈，以恰好能通过牙缝，又有轻微的摩擦感为宜。建议老年人每天使用牙线或牙缝刷，刷牙前后使用均可。尽量不用牙签，牙签容易损伤牙龈，而且只能剔除嵌塞的食物，不能有效清除牙菌斑。

4. 提倡每年洁牙（洗牙）一次

牙菌斑、食物残渣、软垢在牙面上附着沉积，与唾液中的矿物质结合，逐渐钙化形成牙石。牙石表面粗糙，会对牙龈造成不良刺激，又有利于新的牙菌斑附着，是牙周病的一种局部促进因素。自我口腔保健方法只能清除牙菌斑，不能去除牙石。牙石一旦形成，就只能到医院由口腔科医生进行清理。洁牙是由口腔医生使用洁牙器械，清除龈缘周围龈上和龈下部位沉积的牙石以及牙菌斑。洁牙过程中可能会有轻微的出血，洁牙之后也可能会出现短暂的牙齿敏感，但一般不会伤及牙龈和牙齿，更不会造成牙缝稀疏和牙齿松动。经过口腔医生检查，83%的老年人需要专业口腔诊疗，其中需求最多的是洗牙（59.4%），因此应让老年人认识到定期洁牙能够保持牙齿坚固和牙周健康，从而定期到医院洁牙。

5. 定期口腔检查

由于老年人口腔解剖生理的特殊性，口腔疾病发展变化速度快，口腔自我修复能力减弱。因此，为老年人提供定期检查、洁治等保健措施对维持其口腔健康必不可少。老年人应每半年至少进行一次口腔健康检查，一旦出现疾病症状要及时就诊，做到早发现、早诊断、早治疗。

四　余论

口腔健康是老年人全身健康的标志之一，维护口腔健康有助于促进全身健康，提高生命质量。做好自我口腔保健，定期进行口腔检查，对口腔疾病早发现早治疗，维护口腔健康，可以提高老年人生活质量。综上所述，北京市老年人的口腔保健意识在过去30年中稳步提升，这归功于北京市政府历来重视慢性非传染性疾病的防控，北京市牙防办始终致力于口腔疾病的防治工作，协助卫生行政部门统筹北京市口腔工作的规划、协调和组织管理工作。

随着我国居民生活水平的快速提高，老年人存在口腔保健意识需进一步提高的问题，这需要在公共卫生项目开展过程中增加口腔健康教育和口腔卫生指导以提高老年人的口腔健康认知水平。而随着年纪增大，老年人逐渐出现口腔健康状况下降的问题，这些问题影响生活质量，相对应的口腔医疗服务需求量在增大。这提示社区卫生服务中心口腔医护人员的数量需持续增加、能力建设需持续加强。以发展的眼光，在政府主导下建设新时代北京老年人口腔保健新体系是未来的工作重点，做到扩大服务范围，优先关注"小老人"。加强与其他慢性病防控的横向联系等还需要从政府层面对全市的口腔公共卫生工作提出要求，将口腔健康工作纳入北京市慢性病防控的整体目标规划和发展策略中。

健康服务篇

B.6

中国女性生育健康服务状况研究

狄江丽 王 曦 吴 琼*

摘　要： 女性生育健康服务的质量是衡量公共卫生水平的关键指标之一。随着经济的快速发展和人民生活水平的提高，中国女性的生育健康服务状况已成为社会关注的重点。当前中国女性生育健康服务包括婚前、孕前、孕产期和产后保健服务，在不同时期形成了不同的女性生育健康服务政策。目前中国女性生育健康服务所面临的主要挑战体现为资源分配不均、公众认知不足、服务内容覆盖不足、服务质量差异大；面临的机遇主要是，政府逐步加大了政策支持力度，技术和服务不断创新，公共健康意识逐步提升，服务可及性和质量有所提高。

关键词： 生育健康　孕产期保健　健康服务

---

* 狄江丽，博士，国家卫生健康委妇幼健康中心研究员，主要研究方向为妇女健康、孕产期保健、妇女常见病防治、生育健康；王曦，中国医学科学院医学信息研究所助理研究员，主要研究方向为卫生政策与卫生管理、妇幼健康、健康促进；吴琼，博士，中国医学科学院医学信息研究所副研究员，主要研究方向为卫生政策和卫生经济。

生育健康是一个国家发展和社会稳定的重要组成部分，直接影响着母婴健康和出生人口素质，同时通过影响生育率，最终影响人口结构、劳动力资源、社会保障体系以及未来的可持续发展[①]。生育健康服务是指在生育过程中提供给女性的各种医疗和保健服务，包括婚前、孕前、孕产期以及产后的全面健康管理[②]。这些服务对于保障母婴健康、降低孕产风险、提高人口质量具有重要意义。随着社会发展和科技进步，生育健康服务的质量和覆盖率成为评估一个国家公共卫生水平的重要指标。

一 中国提升女性生育健康服务水平的政策措施

中国政府高度重视生育健康服务，为规范生育健康服务、提升服务质量和覆盖率，在过去几十年中国政府陆续出台并逐步完善、更新了针对婚前及孕前保健、孕产期保健、辅助生殖以及人工流产等的一系列政策措施。

如在婚前及孕前保健服务方面，国家卫健委办公厅于 2020 年发布《关于统筹推进婚前孕前保健工作的通知》，以统筹推进健康教育、婚前医学检查、孕前优生健康检查、增补叶酸等婚前孕前保健服务，提高服务可及性、促进服务均等化。孕产期保健服务方面，在 2011 年发布《孕产期保健工作规范》和《孕产期保健工作管理办法》的基础上，国家卫生计生委 2017 年印发了《孕产妇妊娠风险评估与管理工作规范》，强调了加强对怀孕至产后 42 天妇女进行妊娠相关风险的筛查、评估和管理，及时发现、干预影响妊娠的风险因素，以保障母婴安全。辅助生殖方面，在 2001 年和 2003 年发布《人类辅助生殖技术管理办法》和《人类辅助生殖技术规范（修订）》等规范性文件的基础上，国家卫生健康委于 2021 年发布《人类辅助生殖技术应用规划指导原则（2021 年版）》，进一步明确了各地制定相关应用规划的要求。截至 2024 年 10 月 31 日，已有北京、广西、甘肃、内蒙古等共 27 个

---

① 茅倬彦、李宁：《低生育率下中国生育健康的挑战与展望》，《中华生殖与避孕杂志》2023年第 1 期。

② 《国际人口与发展大会行动纲领》，豆丁网，https://www.docin.com/p-23650065.html。

省份及新疆生产建设兵团将辅助生殖纳入医保报销范围，剩余 4 个省份正在加紧推进相关工作①，以减轻不孕不育家庭就诊负担，提高辅助生殖技术的利用率。

随着中国生育政策的调整，中国于 2018 年、2021 年、2019 年又分别出台了《母婴安全行动计划（2018—2020 年）》《母婴安全行动提升计划（2021—2025 年）》《关于实施健康中国行动的意见》等促进生育健康的综合性政策，旨在提供全面的生育健康保障。2021 年 6 月，中共中央和国务院发布了《关于优化生育政策促进人口长期均衡发展的决定》，进一步强调将生育健康服务整合至妇女健康管理全周期。为进一步完善支持政策体系和激励机制，健全覆盖全人群、全生命周期的人口服务体系，有效降低生育、养育、教育成本，营造全社会尊重生育、支持生育的良好氛围，2024 年 10 月 19 日，国务院印发《关于加快完善生育支持政策体系推动建设生育友好型社会的若干措施》，进一步强调要加强生育健康服务。

二 中国女性生育健康服务现状

（一）婚前保健

婚前保健的服务内容包括提供生殖健康咨询、遗传病筛查以及生活方式咨询等。婚前医学检查作为婚前保健的重要内容，是预防出生缺陷的关键措施，能够减轻儿童残疾给家庭和社会带来的负担②。中国婚前医学检查的普及率在过去十年显著提升，尽管结婚人数总体呈下降趋势，但参与婚前检查的比例和早期疾病发现的比例增加，显示出公众健康意识的提高。根据《2022 中国卫生健康统计年鉴》结果，从 2010 年到 2021 年，中国婚前医学

---

① 《已有 27 个省份及新疆生产建设兵团将辅助生殖纳入医保》，中国政府网，https：//www. gov. cn/lianbo/bumen/202410/content_ 6983967. htm。
② 秦怀金、朱军主编《中国出生缺陷防治报告》，人民卫生出版社，2013，第 9~10 页。

检查的参与率呈现上升趋势，婚检率从 2010 年的 31.0%增加到 2021 年的 70.9%，显示出相关政策和策略实施已显成效，公众参与婚前健康检查的意识逐渐增强（见图 1）。

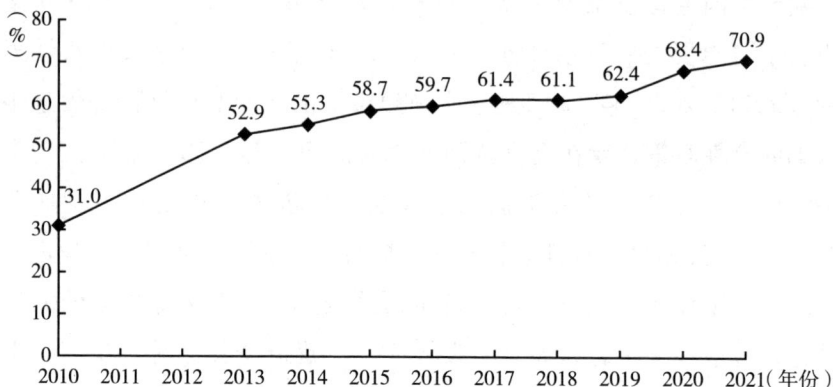

图 1 2010~2021 年中国婚前医学检查率的变化趋势

资料来源：《2022 中国卫生健康统计年鉴》，中国政府网，http://www.nhc.gov.cn/mohwsbwstjxxzx/tjtjnj/202305/6ef68aac6bd14c1eb9375e01a0faa1fb.shtml。

尽管全国范围内推广婚前检查的政策取得了一定的成效，但根据《2022 中国卫生健康统计年鉴》的数据，中国各省份在婚前医学检查的覆盖率上存在较大差异。其中广西（99.6%）、江西（96.9%）、安徽（94.3%）和新疆（93.9%）的婚前检查率较高，而辽宁（14.1%）、上海（16.0%）和西藏（16.6%）则明显低于其他省份（见图 2）。

根据《2022 中国卫生健康统计年鉴》的数据，2021 年全国共有 3601 个婚前医学检查机构、1069 个产前诊断机构，其中，有 27569 名专门从事婚前医学检查的人员和 15306 名产前诊断专业人员。婚前检查机构数量和专业人员数量在所有母婴保健技术服务中的占比仅为 5%和 3%，明显低于其他母婴保健技术服务（见图 3、4）。①

---

① 《2022 中国卫生健康统计年鉴》，中国政府网，http://www.nhc.gov.cn/mohwsbwstjxxzx/tjtjnj/202305/6ef68aac6bd14c1eb9375e01a0faa1fb.shtml。

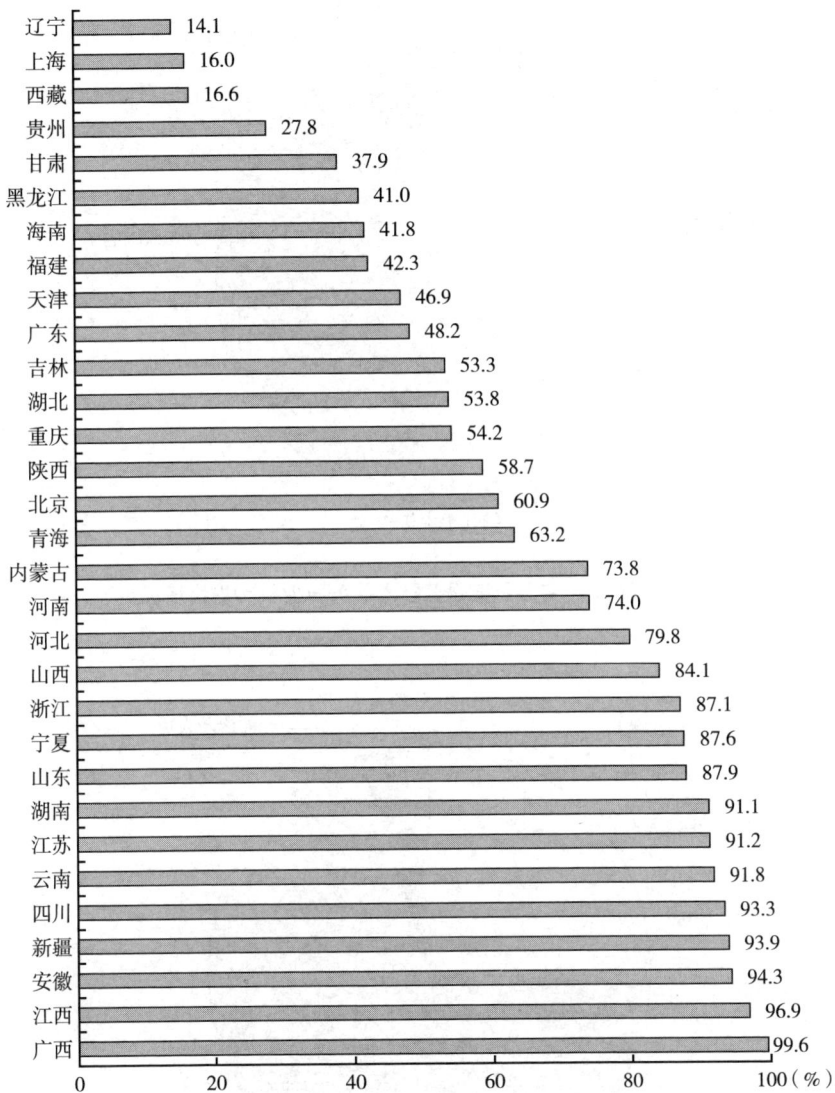

图2 2021年中国各省份婚前医学检查率分布

资料来源:《2022中国卫生健康统计年鉴》, 中国政府网, http://www.nhc.gov.cn/mohwsbwstjxxzx/tjtjnj/202305/6ef68aac6bd14c1eb9375e01a0faa1fb. shtml。

婚前医学检查机构
5%

产前诊断机构
1%

终止妊娠
手术机构
37%

助产技术机构
30%

结扎手术机构
27%

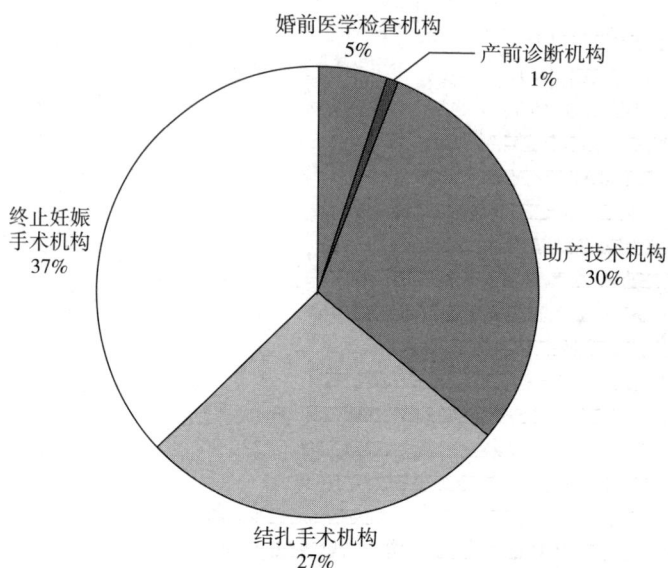

图3　2021年中国母婴保健技术服务执业机构占比情况

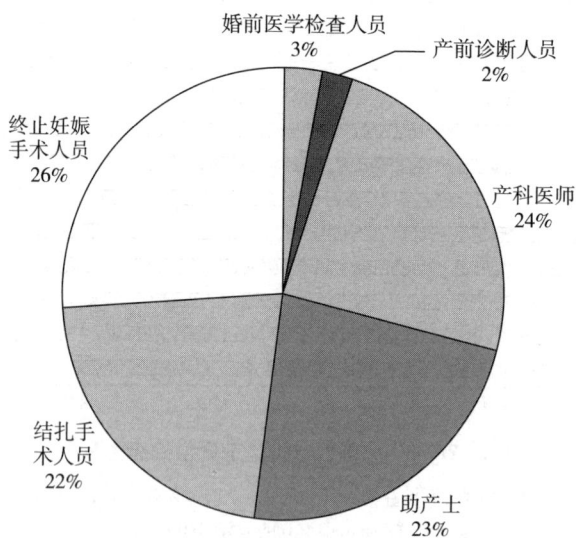

婚前医学检查人员
3%

产前诊断人员
2%

终止妊娠
手术人员
26%

产科医师
24%

结扎手
术人员
22%

助产士
23%

图4　2021年中国母婴保健技术服务执业人员占比情况

（二）孕前保健

孕前保健是以提高出生人口素质，减少出生缺陷和先天残疾发生为宗旨，以为准备怀孕的夫妇提供健康教育与咨询、健康状况评估、健康指导为主要内容的保健服务。孕前保健是婚前保健的延续，是孕产期保健的前移，其重点在于识别和管理潜在的健康风险[①]。规范的孕前保健服务能显著提升生育健康水平并减少不良妊娠的发生率[②]。

与欧美国家相比，中国的孕前保健工作起步较晚。2007年，卫生部印发了《孕前保健服务工作规范（试行）》，对孕前保健的健康教育与咨询、健康状况检查和健康指导进行了规范，各地开始逐步开展孕前保健服务，并探索孕前保健服务新模式。2010年起，免费孕前优生健康检查项目被纳入中国重大公共卫生项目在全国范围内试点开展，至2012年已扩展至31个省、自治区、直辖市的220个试点县。该项目主要为农村育龄女性提供免费的孕前咨询和检查服务。自实施免费孕前优生健康检查项目以来，参与该项目的夫妇的孕前危险因素暴露风险显著减少，女性孕前的贫血、超重及肥胖、糖耐量异常和糖尿病等患病率大幅下降，新生儿出生缺陷发生率也持续降低[③]。2013年项目实施范围扩大到全国所有县（市、区），目标人群已经覆盖全部农村计划妊娠夫妇，包括流动人口。2019年，国家卫生健康委发布《健康中国行动（2019—2030年）》[④]，明确将"主动接受婚前医学检查

---

① 《卫生部关于印发〈孕前保健服务工作规范（试行）〉的通知》，《中国生育健康杂志》2007年第2期；Shave J., Steegers E., Verbiest S., *Preconception Health and Care: A Life Course Approach*, Switzerland: Spring Cham, 2020, pp. 6-7。

② 吴卓、潘芳、王宏星：《孕前ACI保健服务模式对母婴结局的影响》，《南京医科大学学报》（自然科学版）2018年第10期。

③ 刘民、王巧梅、沈海屏等：《2010至2012年31省2120131名育龄妇女孕前健康风险的暴露状况》，《中华医学杂志》2015年第3期；孙丽洲、王巧梅、沈海屏等：《2010至2012年31省2120131名育龄妇女孕前营养指标趋势分析》，《中华医学杂志》2015年第3期；陈甘讷、蒋敏、黄伟雯等：《围孕期叶酸补充情况及其对妊娠结局影响》，《中华疾病控制杂志》2021年第2期。

④ 健康中国行动推进委员会：《健康中国行动（2019—2030年）：总体要求、重大行动及主要指标》，《中国循环杂志》2019年第9期。

和孕前优生健康检查"纳入评估指标体系，将健康教育、婚前医学检查、孕前优生健康检查、孕妇心理健康、增补叶酸作为重点任务，列入妇幼健康促进及健康知识普及专项行动。《国务院办公厅关于印发医疗卫生领域中央与地方财政事权和支出责任划分改革方案的通知》明确将孕前优生健康检查、增补叶酸预防神经管缺陷项目纳入基本公共卫生服务，以提高服务可及性、促进服务均等化，不断提高妇女儿童健康水平[1]。2022 年，中国共为816.2 万名计划怀孕夫妇提供免费检查，目标人群覆盖率平均达 91.8%。筛查出的风险人群全部获得针对性的咨询指导和治疗转诊等服务，落实了孕前预防措施，有效降低了出生缺陷的发生风险[2]。

（三）孕产期保健

孕产期保健从广义上讲是指各级各类医疗保健机构为准备妊娠至产后42 天的妇女及胎婴儿提供全程系列的医疗保健服务，一般则是指从妇女怀孕到产后 42 天给予的保健服务。[3] 这些保健有助于及时发现和处理相关健康问题，确保母婴安全。2009 年，中国将孕产妇健康管理纳入基本公共卫生服务项目中，要求对所有孕产妇免费提供 5 次产前检查（分别在孕 12 周前、孕 16~20 周、孕 21~24 周、孕 25~36 周、孕 37~40 周）、产后 3~7 内访视以及 42 天健康检查[4]，从而促进了中国孕产妇系统管理。

《2022 中国卫生健康统计年鉴》数据显示，中国孕产妇系统管理率从1996 年的 65.5%，逐渐升高到 2021 年的 92.9%，产前检查率从 1992 年的69.7%逐年增加至 2021 年的 97.6%（见图 5）。

---

[1] 《国家卫生健康委办公厅关于统筹推进婚前孕前保健工作的通知》，国家卫健委网站，http://www.nhc.gov.cn/fys/s3589/202101/c98e1d8ff4b74e02866835c61c2649e9.shtml。

[2] 《2022 年中国卫生健康事业发展统计公报》，国家卫健委网站，http://www.nhc.gov.cn/guihuaxxs/s3585u/202309/6707c48f2a2b420fbfb739c393fcca92.shtml。

[3] 《卫生部关于印发〈孕产期保健工作管理办法〉和〈孕产期保健工作规范〉的通知》（卫妇社发〔2011〕56 号）。

[4] 《卫生部关于印发〈国家基本公共卫生服务规范（2009 年版）〉的通知》，卫妇社发〔2009〕98 号。

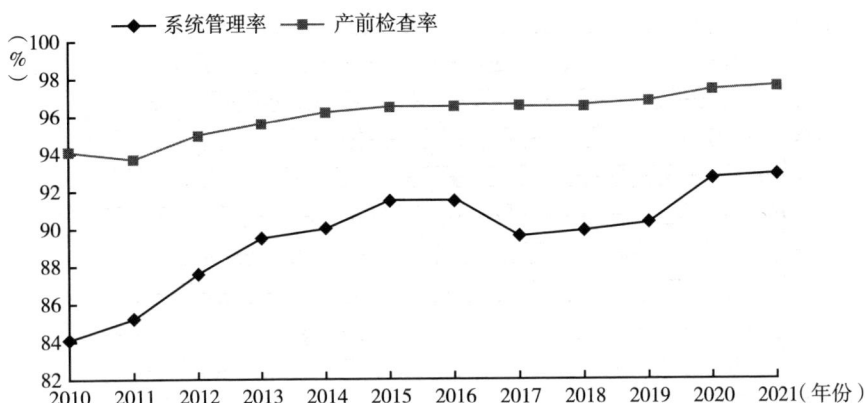

图 5　2010~2021 年中国孕产妇系统管理率和产前检查率

资料来源：《2022 中国卫生健康统计年鉴》，中国政府网，http://www.nhc.gov.cn/mohwsbwstjxxzx/tjtjnj/202305/6ef68aac6bd14c1eb9375e01a0faa1fb.shtml。

　　较高的产前检查率与较好的孕期管理和孕妇健康状况相关。根据《2022 中国卫生健康统计年鉴》数据，2021 年中国大部分省份的系统管理率和产前检查率高于 90%，表明这些地区的孕产妇保健服务普及且有效（见图 6）。

　　产妇对分娩疼痛不能忍受，以及前次剖宫产，也会影响其生育意愿。合理应用和实施分娩镇痛不仅可以改善妇女的分娩体验，增强分娩自信，降低剖宫产率，还可以保障母婴安全，具有重要的临床和社会意义。2018 年，国家卫健委颁布了《关于开展分娩镇痛试点工作的通知》；2022 年 8 月，国家卫健委等 17 部门发布了《关于进一步完善和落实积极生育支持措施的指导意见》，专门提出要扩大分娩镇痛试点、提升分娩镇痛水平。国家卫健委数据显示，与 2015 年相比，2022 年 913 家试点医院分娩镇痛率从 27.5% 提升到 60.2%。北京麻醉质控中心数据显示，浙江的分娩镇痛率为 62.43%、北京的分娩镇痛率为 57.38%、天津的分娩镇痛率为 54.57%、广西的分娩镇痛率为 41.70%。北京市助产机构椎管内分娩镇痛现状调查数据显示，2018~2020 年，北京市开展分娩镇痛的综合医院由不足 13% 增长到

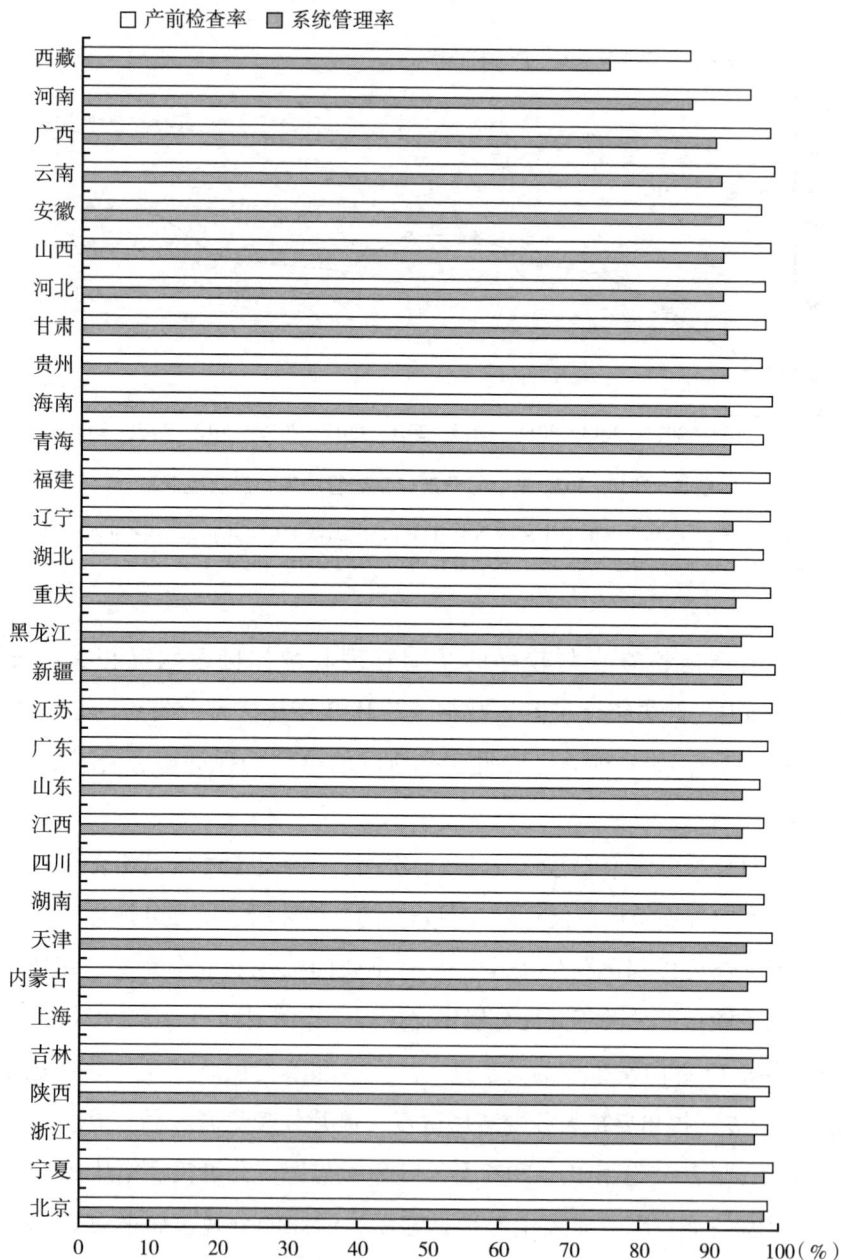

图6 2021年中国各省份孕产妇系统管理率和产前检查率

资料来源:《2022中国卫生健康统计年鉴》,中国政府网,http://www.nhc.gov.cn/mohwsbwstjxxzx/tjtjnj/202305/6ef68aac6bd14c1eb9375e01a0faa1fb.shtml。

29. 79%、妇产医院及妇幼专科医院由 51.01%增长至 69.27%。2018～2020
年，北京地区各助产机构椎管内分娩镇痛率分别为 28.59%、35.17%、
39.96%，专科医院依次为 51.01%、58.81%、69.27%，试点医院分别为
39.98%、49.01%、56.58%。①

产后访视是指医护人员在妇女分娩后为其提供一系列健康检查和护理服
务。产后访视旨在评估母亲和新生儿的健康状况，提供必要的医疗建议，解
答产妇在育儿和恢复期间可能遇到的问题，并提供相应的支持和指导。服务
内容通常包括母亲的身体恢复检查、心理状态评估、母乳喂养支持、新生儿
护理等方面。《母婴安全行动计划（2018—2020 年）》、《母婴安全行动提
升计划（2021—2025 年）》和《"健康中国 2030"规划纲要》都明确提出
加强产后访视服务。根据《2022 中国卫生健康统计年鉴》数据，产后访视
率从 1992 年的 69.7%上升到 2021 年的 96.0%（见图 7），这一增长同样反
映了国家对产后妇女和新生儿健康的重视。特别是在城市地区，几乎所有的
新生母亲能在分娩后的 42 天内接受至少一次产后访视。一些经济欠发达地
区，尽管产后访视率有所提高，但仍面临着人员短缺、专业培训不足等问
题。随着医疗资源的增加和医务人员专业技能的提升，产后访视的服务质量
整体在提高②。然而，服务的不均衡性是当前存在的主要问题之一，即不同
地区、不同医疗机构之间的服务质量存在差异。心理健康支持和母乳喂养指
导是产后访视中的重要组成部分，也是评价服务质量的关键指标③。相关研
究和反馈表明，增强这方面的支持对提高母亲的整体满意度至关重要④。

---

① 王一男、杜海明、曾鸿等：《北京市助产机构椎管内分娩镇痛现状调查》，《国际麻醉学与
复苏杂志》2024 年第 6 期。

② Shen Yuan, Li Qiang, Liu Xiaoning, et. al., "Training and Financial Intervention for Maternal
Health Service Utilization: Results of Cluster an Clomized Trials in Shaanxi Province", *Medicine*,
2019, 98: 45 (e17709)。

③ 禹瑞、唐静：《产后访视、心理干预联合应用于产后焦虑抑郁障碍患者的临床效果分析》，
《心理月刊》2021 年第 15 期。

④ Khadijeh Khademi, Mohammad Hossein Kaveh, "Social Support as a Coping Resource for Psychosocial
Condition in Postpartum Period: A Systematic Review and Logic Framework", BMC Psychol,
2024, 12: 301。

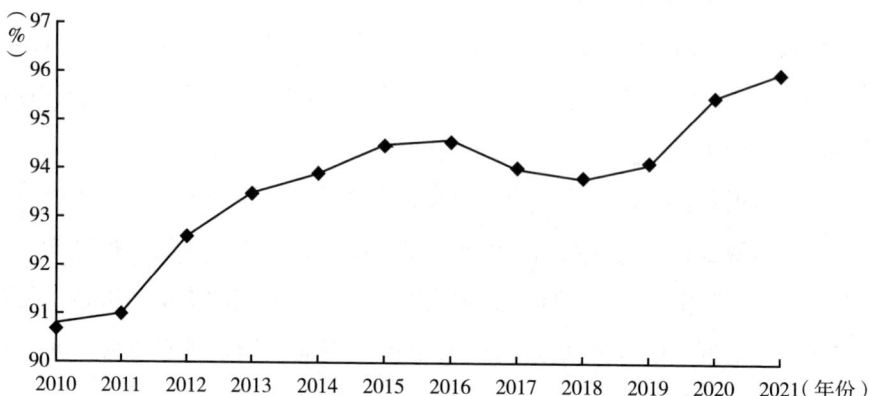

图 7 2010~2021 年中国孕产妇产后访视率

资料来源：《2022 中国卫生健康统计年鉴》，中国政府网，http：//www.nhc.gov.cn/mohwsbwstjxxzx/tjtjnj/202305/6ef68aac6bd14c1eb9375e01a0faa1fb. shtml。

（四）辅助生殖

随着技术的发展和社会观念的变化，辅助生殖技术在中国得到了迅速发展和广泛应用。中国的辅助生殖技术包括体外受精（IVF）、单精子注射（ICSI）、胚胎冷冻、遗传筛查（PGS/PGD）等。近年来，这些技术日渐成熟，成功率逐年提高[①]。从最初的几所医院到现在全国范围内数百家辅助生殖中心的建立，服务网络不断扩展。2020 年一项对全国所有辅助生殖服务机构的调查结果显示，截至 2018 年，全国获批准的辅助生殖机构已经覆盖中国所有省级行政区域，但不同地区按面积配置处于高度不公平状态[②]。2018 年，中国共有辅助生殖机构 498 家，其中辅助生殖机构最多的省份为广东省（56 家，占比 11.2%），最少的省份为西藏自治区（1 家，占比0.2%）。中国东、中、西部地区的辅助生殖机构分别为 264 家、139 家、95

---

① 马黔红：《辅助生殖技术的新进展》，《中国计划生育和妇产科》2017 年第 1 期。
② 高丽娜、马艺、白符等：《我国人类辅助生殖技术服务机构配置现状及公平性初步分析》，《中国卫生经济》2020 年第 7 期。

家。除供精人工授精（AID）机构外，其他技术类别的辅助生殖机构均呈现东、中、西递减的趋势。

三　挑战与机遇

（一）挑战

1. 资源分配不均

孕前保健工作中，不同地域的资源包括人员配置存在显著差异，特别是农村和边远地区的医疗设施较落后。部分地区孕前保健工作尚不深入，自主探索适宜当地的服务模式的能力或动力相对不足[①]。中国孕产期保健尽管取得了显著进展，但也同样面临地区间医疗资源分配不均、农村地区医疗设施落后等现实问题。

2. 公众认知不足

尽管政府着力推广孕产期保健，公众对这些服务的重要性认知仍有限，尤其是对孕前保健服务的知晓率和利用率低，很多育龄女性对婚检、孕检等保健服务缺乏科学认识[②]。

3. 服务内容覆盖不足

包括精神心理健康和青少年生育力保护等重要事项在内的孕前保健总体服务尚不到位[③]。育龄期女性在选择孕前保健服务时最关注检查地点和内容，且不同人群有不同的偏好。为此，孕前检查服务应考虑这些特点，缩短距离并增加饮食、运动与心理支持。

4. 服务质量差异大

产后访视和42天健康检查的服务质量在不同地区、不同医疗机构之间

---

① 杨娟、张月、张东梅等：《深圳市 330115 例孕前优生健康检查育龄女性 TORCH 筛查结果分析》，《中华生殖与避孕杂志》2021 年第 11 期。

② 翁文娟：《婚前检查与孕前检查资源联合应用对优生优育的影响》，《中国保健营养》2020年第 28 期。

③ 商伟静、张世琨、李园园等：《孕前保健工作国内外研究进展》，《中国妇幼保健》2023 年第 22 期。

存在差异，特别是心理健康支持和母乳喂养指导的质量参差不齐，这影响了服务的整体效果。

（二）机遇

1.政府加大了政策支持

在政策支持方面，政府已更新多项生育健康相关法规，以提高生育健康服务的整体质量和可及性。2024年10月国务院发布了《关于加快完善生育支持政策体系推动建设生育友好型社会的若干措施》，提出强化生育服务支持，加强生殖健康服务，提升产前检查、住院分娩、产后保健等生育医疗服务水平。高质量的婚前和产前服务可以有效减少孕产期并发症，提高母婴存活率，这需要持续的专业培训和资源投入。对生育健康服务的支持不断加强，为服务质量的提升和服务范围的扩展提供了良好的政策环境。

2.技术和服务不断创新

推广电子健康记录系统和远程医疗服务显著提高了服务效率。这些技术不仅提高了数据管理的准确性，也便于在全国范围内迅速访问和更新患者信息，从而提高医疗服务的连贯性和响应速度。婚前和孕前保健服务中"一站式"婚育综合服务模式实施可以有效提高婚检率[①]。同时，随着生活方式的改变和晚婚晚育趋势显现，辅助生殖技术的市场需求持续增多。预计未来辅助生殖技术将继续朝更高的成功率、更低的风险以及更广泛的应用领域发展。

3.公共健康意识逐步提升

为了提升公共健康意识，政府和社会组织共同努力，通过健康教育项目和媒体宣传，加强了对生育健康服务重要性的普及。特别是在农村和边远地区，通过社区活动、在线教育平台和公共服务广告，有效增加了居民对孕前和孕产期健康管理的认知。媒体和健康教育的推广有助于提高公众对生育健

---

① 崔彩萍、扬扬、廖林英等：《"一站式"婚育综合服务模式在婚前保健中的效果观察》，《中国妇幼保健》2023年第14期。

康服务的认识水平，特别是提高对无痛分娩和孕前优生健康检查的接受度，这为公共健康服务的普及和优化提供了社会基础。

4. 服务可及性和质量得到提高

为了应对城乡在生育健康服务上的不平衡，政府加大了对农村和边远地区生育健康服务的投入。这包括增设医疗设施、提供移动医疗服务车和培训更多的本地医疗人员，以确保这些地区的孕产妇能够获得必要的医疗支持。

B.7
中国医养结合政策与实践、
面临挑战及建议

黄长胜　卢　永　聂雪琼*

摘　要：　中国人口老龄化呈现出人口规模大、发展迅猛、高龄比例持续提升等特点，老年人群的医疗卫生服务需求和生活照料需求叠加的趋势越来越显著，医养结合成为落实健康中国战略、积极应对人口老龄化国家战略的重要举措。自2013年我国正式开展医养结合工作以来，医养结合政策和实践取得显著成效：医养结合工作纳入国家战略规划，政策制度逐步健全，政府统筹协调机制发挥重要作用，医养结合服务标准体系初步形成，服务供给不断优化，长期护理保险试点取得阶段性成效，并呈现智慧化发展形势。同时，医养结合工作也面临着诸多挑战，如管理体制有待理顺，供给能力与老龄化形势不匹配，人才队伍亟待专业化，医保支付政策设计也有待优化。今后，医养结合工作需要进一步强化政策统筹，促进政策落实；以发展老年医学为核心，提高医养结合服务水平；进一步将工作重点放在居家社区医养结合上；加强信息化技术应用；加强服务监管。

关键词：　医养结合　健康老龄化　养老服务

　　人口老龄化是经济社会发展和人类文明进步所经历的必然过程，是全世

---

*　黄长胜，中国健康教育中心副研究员，主要研究方向为健康促进与健康教育、人力资源管理；卢永，中国健康教育中心健康促进部主任，研究员，主要研究方向为健康促进与健康教育的策略、政策和方法；聂雪琼（通讯作者），中国健康教育中心指导与培训部副主任，研究员，主要研究方向为健康促进与健康教育、老龄健康。

界范围内的普遍趋势，也是一项严峻的挑战。2023 年 5 月 5 日，习近平总书记主持召开二十届中央财经委员会第一次会议，提出"以人口高质量发展支撑中国式现代化"①，明确了新时代人口工作的方向和意义。我国人口老龄化呈现出人口规模大、发展迅猛、高龄比例持续提升等特点。我国自1999 年进入老龄化社会②，到 2023 年底，60 岁及以上老年人口达 2.9 亿，占总人口的 21.1%，其中 65 岁及以上人口 2.1676 亿，占全国人口的15.4%，标志着我国已正式进入中度老龄化社会③。

一 医养结合的内涵、早期实践与政策前身

（一）医养结合的内涵

医养结合是指医疗卫生服务和养老服务相结合，即在为居家养老、社区养老和机构养老的老年人提供日常生活照料的基础上，为其提供医疗卫生服务。医养结合不是独立的养老模式，无论是居家养老、社区养老还是机构养老，都涉及医养结合问题。狭义上的医养结合，以患病、失能（失智）老年人为主要服务对象，是指为有需求的老年人提供预防期保健、患病期治疗、康复期护理、稳定期生活照料以及临终期安宁疗护等一体化的服务。广义上的医养结合则是将养老服务资源与医疗卫生资源进行有机整合和有效衔接，以全体老年人为服务对象，满足不同生命阶段的老年人服务需求，"医"的概念更偏向于"以健康为中心"中"健康"的概念，遵循健康促进和积极老龄化理念，不仅包括医疗、康复、护理等核心服务，还包括健康教育、疾病预防、健康管理、消除年龄歧视、预防虐待老年人、老年人社会

---

① 《以人口高质量发展支撑中国式现代化》，《求是》2024 年第 22 期。
② 60 岁及以上老年人口占到总人口的 10% 或 65 岁及以上人口比例超过 7% 为老龄化社会；60 岁及以上人口比例超过 20% 或 65 岁及以上人口比例超过 14% 为中度老龄化社会。
③ 《中华人民共和国 2023 年国民经济和社会发展统计公报》，国家统计局网站，https://www.stats.gov.cn/sj/zxfb/202402/t20240228_ 1947915.html。

参与、调整老年健康政策、建设支持性环境等内容，通过发展和维护老年人健康生活所需的功能，实现健康老龄化和积极老龄化的目标。

"医养结合"的概念与英国"整合照料"（Integrated Care）、美国老年人综合照护项目（Program of All-Inclusive Care for the Elderly，PACE）、日本介护保险制度等相近，其政策制定的背景、服务对象、服务内容、服务形式类似，遵循健康老龄化理念，形成跨部门协作机制，整合医疗和养老资源，以维护和强化老年人功能状态为目标，组建以老年医学为核心的多学科团队，提供综合护理服务[①]。

（二）医养结合早期实践与政策前身

2013 年 9 月，国务院印发《关于加快发展养老服务业的若干意见》，提出了"积极推进医疗卫生与养老服务相结合"，该文件被认为是医养结合工作发展的原点，具有里程碑的意义。同时，应注意到医养结合实践探索起步很早。医疗机构和养老机构长期互相独立、自成系统，大部分医疗机构仅能够为老年患者提供门诊和短期住院服务，老年病专科医院和老年病科室数量很少；而养老机构大多只能提供一般生活照顾，很少有机构能够提供规范化医疗服务，难以满足老年人医疗护理的需求。在这样的背景下，养老机构和医疗卫生机构均进行实践探索。长沙市第一社会福利院于 1987 年成立长沙老年康复医院，以"以医助养、以养促医"为指导，为入住老年人提供养老和医疗服务[②]。根据 2003 年出版的《北京志·政务卷·民政志》，1990 年北京市有医务室的敬老院为 143 个，占 54%，有康复室的敬老院为 95 个，占 36%[③]。南京市金康老年康复医院、鼓楼区金康老年护理中心是一个机构两块牌子，成立于 2003 年 10 月，在老年人养老、医疗、康复、护理、心理关怀等方面进

---

① 赵晓芳：《医养结合——健康老龄化的中国方案》，中国财富出版社有限公司，2023，第 10 页。

② 黄凯、卢永、聂雪琼：《我国医养结合工作模式及健康促进理论的应用》，《中国健康教育》2022 年第 8 期。

③ 北京市地方志编纂委员会编《北京志·政务卷·民政志》，北京出版社，2003，第 312 页。

行了探索和实践，2011 年新闻报道称其为"医养结合"新型养老服务模式①。郑州市第九人民医院于 2012 年发起成立"河南省老年医养协作联盟"，医院为联盟养老机构提供免费巡诊、指导诊治、双向转诊绿色通道等服务，建立起郑州老年医疗保障的网络化架构②。2005 年即有学者探讨我国实行"医养结合，持续照顾"模式的可行性③，之后医养结合在研究领域逐渐引起关注。

医养结合政策前身可以追溯到 2011 年 3 月，《国民经济和社会发展第十二个五年规划纲要》提出"拓展养老服务领域，实现养老服务从基本生活照料向医疗健康、辅具配置、精神慰藉、法律服务、紧急援助等方面延伸"；同年 9 月，国务院印发《中国老龄事业发展"十二五"规划》，提出"推进供养型、养护型、医护型养老机构建设"；同年 12 月，国务院办公厅印发《社会养老服务体系建设规划（2011—2015 年）》，提出"鼓励在老年养护机构中内设医疗机构"。

二　中国医养结合政策与实践的发展现状

（一）医养结合工作纳入国家战略规划

党的十八大以来，医养结合的重要性逐步得到认识，医养结合成为推进积极应对人口老龄化国家战略和健康中国战略的重要任务。2016 年 5 月，习近平在中共中央政治局第三十二次集体学习时强调，"落实支持养老服务业发展、促进医疗卫生和养老服务融合发展的政策措施"④"构建居家为基

---

① 《南京："医养结合"新型现代养老服务托起夕阳红》，中国老龄协会网站，https：//www.cncaprc.gov.cn/llsy/49782.jhtml。

② 黄凯、卢永、聂雪琼：《我国医养结合工作模式及健康促进理论的应用》，《中国健康教育》2022 年第 8 期。

③ 郭东、李惠优、李绪贤等：《医养结合服务老年人的可行性探讨》，《国际医药卫生导报》2005 年第 21 期。

④ 《习近平在中共中央政治局第三十二次集体学习时强调：党委领导政府主导社会参与全民行动推动老龄事业全面协调可持续发展》，新华网，http：//www.xinhuanet.com/politics/2016-05/28/c_1118948763.htm。

础、社区为依托、机构为补充、医养相结合的养老服务体系"①。2019 年，党的十九届四中全会进一步将"医养相结合"发展为"医养康养相结合"，提出"积极应对人口老龄化，加快建设居家社区机构相协调、医养康养相结合的养老服务体系"。② 2016 年 10 月，中共中央、国务院发布了《"健康中国 2030"规划纲要》，明确提出要"健全医疗卫生机构与养老机构合作机制，支持养老机构开展医疗服务""推动医养结合""鼓励社会力量兴办医养结合机构"。③

医养结合具体工作任务作为专门事项列入《中共中央　国务院关于加强新时代老龄工作的意见》《"十三五"国家老龄事业发展和养老体系建设规划》《"十四五"国家老龄事业发展和养老服务体系规划》《"十四五"国民健康规划》《"十三五"健康老龄化规划》《"十四五"健康老龄化规划》等重要政策文件。

（二）医养结合政策制度逐步健全

2013 年 9 月，在我国社会养老服务体系初步建立以及新一轮医药卫生体制改革取得重大阶段性成效的背景下，国务院印发《关于加快发展养老服务业的若干意见》《关于促进健康服务业发展的若干意见》，医养结合成为养老服务业发展和健康服务业发展的主要任务之一。这两份文件从促进医疗卫生资源进入养老机构、社区和居民家庭，推进医疗机构与养老机构等加强合作，发展社区健康养老服务，健全医疗保险机制推进医疗机构与养老机构等加强合作这 4 个方面勾画出医养结合工作方向。

---

① 《习近平在中共中央政治局第三十二次集体学习时强调：党委领导政府主导社会参与全民行动推动老龄事业全面协调可持续发展》，新华网，http：//www.xinhuanet.com//politics/2016-05/28/c_ 1118948763.htm。

② 《中共中央关于坚持和完善中国特色社会主义制度　推进国家治理体系和治理能力现代化若干重大问题的决定》，新华网，http：//www.xinhuanet.com//politics/2019－11/05/c_ 1125195786.htm。

③ 《中共中央　国务院印发〈"健康中国 2030"规划纲要〉》，中国政府网，https：//www.gov.cn/gongbao/content/2016/content_ 5133024.htm。

2015 年，国家卫生计生委牵头，联合民政部等部门报请国务院办公厅印发《关于推进医疗卫生与养老服务相结合的指导意见》，这是第一个医养结合专门文件，明确了医养结合工作的目标、内容和任务，全面部署推进医养结合工作。之后，针对医养结合服务质量有待提高、相关支持政策措施需进一步完善等问题，2019 年，国家卫生健康委联合民政部等部门印发《关于深入推进医养结合发展的若干意见》，2022 年印发《关于进一步推进医养结合发展的指导意见》，指导医养结合工作深入开展。

国家卫生健康委联合民政部等相关部门印发《关于做好医养结合机构审批登记工作的通知》《关于印发医疗卫生机构与养老服务机构签约合作服务指南（试行）的通知》《关于规范家庭医生签约服务管理的指导意见》《关于加强老年人居家医疗服务工作的通知》等文件，指导各地简化医养结合机构审批登记、医养签约、居家医疗服务等相关手续。

其他相关部门积极出台配套支持政策，土地、设施、财税、金融等要素保障得到加强。例如自然资源部印发《关于加强规划和用地保障支持养老服务发展的指导意见》；财政部印发《关于养老、托育、家政等社区家庭服务业税费优惠政策的公告》；银保监会印发《关于推动银行业保险业支持养老、家政、托育等社区家庭服务业发展的试点方案》；国家医保局将符合条件的养老机构内设医疗机构纳入医保定点范围，及时制定和完善康养服务类医疗服务价格政策。

（三）政府统筹协调机制发挥重要作用

医养结合并非单一部门可以完成的工作，需要多部门协同推进。全国老龄工作委员会作为国务院主管全国老龄工作的议事协调机构，发挥了统筹协调作用；国家卫生健康委、民政部是主要牵头单位；各相关部门从税费优惠、医保支持、土地供应、拓宽投融资渠道等方面出台多项支持性政策措施，协同推动医养结合发展。2016 年 4 月，国家卫生计生委办公厅、民政部办公厅联合印发《医养结合重点任务分工方案》，明确了国家发展改革委、教育部、科技部等部门的工作任务，确保各项重点任务落到实处。医养结合工作也落实到部门联合开展的专项行动中，例如，工业和信息化部会同国家卫生健康委等部门实施智慧健康养老产业发展行动；民政部联合公安部等部门开展养老院服务质量建设专项行动。

在省、市、县级，医养结合工作也形成了部门合作、政策协同的良好局面。2018年，山东省委、省政府将医养结合示范省创建列入全省新旧动能转换重大工程，统筹医疗卫生、养老服务及社会各方面资源①。2022年，国家卫生健康委启动全国医养结合示范项目，将"党政重视，部门协同"作为示范省（区、市）和示范县（市、区）创建标准的首条。国家卫生健康委会同民政部印发的《关于推广医养结合试点工作典型经验的通知》介绍了内蒙古自治区鄂尔多斯市、广东省广州市、甘肃省庆阳市等试点单位建立多部门合作工作机制的典型经验。

（四）医养结合服务标准体系初步形成

政府通过推出并逐步完善标准化流程和规范化服务，提升医养结合机构医疗和养老服务的整体质量，确保老年人在医疗和生活照护中享受到安全、有效、连续的服务。2019年国家卫生健康委会同相关部门出台《医养结合机构服务指南（试行）》，2020年出台《医养结合机构管理指南（试行）》《医疗卫生机构与养老服务机构签约合作服务指南（试行）》，2023年出台《居家和社区医养结合服务指南（试行）》，指导医养结合机构规范化管理以及开展基本服务、医疗服务、中医药服务等，指导医疗卫生机构在居家和社区环境下提供健康教育服务、健康管理服务、医疗巡诊服务、家庭病床服务等。

此外，民政部还将提供医疗、护理、康复等服务的水平纳入养老机构等级评定范围，引导养老机构主动、积极开展医养结合服务。

（五）医养结合服务供给不断优化

1.医养结合机构数量和服务质量提升

2016年起，国家卫生计生委会同民政部组织开展了医养结合试点工作，

---

① 国家卫生健康委老龄健康司、中国健康教育中心编著《全国医养结合示范项目典型案例集（第一批）》，人民卫生出版社，2024，第2~4页。

遴选确定了北京市东城区等两批 90 个国家级试点单位。自 2020 年起，国家卫生健康委连续三年开展医养结合机构服务质量提升行动。2022 年，国家卫生健康委组织实施全国医养结合示范项目，示范项目办公室设在中国健康教育中心，2024 年 1 月，命名山东省为全国医养结合示范省，命名北京市海淀区等 100 个县（市、区）为全国医养结合示范县（市、区），乐成老年事业投资有限公司等 99 个机构为全国医养结合示范机构，通过发挥其示范引领作用，推动医养结合高质量发展。

根据 2024 年 5 月 16 日国家卫生健康委新闻发布会数据，2024 年全国医疗卫生机构和养老服务机构签约数量达到 8.7 万对（见图 1），具备医疗卫生机构资质并进行养老机构备案的医养结合机构达到 7800 多家，床位达到 200 万张，服务供给有效增加。

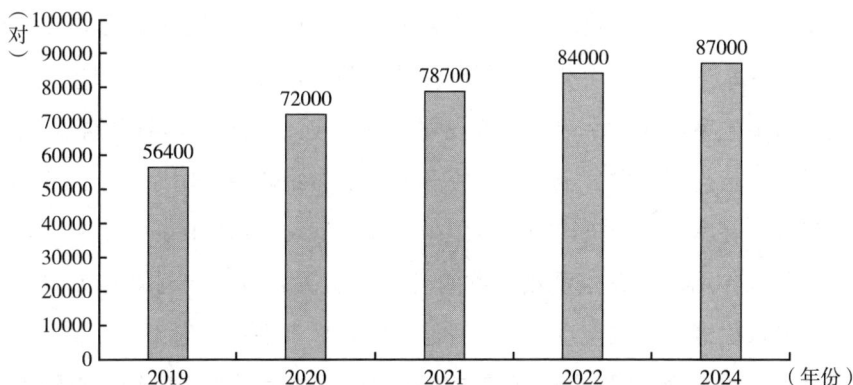

图 1　2019~2024 年医疗卫生机构与养老服务机构合作签约数量

资料来源：《2019 年我国卫生健康事业发展统计公报》、《2020 年度国家老龄事业发展公报》、《2021 年度国家老龄事业发展公报》、《2022 年度国家老龄事业发展公报》及国家卫生健康委新闻发布会。

2. 居家、社区医养结合不断加强

居家和社区养老是我国养老服务体系的基础，医养结合工作重点是在居家和社区层面，工作难点也在于此，上门医疗服务、家庭病床建设、家庭医生签约受到基层医疗服务能力有限、支付政策不具体等限制。2022 年，国家卫生健康委联合相关部门印发《关于进一步推进医养结合发展的指导意

见》，聚焦提高老年人居家和社区医疗服务的可及性，支持有条件的医疗卫生机构为失能（含失智，下同）、患慢性病、高龄、残疾等行动不便或确有困难的老年人提供家庭病床、上门巡诊等居家医疗服务。同时，实施社区医养结合能力提升行动，指导各地依托符合条件的医疗卫生、养老等乡镇社区服务机构，有效利用现有资源，提升居家、社区医养结合服务能力。2018年，国家卫生健康委、国家中医药局启动"优质服务基层行"活动，修订完善乡镇卫生院服务能力标准等 3 项基层医疗卫生机构服务能力标准，将康复医疗服务、老年人卫生服务、老年人健康管理、护理管理作为重要评价指标；截至 2022 年底，全国达到服务能力标准的乡镇卫生院和社区卫生服务中心超过 3 万家①。

3.农村医养结合服务补齐短板

农村地区人口老龄化现象更突出，失能率、慢性病患病率高于城市，同时健康素养水平较低。为补齐农村医养结合服务短板，探索乡镇卫生院与敬老院、村卫生室与农村幸福院统筹规划、毗邻建设；支持乡村医疗机构直接为乡村养老机构提供医疗服务；允许和鼓励农村集体建设用地用于医养结合项目建设；在农村养老机构内设置卫生室和护理站，派驻医护人员；发挥村卫生室基础作用，对农村重点人群实行签约服务，方便农村老年人看病就医，提升农村老年人健康意识和自我健康的管理水平；实施大学生乡村医生专项计划，将 2020 年以来按规定进入村卫生室的大学生村医纳入乡镇卫生院编制管理，提升农村地区卫生健康人才能力。2019 年起，民政部、国家发展改革委、财政部实施农村敬老改造提升工程，完善失能照护设备配置，提升护理能力。2024 年 5 月，民政部联合中央精神文明建设办公室、农业农村部等 22 个部门印发《关于加快发展农村养老服务的指导意见》，进一步强调"推进医养康养相结合"，就医养签约、巡诊和上门医疗服务、人才培养等提出要求。

---

① 《关于印发深化医药卫生体制改革 2023 年下半年重点工作任务的通知》，国卫体改发〔2023〕23 号。

（六）长期护理保险试点取得阶段性成效

为解决长期失能人员的基本生活照料和与基本生活密切相关的医疗护理资金或服务保障的问题，2016 年起我国启动长期护理保险制度试点，根据护理等级、服务提供方式等，实行差别化待遇保障政策，鼓励失能老年人使用居家和社区护理服务。截至 2023 年底，49 个试点城市参加长期护理保险人数超过 1.8 亿，享受待遇人数逐年提升，2023 年度共 134.29 万人[①]。

（七）医养结合呈现智慧化发展形势

智慧养老以先进信息技术为基础，向老年人提供物联化、互联化、智能化养老服务，成为信息养老服务模式。2017 年以来，工业和信息化部会同民政部、国家卫生健康委（原国家卫生计生委）实施智慧健康养老产业发展行动，开展智慧健康养老应用示范基地等试点工作；发布《智慧健康养老产品及服务推广目录》，自动监测设备、一键呼叫系统等应用于医养结合机构和智慧居家社区服务，提高医养结合服务效率。2020 年以来，国家卫生健康委组织开展老龄健康医养结合远程协同服务试点，提供远程医疗、慢性病管理等便利服务。

三　医养结合存在的问题

（一）医养结合工作管理体制有待理顺

医养结合毕竟是医疗卫生资源和养老资源两个相对独立系统的结合，实现无缝融合绝非易事。按照我国目前行政管理体制，医疗卫生服务由卫生健康部门管理，养老服务由民政部门管理，医保支付政策由医保部门制定。目

---

① 《2023 年全国医疗保障事业发展统计公报》，中国政府网，https：//www.gov.cn/lianbo/bumen/202407/content_ 6964551.htm。

前，医养结合工作在跨部门协调方面取得了显著成效，但部门协调、政策协同的难度仍然存在。由于制度、行政职能和资金分割等因素，职责交叉、业务交织、政策交叠等情况较为复杂，医养结合工作管理难度较大。为了实现医疗和养老资源有效整合目标一致、优势互补、协调统一，需要有较大的行政协调力度，这成为医养结合发展中的难点。

（二）医养结合服务供给能力不足

尽管医养结合已有长足发展，但与老年人健康服务需求相比，其仍有较大缺口。一方面，养老机构提供医疗服务能力不足。受人才和资金等软硬件条件的限制，很多养老机构仅能提供较低水平的医疗服务，难以提供连续化、高质量的医疗、护理等服务，无法形成全生命周期的健康干预体系。另一方面，医疗卫生机构缺乏向养老业务拓展的内驱力，养老实体机构运行成本高、收益低、风险大的现状，使得医疗与养老资源对接缺乏动力，需要政府提供较大支持。在居家养老和社区养老层面，医养结合服务提供主体主要是基层医疗卫生机构，床位不足与使用率不高并存，全科医生和护理专业人员数量较少，居家护理设施适老化改造、护理型床具等缺乏。家庭病床、上门医疗在具体操作层面还存在人员紧张、收费不明确、医护人员安全保障不足等具体问题。

（三）医养结合人才队伍亟待专业化

专业人才缺乏是限制我国医养结合发展的一大因素。目前，我国老年医学、康复专业越发受到重视，但仍不具备较大的人才吸引力，人才培养仍然不足，人才队伍不够壮大。面对快速发展的老龄化形势，尚没有足够的人才和技术储备。护理人员队伍整体上专业水平不高、年龄偏大、流动大等问题比较突出。目前，开设养老专业的高等职业学校数量快速增长，但尚不能满足现实需要，同时存在如何吸引人才、留住人才的问题。基层医疗卫生人员对于医养结合服务认识不够，仍需要加强老年医学、康复、精神病学等方面的培训。

（四）医养结合医保支付政策有待完善

我国老年人支付医养结合服务的方式主要是自费和医保报销，医保政策是医养结合重要配套支持政策，也面临较大挑战。我国医保制度原有设计主要是对住院期间产生的费用按一定比例进行报销，对于门诊和社区全科服务保障相对不足，[①] 医保制度对于老年人的健康管理、疾病预防、早期筛查、家庭医生签约服务、康复护理、术后护理等医疗服务项目尚未制定具体支付标准，对于失能半失能需要长期护理的老年人保障力度不足。在长期护理保险试点地区，资金筹措渠道有限，较为依赖医保基金，仍未形成独立的筹资体系，也是一个突出问题，给医保制度带来压力，不利于长期护理保险制度推行和可持续发展；目前全国尚没有统一的长期护理保险报销目录和标准，部分地区目录中的项目大部分是生活照料，无法满足老年人医疗护理的保障需求。

四　医养结合发展的建议

（一）强化政策统筹，确保形成合力，促进政策落实

推进医养结合，涉及医疗、养老、医保、产业等多方面内容，在顶层设计上，需要进一步理顺体制机制，做好医养结合发展规划，进一步加强部门合作，促进现有政策落地。将更多公共财政资源投入农村养老领域；投资融资、规划建设、土地使用、税费减免、行政审批等方面的优惠政策执行到位；大力支持社会资本进入养老服务业，推动医养康养与养老产业发展，满足老年人多样化的需求。在强化医养结合人才队伍建设方面，落实职称评审、继续教育、绩效考核、薪酬待遇等政策，面向老龄化程度更深的未来，

---

① 康蕊、王震：《我国医养结合发展现状及其对医保治理的挑战》，《中国医疗保险》2024 年第 5 期。

培养老年医学、护理、康复等人才，通过完善专业设置、招生报考、培养模式、学费减免、毕业后就业指导等支持性政策，将人才吸引到医养结合领域。

（二）以发展老年医学为核心，提高医养结合服务水平

医养结合服务的关键在于"医"和"养"平衡发展和协同作用。医养结合中的医疗服务具有特殊性，与一般意义上的疾病诊疗截然不同，也不是简单的日常健康监测与药物配送，而是从健康老龄化和积极老龄化出发，基于老年生理、心理和社会适应特点，以发展和维护老年人机体功能为目标。老年医学为医养结合服务提供专业支撑，老年医学专业人才是医养结合人才队伍的源泉，老年医学科建设是医养结合高质量发展的保障。2019年12月，国家卫生健康委印发《老年医学科建设与管理指南（试行）》，明确了"多学科团队工作模式"是老年医学科的特点，多学科团队包括老年医学科医护、康复师、药剂师、营养师、心理咨询师以及社工、护工、家庭成员等。实践层面已经取得一定经验：北京市海淀区学院路优护万家养老照料中心、南京江宁沐春园护理院等医养结合机构都开展了多学科查房和诊疗服务；很多医养结合机构采取"医生+护士+护理员"模式，山东省德州市齐河县组建了39支居家上门医护团队，由医生、护士、护理员组成[①]。发展医养结合，必然以老年医学发展为重要基础和核心动力，要进一步加大老年医学专业人才培养力度，加快老年医学科建设，加强老年医学科对养老机构、医养结合机构的培训，推广多学科团队工作模式。

（三）进一步将工作重点放在居家社区医养结合上

家庭和社区一直以来是养老的主要场所，在熟悉的环境养老有利于老年人参与社会，减少社会隔离和孤独感。基于传统文化、社会现实和积极老龄

---

① 国家卫生健康委老龄健康司、中国健康教育中心编著《全国医养结合示范项目典型案例集（第一批）》，人民卫生出版社，2024，第153、326、381页。

化要求，加强和发展居家社区医养结合仍是医养结合工作的重中之重。《关于进一步推进医养结合发展的指导意见》将发展居家社区医养结合作为首要任务。在政策落实层面，进一步强化基层医疗卫生机构在居家社区医养结合工作中的职责定位，提高基层医务人员对于人口老龄化形势的认识水平，开展医养结合服务培训；针对不同健康状况和健康需求，提供多层次医养结合服务，与老年人健康管理等基本公共卫生服务有机结合，提高老年医学、康复、安宁疗护水平；突出基层医疗卫生机构的社区辐射作用，面向公众尤其是老年人和照护者普及老年健康、失能照护、医养结合政策。在政策环境方面，完善医疗保险政策，将家庭病床纳入医疗保险住院费用结算体系，推进长期护理保险制度，减轻老年人医疗负担，提高医养结合服务可及性。

此外，重视老年友好型社区建设，从环境、服务、文化等方面构建综合多维体系，开展智慧适老化改造，完善健康和养老服务，消除年龄歧视，倡导孝老敬亲文化，增加医疗急救设施，强调老年人社会参与，帮助老年人实现积极老龄化。

（四）促进信息化技术应用于医养结合

数字化时代，信息技术的应用将极大地推动医养结合的进步，能够有效解决医养服务转换、远程医疗、老年人健康监测与管理等实际问题。通过优化全民健康信息平台，推进健康医疗大数据分析与共享，实现全生命周期的健康信息管理。要开展基于人工智能技术及医疗健康智能设备的移动医疗示范，及时监测与评估个人健康状况，进行远程医疗、疾病预警和慢性病筛查，推动主动干预。利用信息化技术，更好地提供优质、便捷的医疗服务，积极参与全人群的健康管理，提升老年人的生活质量和幸福感。

（五）加强医养结合服务监管

老年人在身体、心理状况和社会适应方面处于弱势，为防范服务过程中的风险，防范虐待老年人等问题，保证医养结合服务质量和可持续发展，必须加强监管，强化责任追究制度和风险防控制度。由于医养结合具有跨部门性质，必须加强协调组建跨部门的联合监管机制，对辖区内的医养结合机构和居家社区医疗服务进行全面的服务质量检查，规范医养服务的开展，推动落实各项医养结合机构建设、服务、管理等规范性文件精神及标准，不断提升机构和居家社区医养结合服务的能力与水平。探索和创新监管手段，例如引入第三方监管、"互联网+监管"、信用监管等。同时，注重激励型监管和惩戒型监管并济，加强定期培训、指导和评估，强化机构主体责任，不断提高服务质量。

健康文化篇

B.8
中国老年人互联网医疗利用的
现状、问题及对策研究

纪颖　王坤　常春*

摘　要： 互联网医疗在中国健康城市建设中起到关键作用，有助于提升医疗服务效率和促进卫生服务公平、可及。老年人对卫生服务的需求更多、利用更为频繁，当前信息技术和政策均鼓励和支持老年人享受互联网医疗带来的便利性。2023年的调研显示，北京市、湖南省、内蒙古自治区60岁及以上老年人中，37.8%利用过互联网医疗，其中16.9%独立利用过。老年人利用互联网医疗服务面临的挑战主要是系统复杂、操作困难等技术问题，常用功能不易查找且文字小看不清楚等设计问题。为应对这些挑战，需要提升老年人的电子健康素养和改进服务设计，同时还需要加强家庭和社会对老年人

---

* 纪颖，博士，北京大学公共卫生学院社会医学与健康教育系副研究员，博士生导师，主要研究方向为健康教育与健康促进、健康社会治理；王坤，北京大学公共卫生学院硕士研究生，主要研究方向为健康教育与健康促进；常春（通讯作者），博士，北京大学公共卫生学院社会医学与健康教育系主任、教授、博士生导师，主要研究方向为健康教育与健康促进、健康行为理论与应用。

的支持，缩小数字鸿沟，促进老年人对互联网医疗服务有效利用，更好地维护和促进老年人健康。

关键词： 老年人　互联网医疗　社会支持　健康文化

在中国的健康城市建设中，互联网医疗正日益显现出其不可替代的作用。随着信息技术的迅猛发展和国家政策的积极推动，互联网医疗不仅极大地提升了医疗服务的效率和便捷性，而且有效地解决了医疗资源分布不均的问题。从远程诊疗到健康管理、从药品配送到健康咨询，互联网医疗通过各种形式深入人们的日常生活，为建设健康城市提供了强有力的支持。针对老年人群体，互联网医疗服务更是扮演了至关重要的角色。

笔者于2023年在北京市、湖南省、内蒙古自治区三个分别隶属于我国东、中、西部的省级行政区开展调研，以60岁及以上的老年人为研究对象，对老年人互联网医疗利用现状及变化情况进行分析，以期为满足信息时代下老年人的就医服务需求提供证据，进一步促进老年人利用数字医疗资源。

一　老年人互联网医疗的发展现况

（一）老年人利用互联网医疗的背景

1.互联网的快速发展带来医疗卫生服务的变化

互联网的快速发展带来了医疗卫生服务方式的变化。截至2023年12月，我国网民规模为10.92亿，互联网普及率达77.5%，超过全球平均水平。随着智能手机的进一步普及和网络基础设施的不断完善，我国网民使用手机上网的比例已经达到99.8%；数字技术的发展使公共服务更加便捷与包容，智慧出行、智慧医疗等持续发展让网民数字生活更幸福；网约车、互联网医疗用户增长明显，较 2022 年 12 月分别增长 9057 万人、5139万人，增长率分别为 20.7%、14.2%。① 互联网的快速发展使得在线公共服务进一步便利民众，根据第 48 次《中国互联网络发展状况统计报告》，高龄网民群体不断增多和消费能力不断提升，有效拉动医疗健康等特定领域消费需求，利用过在线医疗的人数达2.39 亿。② 互联网医疗服务在整合医疗资源、提升医院服务效率、减少医院的人流量、实现分级诊疗、满足病人多层次的就医需求、节省就医时间、管理慢性病等方面显示出巨大优势。

国家高度重视并积极推进互联网医疗的发展，2020 年我国相继出台《关于进一步推动互联网医疗服务发展和规范管理的通知》《关于积极推进"互联网+"医疗服务医保支付工作的指导意见》《关于深入推进"互联网+医疗健康""五个一"服务行动的通知》等一系列政策文件，助推互联网医疗的发展。国家相关部门也积极响应号召，推进互联网在线诊疗服务。"互联网+"医疗正逐步改变人们的就医模式，通过信息化手段提升人们的健康水平。在线医疗相关规定进一步落实，从互联网医院到明确常见病、慢性病患者互联网问诊可进行医保报销，从网售药品到线上核心诊疗再到互联网医保，各地通过出台对应方案积极支持在线医疗全面发展，筑牢了在线医疗用户增长基础。互联网医疗也成为线下医疗卫生服务的重要补充。

2. 老龄化背景下老年人的医疗需求引起关注

老年人口是医疗服务需求最大的群体。随着我国老龄化进程的加快，我国老年人口基数大、增长快的特点使得医疗卫生服务的提供压力持续增大。在人口老龄化的背景下，我国老年人口规模的快速扩大对医疗卫生服务在数

---

① 《第 53 次〈中国互联网络发展状况统计报告〉》，中国互联网络信息中心网站，https://www.cnnic.cn/n4/2024/0322/c88-10964.html。

② 《第 48 次〈中国互联网络发展状况统计报告〉发布》，新浪网，https://finance.sina.cn/tech/2021-08-27/detail-ikqcfncc5168999.d.html? fromtech=1。

量和质量方面提出了更高的要求。

随着互联网医疗的推广带来医疗卫生服务的变革，老年人口在互联网服务利用中的障碍引起了政府的高度关注。限于生理、心理特征、就医习惯、社会支持等因素，老年人在互联网利用方面常处于弱势。科技的快速发展造成"数字鸿沟"的扩大，相较于年轻群体，老年人需要花费更多的精力和时间来熟悉互联网技术，包括互联网医疗服务。2020年以来，为有效推动互联网适老化，中央和国家机关多措并举全力推进，《中华人民共和国国民经济和社会发展第十四个五年规划和2035年远景目标纲要》提出，"实施积极应对人口老龄化国家战略"。[①] 2020年11月，国务院办公厅印发《关于切实解决老年人运用智能技术困难实施方案的通知》，推动解决老年人在运用智能技术方面的困难，让老年人共享信息发展成果。各部门认真贯彻落实相关政策的同时，也出台文件推动解决老年人在出行、就医、办事、文娱、消费等方面遇到的智能技术困难，动员社会各方力量，帮助老年人跨越"数字鸿沟"，融入"智慧社会"。2021年工业和信息化部发布《关于切实解决老年人运用智能技术困难　便利老年人使用智能化产品和服务的通知》、《互联网网站适老化通用设计规范》和《移动互联网应用（APP）适老化通用设计规范》，在服务原则、技术要求等方面作出更具体的要求，为老年人更加深入地融入互联网生活、共享互联网红利创造了便利条件。

（二）老年人利用互联网医疗的进展

1. 互联网医疗的定义

关于"互联网医疗"国内外还缺乏统一的概念界定。在国外的文献中，互联网医疗健康即eHealth（electronic health），mHealth（mobile health），digital health，泛指一切通过互联网开展的、与医疗服务和健康相关的活动。

---

① 《中华人民共和国国民经济和社会发展第十四个五年规划和2035年远景目标纲要》，共产党员网，https://www.12371.cn/2021/03/13/ARTI1615598751923816.shtml。

关于互联网医疗中国在名称和界定方面也尚未统一。2018年《国务院办公厅关于促进"互联网+医疗健康"发展的意见》正式印发，针对互联网医疗的服务范围、内容、提供机构、优先发展地区、药品配送等明确了支持方向。

2. 互联网医疗的发展历程

2016年国务院办公厅提出，通过"互联网+健康医疗"探索服务新模式，以优化诊疗流程；2018年进一步鼓励医疗机构利用互联网技术拓宽服务空间，提供线上线下一体化医疗服务。国家卫健委继续推进"五个一"服务行动，深化"互联网+医疗健康"服务体系。

为规范互联网医疗行为，2018年发布《互联网医院管理办法（试行）》等文件，明确法律责任。2022年制定《互联网诊疗监管细则（试行）》，强化质量安全监管。同时，国家医保局支持"互联网+"医疗服务发展，宁波、上海等地试点线上医保支付。

国家卫健委和国家中医药管理局将互联网医疗纳入"十四五"规划，推动中医特色重点医院建设。未来将构建全人群、全生命周期、全流程管理的医疗卫生服务体系，包括家庭医生签约、妇幼健康、医养结合、营养健康等领域。

《"十四五"全民健康信息化规划》强调大数据、人工智能在风险分析和个人信息保护中的应用，防止数据垄断和商业滥用。随着政策支持和技术进步，互联网医疗服务和医保整合将迎来新的发展机遇，提升公众健康水平和医疗服务效率。

二　老年人互联网医疗利用情况

（一）老年人互联网医疗利用率

1. 不同人口学特征的老年人互联网医疗利用率

2023年，基于我国北京市、湖南省、内蒙古自治区三个省级行政区

1920 例样本分城乡的方便抽样调查显示, 725 人 (37.8%) 利用过至少一种互联网医疗服务, 其中 325 人 (16.9%) 独立利用过互联网医疗服务, 400 人 (20.8%) 在他人协助下利用过互联网医疗服务。

相较于没有利用过互联网医疗的老年人, 利用过互联网医疗的老年人的年龄相对较小、文化程度较高、居住在城市的较多、收入较高。60~64 岁、65~69 岁、70~75 岁老年人的互联网医疗利用率分别为 45.6%、36.2%、33.0% (见图 1)。文化程度为高中以上的老年人互联网医疗利用率为 74.4%, 文化程度为高中/中专的老年人利用率为 57.6%, 文化程度为初中的老年人利用率为 43.9%, 文化程度为小学的老年人利用率为 24.6%, 文化程度为小学以下的老年人利用率为 15.4% (见图 2)。44.8% 的城市老年人利用过互联网医疗, 30.2% 的农村老年人利用过互联网医疗 (见图 3)。月收入为小于等于 2000 元、2001~4000 元、4001~6000 元、6000 元以上的老年人互联网医疗利用率分别为 22.6%、49.7%、70.3%、83.7% (见图 4)。[①]

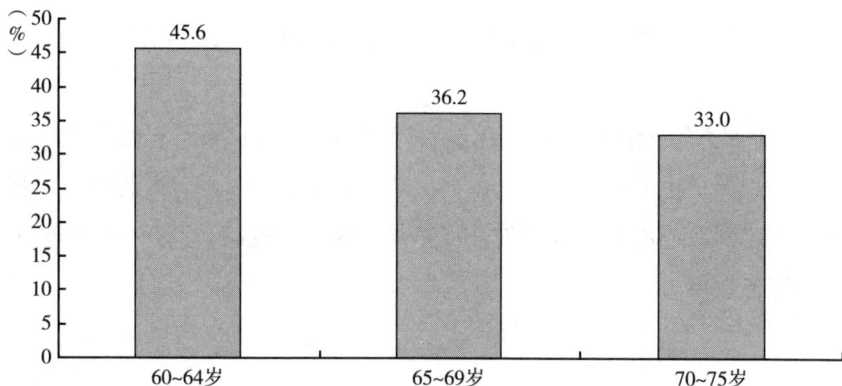

图 1　不同年龄老年人互联网医疗利用率

---

① 　除特别注明以外, 本报告资料数据 (含图表) 来自笔者 2023 年在北京、湖南、内蒙古所开展的调研。后不赘述。

图2 不同文化程度老年人互联网医疗利用率

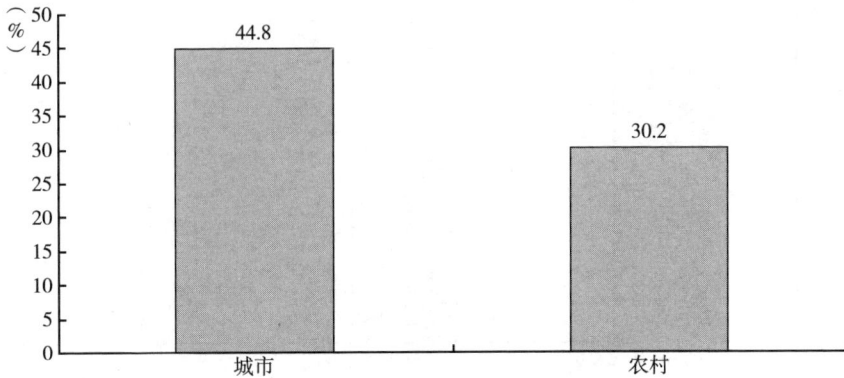

图3 不同居住地老年人互联网医疗利用率

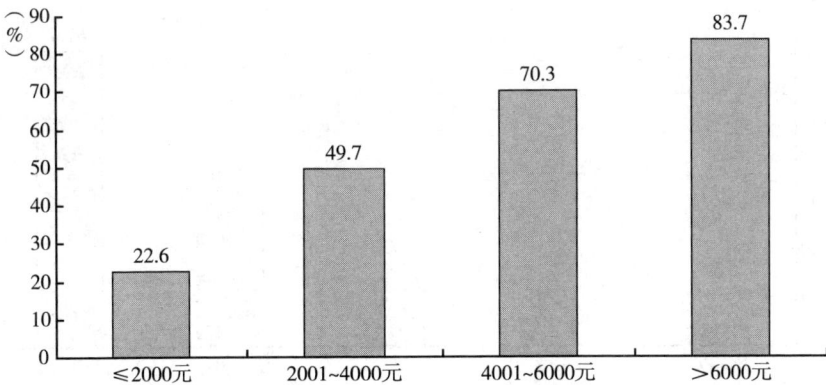

图4 不同月收入老年人互联网医疗利用率

相较于未独立利用过互联网医疗的老年人，独立利用过互联网医疗的老年人年龄相对较小、文化水平相对较高、居住在城市的较多、月收入相对较高。60~64岁、65~69岁、70~75岁老年人互联网医疗独立利用率分别为24.2%、17.1%、10.9%（见图5）。文化程度为高中以上、高中/中专、初中、小学、小学以下的老年人互联网医疗独立利用率分别为61.6%、32.0%、17.2%、5.7%、3.7%（见图6）。22.8%的城市老年人独立利用过互联网医疗，10.6%的农村老年人独立利用过互联网医疗（见图7）。月收入为≤2000元、2001~4000元、4001~6000元、>6000元的老年人互联网医疗独立利用率分别为6.3%、22.3%、35.9%、66.7%（见图8）。

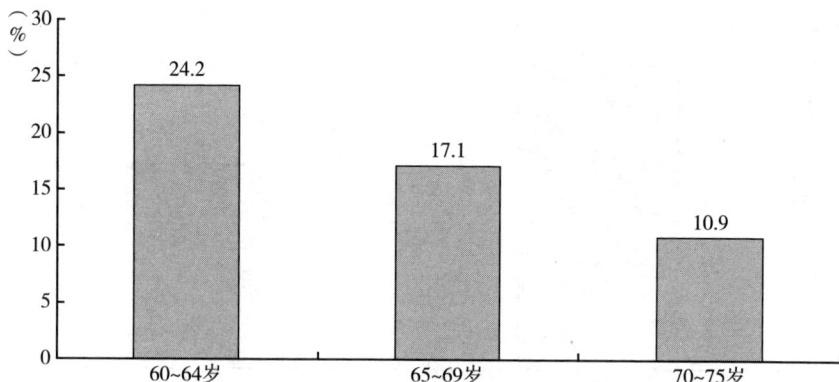

图5　不同年龄老年人互联网医疗独立利用率

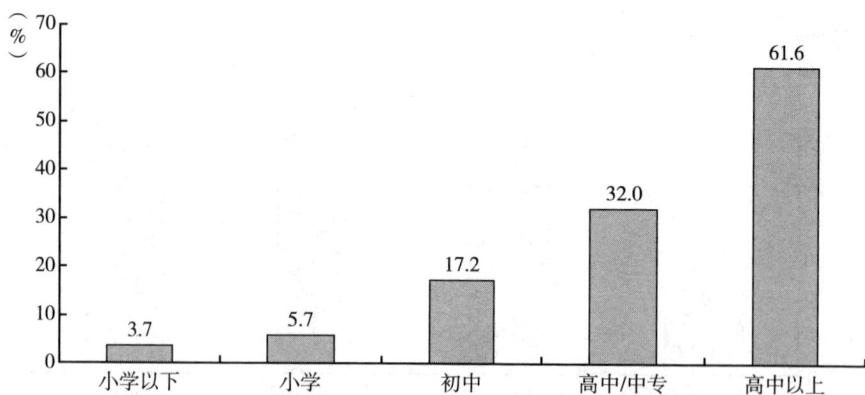

图6　不同文化程度老年人互联网医疗独立利用率

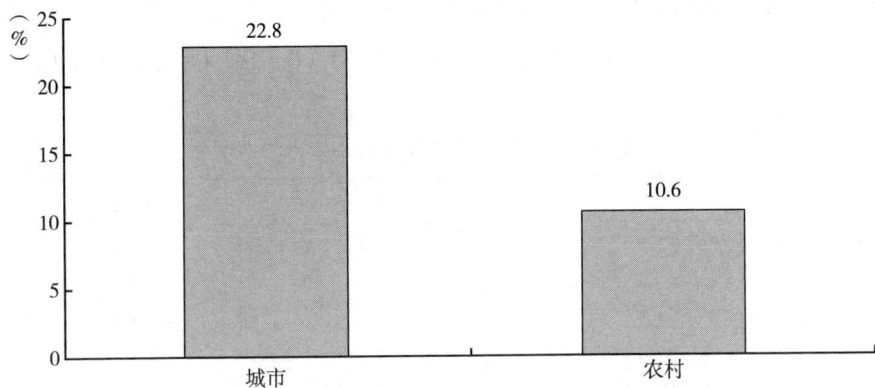

图7 不同居住地老年人互联网医疗独立利用率

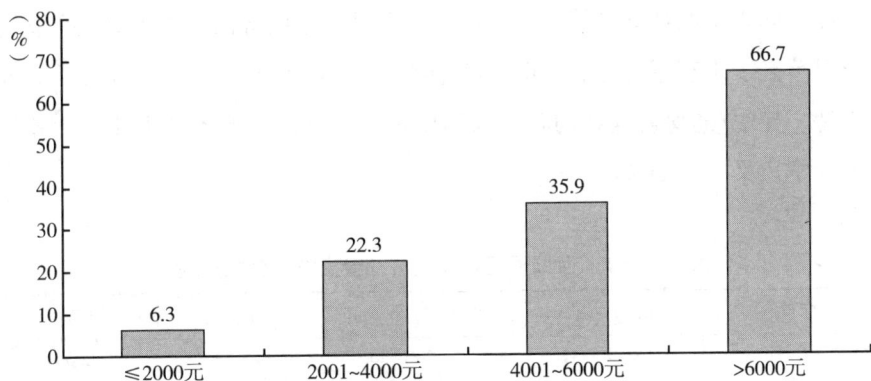

图8 不同月收入老年人互联网医疗独立利用率

2. 不同社会支持来源下的老年人互联网医疗利用率

研究显示他人支持和帮助是老年人利用互联网医疗的重要推动因素。在他人协助利用互联网医疗的情况中，21.6%的老年人经子女协助利用过互联网医疗，3.0%的老年人经配偶协助利用过互联网医疗，而经同伴、导医/志愿者、其他人协助利用互联网医疗的均小于1%。

老年人社会支持程度得分计算方式为，−1分为负向支持（非但得不到支持，反而会被否定），0分为无支持，1~4分得分越高表示得到正向支持的形式越多。老年人互联网医疗利用的社会支持程度得分为4.41±3.91分。

其中子女支持得分最高，其次为导医/志愿者支持、同伴支持、配偶支持，分别为1.63±1.37分、1.36±1.29分、0.77±1.14分、0.64±1.08分（见表1）。

表1 老年人互联网医疗利用的社会支持得分情况

类型	平均值	标准差
子女支持(-1~4分)	1.63	1.37
配偶支持(-1~4分)	0.64	1.08
同伴支持(-1~4分)	0.77	1.14
导医/志愿者支持(-1~4分)	1.36	1.29
社会支持总分(-4~16分)	4.41	3.91

在不同来源的社会支持中，利用过互联网医疗服务的老年人的社会支持总分显著高于未利用过互联网医疗的老年人。其中配偶支持、子女支持、同伴支持、导医/志愿者支持均高于未利用过互联网医疗服务的老年人，差异有统计学意义（见表2）。

表2 老年人互联网医疗利用与社会支持得分的关联

项目	未利用过($\bar{X} \pm S$)	利用过($\bar{X} \pm S$)	t值	P值
子女支持	1.31±1.31	2.17±1.30	-14.121	<0.001
配偶支持	0.41±0.84	1.03±1.29	-11.520	<0.001
同伴支持	0.51±0.91	1.19±1.34	-12.180	<0.001
导医/志愿者支持	1.10±1.16	1.79±1.38	-11.258	<0.001
社会支持总分	3.33±3.44	6.19±3.99	-16.039	<0.001

3. 电子健康素养与老年人互联网医疗利用率

我们采用是否会利用网络卫生资源帮助自己、是否具备评价网络卫生资源好坏的技能、是否对应用网络信息做出健康相关决定充满自信3个问题来衡量老年人的电子健康素养，总分为3~15分。相较于没有利用过互联网医疗的老年人的电子健康素养得分（7.77±2.84），利用过互联网医疗服务的老年人的电子健康素养得分（9.61±3.08）较高，差异有统计学意义（见图9）。

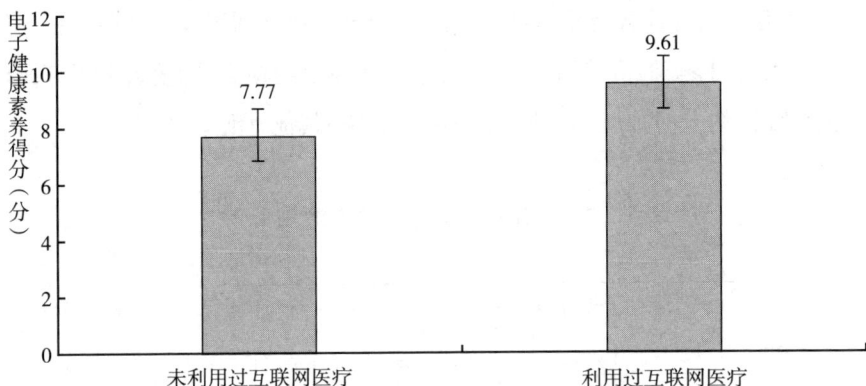

图9 老年人电子健康素养与互联网医疗利用率的关系

（二）老年人对互联网医疗各类项目的利用情况

关于互联网医疗各类项目利用情况，利用程度排序为：预约挂号>费用支付>预约疫苗接种>查询检查结果>预约检查或化验>医生问诊>用药指导>药品配送>预约上门护理>心理咨询>其他（见表3）。

表3 老年人互联网医疗项目的利用情况

互联网服务项目	城市（n=994）		农村（n=926）		总体（n=1920）	
	使用人数（n）	使用率（%）	使用人数（n）	使用率（%）	使用人数（n）	使用率（%）
预约挂号	389	39.1	227	24.5	616	32.1
费用支付	156	15.7	76	8.2	232	12.1
预约疫苗接种	100	10.1	38	4.1	138	7.2
查询检查结果	81	8.1	51	5.5	132	6.9
预约检查或化验	43	4.3	18	1.9	61	3.2
医生问诊	28	2.8	20	2.2	48	2.5
用药指导	30	3.0	9	1.0	39	2.0
药品配送	17	1.7	7	0.8	24	1.3
预约上门护理	19	1.9	1	0.1	20	1.0
心理咨询	9	0.9	6	0.6	15	0.8
其他	6	0.6	6	0.6	12	0.6

关于互联网医疗各类项目利用情况，老年人独立利用程度排序为：预约挂号>费用支付>查询检查结果>预约疫苗接种>预约检查或化验>医生问诊>用药指导>预约上门护理＝心理咨询>药品配送>其他（见表4）。

表4 老年人互联网医疗项目的独立利用情况

单位：%

互联网服务项目	城市（n＝994）		农村（n＝926）		总体（n＝1920）	
	独立使用人数（n）	独立使用率（%）	独立使用人数（n）	独立使用率（%）	独立使用人数（n）	独立使用率（%）
预约挂号	162	16.3	53	5.7	215	11.2
费用支付	117	11.8	42	4.5	159	8.3
查询检查结果	52	5.2	13	1.4	65	3.4
预约疫苗接种	35	3.5	10	1.1	45	2.3
预约检查或化验	26	2.5	7	0.8	33	1.7
医生问诊	17	1.7	9	1.0	26	1.4
用药指导	16	1.6	7	0.8	23	1.2
预约上门护理	11	1.1	0	0.0	11	0.6
心理咨询	7	0.7	4	0.4	11	0.6
药品配送	8	0.8	1	0.1	9	0.5
其他	2	0.2	1	0.1	3	0.2

在总体利用率超过5%的四项互联网医疗服务中，老年人更有可能独立完成费用支付、查询检查结果等服务，独立利用在总体利用中的占比分别为68.5%和49.2%；而预约挂号和预约疫苗接种，则多为在子女等人协助下进行，独立利用在总体利用中的占比分别为34.9%和32.6%（见图10）。

（三）老年人互联网医疗的未来利用意向

利用过互联网医疗的老年人未来继续利用意向得分较高，其中独立利用过互联网医疗的老年人未来利用意愿更强。农村老年人相较于城市老年人利用意向更强，差异具有统计学意义（见图11）。

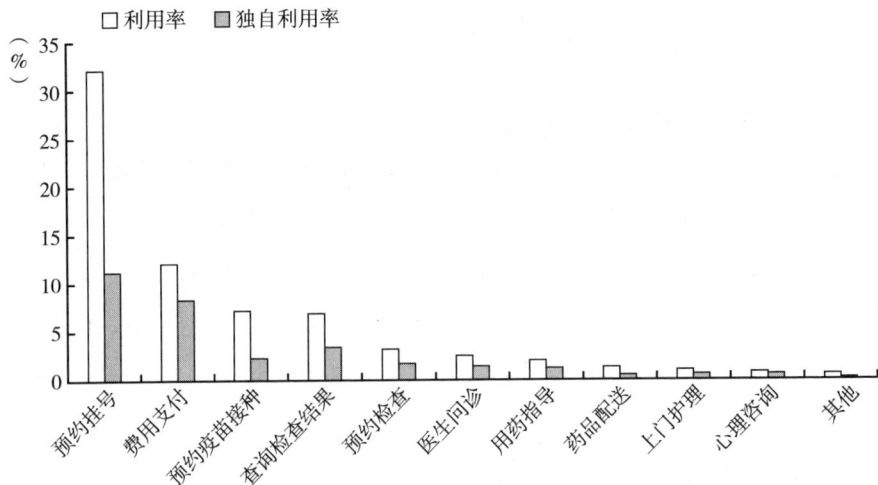

图 10　老年人互联网医疗利用与独立利用的项目差异

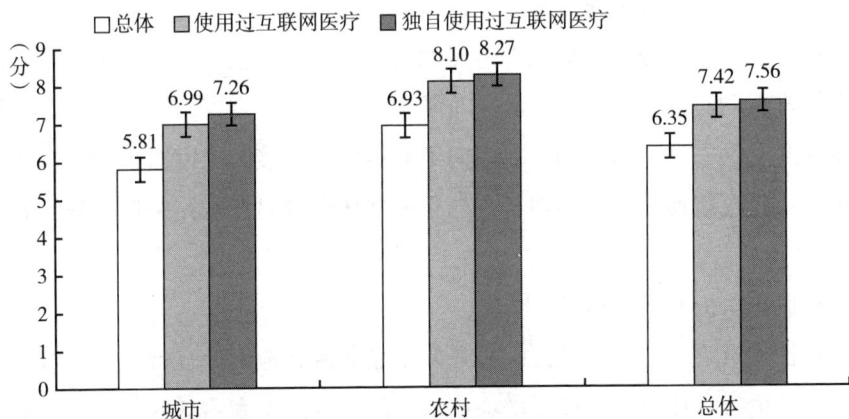

图 11　老年人互联网医疗的未来利用意向

三　老年人互联网医疗应关注的几个问题

本文通过定性访谈描述互联网医疗提供情况和供方在"适老化"中存在的困难，从供、需双方视角对如何提高老年人互联网医疗利用率进行分析。

137

（一）提供方视角下的互联网医疗

1. 基本医疗保险尚未全面覆盖

医院管理人员指出，当前互联网医疗未全面纳入医保报销范围，一旦实现医保覆盖，将极大拉动老年人的线上就医需求。部分老人反映，尽管已通过互联网平台完成诊疗服务，但自己仍需前往实体机构进行医保结算，流程烦琐。预计医保政策优化后，将简化报销程序，改进老年群体的在线就医体验。此举不仅符合技术前沿趋势，更展现领先优势，为未来互联网医疗发展开辟新路径。

2. 社区医院提供互联网医疗服务有限

与大型医院相比，社区医院在提供互联网医疗服务方面功能比较有限。尽管部分医生尝试通过微信群为辖区老年人提供家庭医生服务和健康科普，能基本满足居民日常健康需求，但社区医院在慢性病监测管理方面仍面临挑战。目前，虽然部分社区医院拥有慢性病监测平台，便于患者上传血压、血糖数据进行动态监测，但这项服务对于高龄患者并不友好。经常就诊的老年患者对互联网医疗不够熟悉，更倾向于通过电话直接与家庭医生沟通，认为这种方式更直接便捷。总体而言，老年慢性病患者对互联网医疗服务的需求较低。

3. 临床医护人员面临工作挑战

医护人员表示，互联网医疗服务并未显著减轻他们的日常工作负担。尽管部分医生认为该服务有助于增加收入，但多数医生表示其接诊量未见明显增长，且对于年龄较大的医师来说操作较为复杂。管理层也面临需处理大量琐碎繁杂工作的困境，工作负荷未能有效减轻。医生在线上接诊时，常因患者病症表述不准确而难以做出精确诊断。

（二）服务利用方视角下的互联网医疗

1. 身体和认知能力下降

随着年龄的增长，老年人的身体功能逐渐下降，这直接影响了他们操作智能设备的能力。记忆力的减退和学习新事物的困难，进一步增加了他们的挫败感。这些因素共同使得老年人在利用互联网医疗时面临较大困难。例如，网上挂号预约系统极大便捷了年轻用户，不擅长使用互联网的老年人难以约到靠前的号，加剧了他们的不满。

2. 平台设计适老化不足

据调查，利用过互联网医疗服务的老年人中，57.7%表示操作步骤烦琐，56.0%表示字体太小，36.7%表示只用很少一部分功能，31.2%表示界面设计不适合老年人使用，27.2%表示界面颜色不鲜明，23.2%表示很难找到想用的功能，20.6%表示界面信息太多，3.3%表示还有其他困难（见图12）。

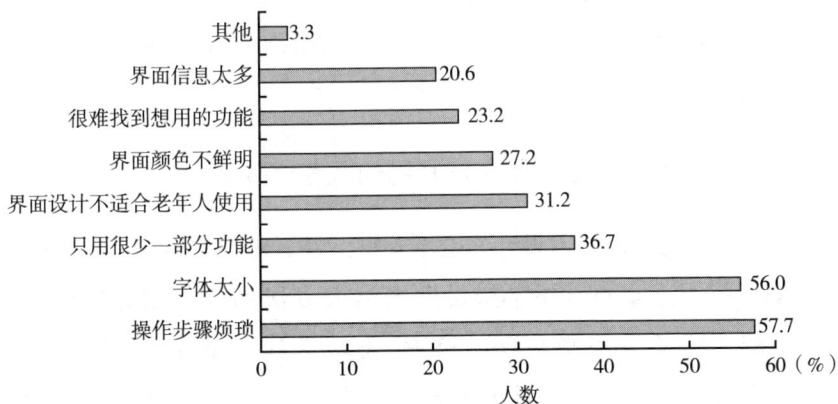

图12 老年人利用互联网医疗时面临的困难

3. 系统网络互联互通欠佳

互联网医疗对硬件的要求较高，需要稳定的网络连接。医院的在线平台众多且各具特色，老年人必须下载并注册多个应用程序，这一烦琐的过程让他们感到困惑。同时，上门送药等部分互联网服务的实时结算存在困难，需要第三方服务人员携带移动收费设备上门，并实时连接医保卡进行结算。

综上所述，当前互联网医疗服务在惠及老年人方面仍存在诸多问题，需要进一步优化和改进。

四 进一步促进老年人互联网医疗利用的对策建议

（一）增强老年人互联网医疗利用的服务可负担性和可及性

互联网医疗的医保报销项目有限，这限制了服务的可及性。因此，有必要扩展医保对互联网医疗的覆盖范围，同时简化报销流程。此外，农村地区的利用率有较大提升空间。互联网医疗能解决偏远地区资源匮乏问题，同时在线专家咨询为特殊需求患者提供了更高质量的医疗服务。针对农村老年人特点，发挥互联网医疗服务的作用至关重要。实现农村人口健康信息的互联互通共享，可让农村居民享受与城市居民同等的医疗检查服务，享受智能技术带来的数字红利。

（二）加强老年人互联网医疗利用的适老化改造

针对互联网医疗的技术设计，老年人提出以下建议。60.7%希望设置一对一专属人工顾问，60.0%希望设立老年人专属的线上简易就医通道，49.8%希望增设语音播报功能，39.1%希望看到大字体、大图标页面，33.3%希望建立亲情账户、推出家属代办模式，14.5%希望有视频教学，13.4%希望增加操作时的页面停留时间。

企业应关注老年人的特定需求，确保他们能够充分利用互联网医疗服务。程序员需考虑老年人的思维方式，深化并细化网络产品的适老化改造。设计应注重简洁易用，因为老年人更喜欢简单直观的界面，目前平台开发商需要将焦点转向推动网上医疗服务简化和便捷化。同时，为提高老年人对互联网医疗的信任度，信息系统的安全性需要逐步提高。由于一些医疗机构的平台安全等级未达标，服务提供方需要更加"接地气"，以确保老年人就医更为方便。

（三）加强老年人互联网医疗利用的社会支持体系建设

城市地区近半数老年人已尝试过互联网医疗，但其中许多需他人协助。

整体而言，独立使用率仅为 16.9%，凸显老年人在互联网医疗使用上面临困难。使用互联网医疗受年龄、文化程度、月收入、身体和认知能力等多重因素影响，这些因素复杂且多样。因此，促进老年人利用互联网医疗服务，不能单靠老年人自己，还需社会力量共同支持。

子女、导医/志愿者的支持对老年人使用互联网医疗极为重要，社会支持能显著提高老年人互联网医疗的利用率，应予以强化。例如，开设家庭成员端口，方便家人帮助老年人操作互联网医疗服务。同时，医疗机构应设专门人员，引导和协助老年人，提高他们的利用率。社区活动应结合互联网应用和健康信息服务，志愿者服务也能帮助老年人更好地利用这些资源。

（四）提高适龄老年人互联网医疗利用的电子健康素养

老年人主要依赖线下就医，对互联网医疗的利用尚在发展阶段。为促进老年人更多利用互联网医疗，首要任务是提高他们的服务知晓率和服务体验感。研究显示，受教育程度较高的老年人更易接受互联网医疗。因此，提高老年人的电子健康素养是关键。我们应鼓励老年人发挥主观能动性，通过加强健康管理和提供专业服务，如生活方式评估、体格检查和心理健康指导等，来引导其使用互联网医疗。此外，运用多种信息传播手段和在线媒体对老年人及其照料者进行健康教育和宣传，构建专业的电子健康素养教育网络平台，提供健康知识普及和技能培训服务。

B.9
中国公民健康素养的内容界定和发展

李英华　李长宁*

摘　要： 健康素养是一种知识依赖型能力，为了维护和促进健康，公众应该掌握哪些基本的健康知识与技能呢？《中国公民健康素养——基本知识与技能》明确界定了现阶段我国公众应知应会的基本健康知识和技能，为各地、各相关机构面向城乡居民开展健康知识宣传普及提供依据，为开展中国公民健康素养水平评价提供依据。值得注意的是，《中国公民健康素养——基本知识与技能》的内容不是一成不变的，而是与时俱进的，需要根据卫生健康工作实践、公众主要健康问题和影响因素的变化适时进行动态调整。

关键词： 健康素养　《中国公民健康素养——基本知识与技能》　健康文化

健康素养指个人获取和理解基本健康信息和服务，并运用这些信息和服务做出正确决策，以维护和促进自身健康的能力。提高全民健康素养水平是提高全民健康水平最根本、最经济、最有效的措施之一[1]。主动学习健康知识、掌握健康技能、践行健康生活方式，提升健康素养水平，是公民做好自身健康第一责任人的首要条件。向公众提供科学、权威的健康科普信息是政府履行健康责任的重要体现。

---

* 李英华，博士，研究员，中国健康教育中心副主任，主要研究方向为健康教育与健康促进、健康素养；李长宁，中国健康教育中心党委书记、主任，研究员，主要研究方向为健康促进与健康教育、人力资源管理。
[1] 《健康中国行动（2019—2030年）》，中国政府网，https://www.gov.cn/xinwen/2019-07/15/content_5409694.htm。

党和政府高度重视健康素养促进工作。习近平总书记在 2016 年全国卫生与健康大会上，明确提出"建立健全健康教育体系，提升全民健康素养"①。2016 年 10 月，中共中央、国务院印发《"健康中国 2030"规划纲要》，将"全民健康素养大幅提高"作为战略目标。"提高公民的健康素养"被写入《中华人民共和国基本医疗卫生与健康促进法》。"居民健康素养水平"已被纳入《"健康中国 2030"规划纲要》、《健康中国行动（2019—2030 年）》、健康城市建设、健康县区建设等多种规划或考核体系，成为衡量经济社会发展水平和评价卫生健康工作成效的重要指标之一。

一 "健康素养"概念的引进与发展

美国是国际上最早研究健康素养的国家，起始于 20 世纪 70 年代。之后，加拿大、澳大利亚、英国、爱尔兰等国家陆续开展健康素养研究。

2005 年 8 月，我国学者在《中国健康教育》杂志上发表综述《健康素养研究进展》，这是我国学者第一次正式提出"健康素养"这一专业名词②。

2008 年 5 月，卫生部出版《健康 66 条——中国公民健康素养读本》，正式引用了美国医学研究所（Institute of Medicine）提出的概念："健康素养是指人的这样一种能力：它使一个人能够获取和理解基本的健康信息和服务，并运用这些信息和服务做出正确的判断和决定，以维持和促进自己的健康"③。

研究和实践证明，健康素养是一种知识依赖型能力，获取知识是形成这种能力的前提。一个人出生后，通过后天的学习、实践和训练，可以获得相应的健康理念、知识、经验、行为与技能，在日常生活过程中，个人会把这些理念、知识、经验、行为与技能内化为维护和促进自身及家人健康的一种能力，这种能力就是我们所说的健康素养，它外显为当我们遇到健康问题时，

---

① 《习近平在全国卫生与健康大会上强调　把人民健康放在优先发展战略地位》，国际在线，https://news.cri.cn/2016-08-20/cf70effc-6998-20d8-314e-f9438d0adcab.html？appinstall＝0。

② 郭欣、王克安：《健康素养研究进展》，《中国健康教育》2005 年第 8 期。

③ 参见卫生部妇社司《健康 66 条——中国公民健康素养读本》，人民卫生出版社，2008。

我们应对和处理这一问题的态度、方式、方法以及效果。因此，通俗来讲，健康素养是一个人健康理念、知识、经验、行为和技能的综合体现①。

学习健康知识是基础，树立正确的健康理念是关键，改变不健康的生活方式与行为是目的，获得健康收益是最终目标。通过学习健康知识，正确理解健康知识所表达的内容，从思想上、情感上认同和接纳，进而树立科学的健康理念，认识到自身存在的不健康生活方式与行为，并产生改变的愿望和动机，形成行为意向，去自觉自愿地改变这些不健康生活方式与行为，最终带来健康的收益，这就是提升公众健康素养的目的和意义。

2010年，中国健康教育中心开展了健康素养评价指标体系研究，以"健康素养"概念内涵为依据，构建了我国健康素养评价指标体系。评价指标体系由三级指标构成：一级指标3个，二级指标6个，三级指标20个。健康素养评价指标体系的构建，为健康素养评价提供了理论支持。

2012年，在中央财政支持下，中国健康教育中心组织开展了全国居民健康素养监测工作，目前已完成连续12年的监测任务，监测结果为制定卫生健康政策提供了重要的循证依据。

二 《中国公民健康素养——基本知识与技能》的编写

2008年1月，卫生部以公告形式发布了《中国公民健康素养——基本知识与技能（试行）》（以下简称《健康素养66条》），这是世界上第一份界定公民健康素养的政府文件，为健康素养促进工作指明了方向。2015年进行了第一次修订，2024年进行了第二次修订。

（一）提出依据②

《健康素养66条》的提出是基于公共卫生视角，聚焦健康生活方式与

---

① 李英华、吴敬、李长宁：《我国健康素养研究与实践》，《首都公共卫生》2023年第2期。
② 李新华：《〈中国公民健康素养——基本知识与技能〉的界定和宣传推广简介》，《中国健康教育》2008年第5期。

行为的普及，以及慢性病、传染病、伤害等公共健康问题的解决，希望通过健康教育，从根源上减少或遏制我国慢性病、传染病和伤害等公共健康问题的发生。

第一，评估城乡居民面临的主要健康问题。开展政策研究与文献研究，明确城乡居民面临的主要健康问题，将健康问题进行分类（如划分为传染病防治、慢性病防治、伤害预防、妇幼保健与生殖健康等不同主题领域），综合考虑健康问题的严重性和易感性进行排序，找准发力点和落脚点。

第二，评估城乡居民健康危险因素，明确可干预的因素。针对评估出的健康问题，逐一进行健康危险因素分析，明确引起健康问题的原因以及原因背后的原因，进一步将致病原因及影响因素分为可干预因素（如不合理饮食、吸烟等）及不可干预因素（如年龄、性别等），可干预因素进一步划分为可干预的社会因素、环境因素和个人因素。其中，可干预的个人因素是编写的重点。

第三，评估城乡居民健康需求。深入分析城乡居民的健康关注、客观需求、存在的认知误区与盲区等，准确把握城乡居民亟须掌握的健康知识与技能。

第四，评估城乡居民不健康生活方式与不良卫生行为习惯，涉及饮食、运动、吸烟、饮酒、睡眠、心理等生活方式，以及洗手、刷牙、家居卫生等个人卫生习惯，保证内容的普及性、针对性和实用性。

第五，评估卫生服务资源供给与利用情况。立足国情，充分考虑地区差异、文化差异、卫生资源不均衡等实际情况，保证《健康素养66条》宣传推广的可及性和可行性。

（二）内容编写

2008年在编写第一版《健康素养66条》时，进行了较长时间、广泛研究讨论，最终确定提高公民健康素养以基本知识和技能作为切入点，向社会公布现阶段公众"应知应会应做"，与健康生活方式和行为养成、疾病预防有关的基本理念、知识与技能。

"应知"是指公众应该学习和了解的基本健康理念和知识。"应会"是指公众应该掌握的维护和促进健康的基本技能。"应做"是指公众应该养成的健康生活方式与行为。

2024 年修订时，进一步对内容编写提出具体要求，坚持从公众视角出发，围绕确定的健康主题，从"是什么、为什么、学什么、做什么"四个方面进行编写。

"是什么"主要明确健康问题是什么、有什么健康危害、有什么表现、在哪些人群高发（高危人群），让公众对确定的健康问题及健康危害、高危人群等有一个清晰的认识。

"为什么"主要介绍哪些因素导致了健康问题发生。

"学什么"主要介绍为了预防该健康问题的发生，公众应该了解和掌握哪些基本理念知识和技能。

"做什么"主要介绍为了预防该健康问题的发生，健康人或高危人群应该践行哪些健康生活方式；对于患者来讲，侧重疾病管理，在养成健康生活方式的基础上，做到遵医嘱用药、做好日常监测和记录等。

通过"是什么、为什么、学什么、做什么"四个方面编写，用简明扼要的语言向公众系统介绍相关知识，不仅要讲清楚健康问题是什么、有什么表现、由哪些因素引起，还要告诉公众应该如何避免健康问题的发生，以及怀疑出现健康问题时应该如何应对等，内容完整准确，同时关注各部分之间的内在逻辑性，做到重点突出、条理清晰、通俗易懂，方便公众阅读理解。

（三）体例要求

为了保证信息编写的整体一致性，2024 年修订时，对撰写体例的要求如下。

一是在总的信息量方面，每个健康主题的内容原则上为 1 条。

二是提供基本信息和释义两部分内容。基本信息是以"条目"的形式独立呈现的，又称为"条目信息"。对基本信息的要求是：每条信息要尽量精练、通俗、准确，原则上不超过 50 字。对释义的要求是：围绕每条信息的基本知识点做出简明的解释，原则上不超过 500 字。

三是提供基本信息来源和主要参考资料。参考资料以国家卫生健康委、国家级专业机构发布的文件、核心信息、指南、规范、技术方案等为准，保证信息的科学性、权威性和时效性。

（四）《健康素养66条》的重大意义

《健康素养 66 条》界定了我国公民健康素养的基本内容，为各地、各专业机构、社会组织、大众媒体等面向城乡居民开展健康知识的宣传普及提供了依据，为开展我国城乡居民健康素养水平评价提供了依据。

三 《健康素养66条》的主要内容及发展

（一）2008年版《健康素养66条》的提出

2007 年 1 月，卫生部妇幼保健与社区卫生司健康教育处组织医药卫生各领域百余位专家，历经近 1 年时间，从传染病、慢性非传染病、职业卫生、学校卫生、妇幼保健、口腔卫生、健康生活方式、食品安全等 15 个主要领域，遴选健康素养的基本知识与技能相关信息。

2008 年 1 月，卫生部以公告形式向社会进行发布，具体内容包括基本知识和理念 25 条、健康生活方式与行为 34 条和基本技能 7 条。

（二）第一次修订

《健康素养 66 条》两次修订，均与卫生健康改革的时代大背景密切相关。2015 年的修订，是基于 2013 年国家实施大部制改革，卫生部与国家人口和计划生育委员会合并，成立国家卫生计生委员会，卫生健康工作内容发生了较大变化。

2015 年，在国家卫生计生委指导下，根据国家卫生计生委的职能定位，以及城乡居民健康问题和健康需求的新变化，中国健康教育中心对健康素养内容进行了第一次修订。根据"总体框架不变，更新完善，查漏补缺"的原则，先后组织了近百名专家、历时1年多完成修订工作，形成《中国公民健康素养——基本知识与技能（2015年版）》。其中重点增加了精神卫生（抑郁症、焦虑症、0~3岁儿童早期发展）、慢性病防治（高血压防治、糖尿病防治）、安全与急救（止血包扎、心肺复苏、地震逃生自救）、科学就医、合理用药、生殖健康、健康信息素养等内容。

（三）第二次修订

2024年的修订，是基于实施健康中国战略、积极应对人口老龄化等时代背景而进行的。党和政府制定了《"健康中国2030"规划纲要》，国务院印发了《关于实施健康中国行动的意见》，提出了新时代卫生健康的新任务、新要求、新目标；同时，在新冠疫情防控中总结出的一些好经验、好做法需要坚持下去，要大力倡导文明健康绿色环保生活方式。

党的十八大以来，党中央、国务院实施了健康中国战略和积极应对人口老龄化国家战略，把人民健康放在优先发展的战略地位，努力全方位、全周期保障人民健康。

2016年10月，中共中央、国务院印发了《"健康中国2030"规划纲要》，这是我国第一个关于国民健康发展的中长期战略规划，把"全民健康素养大幅提高"作为战略目标，把"居民健康素养水平"作为13个主要发展指标之一。2019年7月，健康中国行动推进委员会下发《健康中国行动（2019—2030年）》，针对重大疾病和一些突出问题，聚焦重点人群，提出15项具体行动。《中华人民共和国基本医疗卫生与健康促进法》，明确提出"国家建立健康教育制度，保障公民获得健康教育的权利，提高公民的健康素养"。2020年初，新冠疫情突如其来，三年疫情防控让人们深刻认识到健康意识、健康责任、健康生活方式和自我防护技能对维护和促进健康的重要性。

近年来，人民群众健康水平不断提高，幸福感、获得感持续提升。同时，健康领域也面临着一些新的形势，一方面，人口老龄化程度不断加深，老龄化、少子化、不婚化三大趋势进一步加重，慢性非传染性疾病负担持续加重，新发再发传染病的威胁仍然存在，不健康生活方式普遍存在；另一方面，随着科技的发展，卫生健康领域中新知识、新技术、新成果不断涌现，需要及时进行总结梳理，充实到健康素养内容中去，同时随着网络技术的快速发展和社交媒体的迅速增加，人们获取健康信息的渠道更加新颖多样、内容更加丰富、公众健康需求更加多元，对健康信息质量提出了更高要求。

在上述时代大背景下，2023 年在国家卫生健康委指导下，中国健康教育中心再次组织专家，启动了对健康素养内容的修订工作。按照"总体框架不变，更新完善，查漏补缺"的原则，经过文献梳理、需求调研、专家论证、撰稿统稿、严格循证、交叉审读、征求意见等工作环节，历时 1 年半完成，近百名专家参与，涉及 30 多个专业领域。本次修订增加了传染病防控、慢阻肺防治、骨质疏松防治、安全与急救（管理家庭常用药物、正确处理烧烫伤、地质灾害避险自救互救、洪涝灾害避险自救互救等）、文明健康绿色环保生活方式（健康体重、居家卫生、生态环保、珍惜粮食、公筷分餐、科学使用消毒产品等）等方面的内容，覆盖健康中国行动 15 个专项行动和全生命周期，参考最新循证依据，更新了核心知识点，最终形成《中国公民健康素养——基本知识与技能（2024年版）》。

本次修订形成了全面系统、科学准确、适用性强的健康科普核心信息知识库，为各级健康教育专业机构、医疗卫生机构、媒体、社会相关机构和组织开展健康教育和健康科普工作提供重要依据。今后还会根据我国居民主要健康问题和健康需求的变化，适时进行修订。

（四）两次修订的比较

对 2008 年版、2015 年版和 2024 年版《健康素养 66 条》进行比较，总体上来看，基本知识和理念的条目数比较稳定，健康生活方式与行为条目数在减少，基本技能的条目数增加明显，更加重视健康技能的培养。需要说明的是，健康生活方式与行为条目数看上去是减少了，但内容却没有减少，甚至还有不少增加，主要是将原来有些条目进行了合并，比如2024年版《健康素养66条》第29条"生、熟食品要分开存放和加工，生吃蔬菜水果要洗净，不吃变质、超过保质期的食品"，这一条就涵盖了2008年版《健康素养66条》的第42条"饭菜要做熟；生吃蔬菜水果要洗净"、第43条"生、熟食品要分开存放和加工"和第44条"不吃变质、超过保质期的食品"的全部内容。

从字数来看，2008年版《健康素养66条》释义总字数约为1.4万个，平均每条释义字数约为208个。2015年版《健康素养66条》释义总字数约为2万个，平均每条释义字数约为300个。2024年版《健康素养66条》释义总字数约为3.2万，平均每条释义字数约为485个。

从内容上来看，与2015年版《健康素养66条》相比，2024年版重点增加了传染病防控、健康口腔、电子烟危害、青少年心理健康、分餐公筷、自测血压方法、慢阻肺防治、骨质疏松防治、安全与急救、家庭药箱储备等方面的知识与技能，覆盖健康中国行动15项行动全部内容。

（五）2024年版《健康素养66条》的主要内容

《健康素养66条》包括三部分：基本知识和理念、健康生活方式与行为、基本技能（见表1）。

基本知识和理念部分，进一步分为健康理念和健康知识两部分。在健康理念部分，介绍了科学健康观、健康权与健康责任、健康生活方式促进健康、保护环境、无偿献血、关爱病残人员、健康体检等内容。在健康知识部分，重点介绍重大传染病和常见传染病的防治知识、重大慢性病和常见慢性病防治知识、职业健康防护等知识。

在健康生活方式与行为部分，包括健康生活方式、健康行为、伤害预防和科学孕育等内容。

基本技能部分，包括信息素养、健康监测、日常急救、应急避险、逃生自救与互救等。

表1　2024版《健康素养66条》主要内容

内容分类		对应条目	对应具体健康问题
一、基本知识和理念（合计:24条）	健康理念	1~7	三维健康观、预防为主、健康权与健康责任、健康生活方式有利于健康、保护环境、无偿献血、关爱病残人员、健康体检
	传染病防治	9~15	重大传染病防治:艾滋、肝炎、肺结核　常见传染病防治:狂犬、病媒传染病（蚊子、苍蝇、老鼠、蟑螂）　食源性疾病预防:病死禽畜、野生动物
	慢性病防治知识	16~21	重大慢性病防治:高血压、糖尿病、慢阻肺、癌症　常见慢性病防治:骨质疏松、老年期痴呆
	其他	8,23~24	生命四大体征、职业健康防护知识、正确选用保健品
二、健康生活方式与行为（合计:28条）	健康生活方式	25	健康体重
		26~28,30~31	平衡膳食、清淡饮食、常吃豆奶、珍惜粮食、公筷分餐、科学饮水
		32	科学运动
		33~35	戒烟限酒
		36~38	重视心理健康、儿童早期发展、焦虑、抑郁
	健康行为	39~46,29	良好卫生习惯、口腔健康、科学使用消毒产品、食品卫生、使用卫生厕所、管理禽畜粪便、科学就医、合理用药、预防药物依赖、拒绝毒品
	伤害预防	47~49	道路交通安全、预防溺水、预防一氧化碳中毒
	科学孕育	50~52,22	科学孕育、住院分娩、母乳喂养、合理添加辅食、青少年健康、避免非意愿性妊娠
三、基本技能（合计:14条）	信息素养	53~56	获取信息、食品标签、危险标识、药品说明书
	健康监测	57	血压、脉搏、体温、体重
	急救与应急避险技能	58~66	120电话,农药安全,会心肺复苏、止血包扎,会处理骨折,正确处理烧烫伤,腹部冲击法,触电者、火灾、地质灾害、地震、洪涝灾害避险/自救互救

四　《健康素养66条》的宣传普及

《健康素养66条》（2024年版）发布后，为各级卫生健康部门、医疗卫生机构、媒体、有关机构和社会组织开展健康教育和健康科普工作提供了重要依据。在宣传普及《健康素养66条》时，应重点在以下几个方面开展工作。

一是做好解读与发布，为《健康素养66条》宣传普及做好顶层设计。

二是通过国家基本公共卫生服务项目、健康素养促进行动等重大项目，集中力量、整合资源、提升能力、健全体系，大力开展《健康素养66条》宣传普及，提升居民健康素养水平。

三是大力开展健康知识普及，开发健康科普读物、科普视频、健康教育读本等，采取多种途径和形式，面向公众广泛开展健康教育和健康科普活动。

四是通过健康城市、健康县区、健康细胞等建设活动，将《健康素养66条》宣传普及作为重要的工作内容。

五是人民群众作为个人健康第一责任人，要主动学习《健康素养66条》，提升自身健康素养水平，维护和促进自己及家人健康。

六是通过开展健康素养研究和全国健康素养监测，及时了解我国城乡居民健康素养水平、健康知识短板或薄弱环节，为健康素养干预提供依据。

健康产业篇

B.10
中国健康产业发展现状、趋势
与对策研究

王荣荣*

摘　要： 健康产业已成为全球范围内备受关注的新兴产业，是推动国家产业结构升级和经济增长的重要力量。当前我国健康产业总体发展势头良好，居民健康素养不断提升，健康需求加速释放；健康消费持续升级，健康产业市场潜力巨大；健康产业政策体系持续完善，产业融合集聚效应逐步凸显；医药健康科技创新体系不断强化，产业创新能力不断提升；高水平对外开放持续推进，健康产业深度融入全球产业链。同时，仍然存在顶层设计有待完善、部门协同需加强，优质健康产品和服务供给不足，健康产业制度标准与监管体系有待完善、健康消费环境有待优化等问题。新时期，我国健康产业发展要以维护、改善和促进人民群众健康为根本目的，持续完善顶层设计，以供给侧结构性改革优化健康产业结构，完善行业标准规范，营造规范有序

---

* 王荣荣，国家卫生健康委卫生发展研究中心，副研究员，主要研究方向为健康产业、卫生规划。

消费环境，着力推动健康产业高质量发展。

关键词： 健康产业　健康消费　健康中国

一　中国健康产业发展现状

（一）居民健康素养不断提升，健康需求加速释放

我国居民健康需求正在发生变化，一方面，呈现出明显的全龄化趋势。当前快节奏工作和生活方式下，我国居民不健康生活方式普遍存在，"膳食脂肪供能比持续上升，农村首次突破30%推荐上限"，家庭人均每日食用油、食用盐摄入量远高于推荐值，居民超重肥胖形势严峻，高血压、糖尿病等慢性病发病率与2015年相比有所上升，且呈现年轻化趋势[1]，消费者开始更早关注自身健康，积极购买保健品和使用健康产品，如促进日常营养均衡、缓解视力疲劳和保护骨关节健康的产品。儿童和青少年护眼、体能训练、食谱定制、心理干预需求旺盛。年轻人对于健康的关注更多聚焦于健身、营养均衡、个人外观护理等，这带动了健康轻食、保健食品、便携式健康监测、瑜伽及健身器材等领域快速发展。随着我国老龄化程度加深和人均预期寿命的提高，老年人口对"健""养"的需求明显增加，老年人群对于保健品、康复服务、自我诊疗、长期护理、居家智能医疗设备、旅居养老等方面需求呈现井喷态势。另一方面，健康消费需求正在下沉，对保健品的需求大幅增长不再限于一线和新一线城市，非一线城市民众在健康管理方面的消费意识也显著提升。相关调研表明，在线上购买保健食品的人群中，来自四五线城市的用户逐年增多，这表明对于健康的消费需求已经不再局限于经

---

[1]　《国务院新闻办就〈中国居民营养与慢性病状况报告（2020年）〉有关情况举行发布会》，中国政府网，https://www.gov.cn/xinwen/2020-12/24/content_5572983.htm。

济发达地区①。在供需两侧共同推动下，我国健康产业实现快速增长，据国家卫生健康委卫生发展研究中心测算，2020 年全国健康服务业总规模已达到 8.1 万亿元。②

（二）健康消费持续升级，健康产业市场潜力巨大

随着我国经济的稳健复苏和消费环境不断改善，以及民众健康意识增强等，我国居民的消费水平和消费能力得到显著提升，健康消费也稳步增长。国际经验表明，在经济发展的过程中，消费结构会随之升级，大体上经历生存型—享受型—发展型三个阶段。从发达国家以往规律看，随着人均 GDP 达到 5000~8000 美元，消费结构升级进入关键阶段，收入中用于生存型消费的比重快速下降，享受型、发展型消费比重不断上升，消费层次分化明显，消费需求向多样化、个性化、专业化、精品化、体验化转变③。2013~2023 年，我国人均医疗保健支出从 912 元增至 2460 元，年均增速达10.4%，增速明显快于其他七大消费品类，人均医疗保健支出占比从 2013 年的 6.9%提高至 2023 年的 9.2%。④ 人们不再满足于治病救命的基本医疗需求，更多转向养生保健、医疗美容、健康管理、高端医疗等多层次多样化的健康需求，消费者开始更加注重产品的品质和个性化服务。麦肯锡《2024 中国消费趋势调研》显示，保健用品和服务品类消费受需求驱动，消费意愿和支出预期普遍增长，食品饮料消费中更加注重健康饮食，注重食品的营养价值、天然有机无添加等属性⑤。但研究发现近两年特别是 2024 年以来医美、口腔等领域呈现消费降级情况。总的来说，我国庞大的人口基数

① 《2024 年中国消费健康行业发展报告》，搜狐网，https：//www.sohu.com/a/816783073_121699293。

② 王荣荣、郭锋、张毓辉：《新时期健康产业的高质量发展：挑战、机遇与路径研究》，《卫生经济研究》2022 年第 6 期。

③ 贾雯静：《瞭望丨新消费正当时》，《瞭望》2024 年 3 月 4 日。

④ 《中华人民共和国 2023 年国民经济和社会发展统计公报》，中国政府网，https：//www.gov.cn/lianbo/bumen/202402/content_ 6934935. htm。

⑤ 《麦肯锡 2024 消费趋势报告：中老年、银发族消费人群值得关注》，搜狐网，https：//www.sohu.com/a/801853217_ 120553130。

和人们日益提升的健康意识，构成了健康产业发展的坚实基础，随着未来居民收入水平的提高，健康支出占比将进一步提升，健康产业发展将迎来更大的发展机遇。

（三）健康产业政策体系持续完善，产业融合集聚效应逐步凸显

随着健康中国战略的深入推进，国家对健康产业的扶持力度不断加大，政策红利持续释放。特别是 2024 年以来，一系列促消费政策举措落地，推动健康消费逐步升级。具体来看，在医疗服务领域，2024 年 7 月《中共中央关于进一步全面深化改革　推进中国式现代化的决定》明确要"深化以公益性为导向的公立医院改革""引导规范民营医院发展"，为医疗服务业发展明确了方向，当前医疗服务业呈现出向更高附加值、更广年龄跨度发展的趋势，医疗美容、慢性病管理、健康管理、辅助生殖等高附加值的医疗服务不断涌现，口腔与眼科医疗等传统领域的高端化选择日益丰富，植发、医疗美容、眼科、体检等领域向较低年龄群体的渗透程度加深。医药产业领域近年来围绕临床科研、新药审批和药品采购等多管齐下助力本土制药产业升级，鼓励创新、鼓励聚焦临床需求已成为医药产业政策主旋律。健康食品和保健品领域，2023 年 8 月，国家市场监管总局发布《保健食品新功能及产品技术评价实施细则（试行）》，就保健食品新功能申请以及同步注册作出开创性规定，鼓励引导企业、高校、科研机构等社会力量参与功能创新和产品研发，强化功效及质量管理，进一步促进产业高质量发展。

健康产业覆盖领域广、链条长，当前我国医疗健康与养老、旅游、食品、互联网等多业态融合发展态势以及集群集聚效应更加明显。在业态融合方面，保险公司纷纷布局大健康产业，包括拓展全生命周期健康管理，收购医疗机构，开展本土化管理式医疗以及在慢病、罕见病等领域与医药企业协同创新等。在产业集聚方面，健康产业集群已经形成了以京津冀、长三角和粤港澳大湾区为主的产业空间格局，京津冀和长三角地区均是全国优质医疗资源和生物医药产业的重要集聚区，粤港澳大湾区已成为经济活力旺盛、开放程度高的区域，医药产业发展势头强劲。同时，全国多地积极建立生物医

药产业集群，以特色鲜明的产业发展区布局带动生物医药产业发展，至2023年，全国高新技术产业开发区共计178家[①]，其中含生物医药产业的开发区占比达41.6%。调查还发现近年来各地更加注重开展产业链招商，相比过去更加聚焦产业链延链补链强链，注重以产业链推进健康产业融合集聚发展。

（四）医药健康科技创新体系不断强化，产业创新能力不断提升

近年来，卫生健康科技创新体系和科技治理能力不断强化，科技创新能力显著提升，为健康中国建设和卫生健康事业发展提供了有力科技支撑。近两年国家出台一系列促进健康产业创新的政策。各地方政府也积极打造有利于医学科技创新的制度环境，多地将生物医药产业作为新兴产业予以重点扶持，如北京、上海、广东等地陆续发布了一系列推动生物医药产业高质量发展的政策文件。以基因工程、细胞工程为代表的生物技术取得突破，推动精准医学的进步。大数据、人工智能和物联网等数字技术在健康领域的广泛应用，通过健康数据采集、分析推动了智能健康设备、线上健康咨询、个性化健康管理等新兴业态快速发展。近年人工智能技术加速落地，在靶点筛选和靶点验证等药品创新关键环节推动生物制药成本优化和成功率提升，为中国制药赶超海外品牌并展现差异化竞争优势提供技术基础。生物技术与信息技术的进步，推动大健康产业朝更智能、精准、个性、远程、高效的方向发展。

（五）高水平对外开放持续推进，健康产业深度融入全球产业链

我国健康领域始终注重推进高水平对外开放，坚持以开放促改革、拓展健康产业发展空间。一方面，不断推动医疗领域有序扩大开放。2024年9月，商务部、国家卫生健康委、国家药监局联合印发《关于在医疗领域开

---

① 《国家高新技术产业开发区总数达178家》，中国政府网，https://www.gov.cn/lianbo/bumen/202312/content_ 6919803. htm。

展扩大开放试点工作的通知》，提出在医疗领域开展扩大开放试点工作，允许外商投资企业在北京、上海、广东自贸区和海南自贸港从事人体干细胞、基因诊断与治疗技术开发和技术应用，允许在北京、上海、海南等9个省份设立外商独资医院。该举措将有助于引进国际先进干细胞技术、促进相关产业快速发展，有利于推动我国多层次医疗服务供给体系建设，也是对人民群众多层次、多样化医疗需求的积极回应。同时，北京、上海等城市积极布局发展医疗旅游，以精湛的医疗技术水平、相对欧美等发达地区和国家较低廉的价格且医疗等待期短等优势，吸引部分国际患者来华就医。另一方面，在"健康丝绸之路"引领下，我国健康产业不断加快"走出去"步伐。"十四五"以来已有多项政策鼓励我国医药企业走出去，加速海外布局已成为我国医药产业发展新趋势，通过海外投资建厂、设立研发机构、技术转让、国际注册认证等多种方式，我国医药企业正从单纯的产品出口转为在海外市场深度参与和本地化运营，迈向与全球市场深度融合、不断提升自身国际化创新能力的新阶段，如中国CXO业务在全球药品研发外包市场上迅速壮大，竞争力显著提升。此外，我国医疗企业对海外市场的目的地选择也经历了显著变化。随着全球地缘政治的变化，以及"一带一路"倡议的推进，国内企业发掘出以中东为代表的新的出海市场，我国已有部分医药企业在"一带一路"共建国家投资建厂，国产创新药的国际认可度稳步上升，眼科、辅助生殖、中医等医疗服务领域已有医疗机构布局海外业务。此外，近年来我国跨境电商的蓬勃发展，坚定了医药健康企业出海的信心与决心，随着2019年、2021年北京、河南自贸区相继获批跨境医药电商零售试点，跨境电商也成为人们满足多元化购药需求的重要渠道。

二 中国健康产业发展面临的问题与挑战

（一）顶层设计有待完善，部门协同有待进一步加强

健康产业覆盖领域广泛，既有以公益性为导向的公立医院，又有以营利

性为基本属性的健康产品和服务生产企业，同时兼具拉动内需增长和保障改善民生的重要功能，由此健康产业发展不仅是医疗健康领域的议题，还涉及科技创新、投融资、产业发展、乡村振兴、国际合作等，这就需要各政府部门、医疗机构、科研机构等加强协作。发展健康产业已成为健康中国的重点任务之一，除 2019 年我国多部门共同印发的《促进健康产业高质量发展行动纲要（2019—2022 年）》外，至今尚未有指导健康产业发展的国家级政策，虽然已有十余个省份出台了"十四五"时期健康产业发展规划，但全国缺乏统一的长期规划。这就使得政策制定往往只关注短期目标，缺乏对未来发展的战略思考，政策执行过程中难免存在各部门政策目标不一致问题，加之缺乏行业政策与宏观政策取向一致性评价，政策存在不稳定性和不可持续性，无法有效地引导和推动健康产业的发展。例如，国家医保谈判和集中带量采购政策切实减轻了群众用药负担，但随着该政策扩面增效，虽然多地医保局曾发文要求医疗机构仍应采购一定数量的未中选药物，防范"一刀切"，但具体到采购和使用层面仍出现"公立医院难买原研药""落选原研药退出中国市场"等情况，各医疗机构在药品临床可及性和供应多样性方面有待进一步完善，以更好满足患者多样化用药需求。

（二）多层次多样化健康产品和服务供给仍然不足

健康产业发展虽然总体呈现蓬勃发展势头，但仍存在快而不优、大而不强的问题，产业所占 GDP 比重偏低，健康服务和产品供给尚不能满足人民多层次多样化健康需求。例如，我国中老年旅游及旅居需求旺盛，但当前市场上针对该群体的产品开发不足，往往集中在常规的观光旅游方面，中老年消费者需要更舒适的出行方式，如无障碍设施及医疗健康服务支持等，但现有旅游产品大多没有对此进行专门的细分，缺乏深度文化体验、养生度假、疗养服务等个性化、多样化的选择，难以满足他们的实际需求。

（三）健康产业制度标准与监管体系有待完善，健康消费环境有待优化

当前各地健康产业普遍存在"叫好不叫座"现象，健康产品和服务标

准化与规范化不足成为制约健康消费的关键因素。从行业标准来看，健康消费及相关产业标准建设相对滞后。

三　推动中国健康产业高质量发展的对策建议

（一）规划先行，厘清政府与市场责任边界

科学的顶层制度设计、全面规划、政策配套及规范引导是最重要的。建议在国家层面建立健康产业协调机制，由卫生健康、发展改革、财政、商务、文化旅游等相关部门共同组成领导小组及办事机构，以加强顶层设计，制定长期发展规划，统筹推动健康产业发展，以长期、稳定、明确的政策，为健康产业提供财政、税收、金融等方面的支持。同时，要厘清政府与市场的责任和边界，完善健康产业市场机制，要更加妥善地处理好健康产业中公益性和经营性的关系，公益性是目标，产业性是重要手段。明确基本医疗与非基本医疗界限，引导民营医疗机构规范发展。探索建立保护创新、激励创新的药品和医疗器械定价机制。鼓励商业健康保险公司加快研发覆盖创新医药以及未纳入基本医保保障范围的自费医药的商业健康险产品。

（二）以供给侧结构性改革优化健康产业结构

不断优化健康产业有效供给，关键是要紧紧把握当前健康消费需求，推进健康产业多元化发展。加大对本土市场主体扶持力度，加快构建以公立医院为主体、民营医院为补充的多层次医疗服务供给体系，引导民营医院转型升级，培育一批具有国际竞争力的医疗机构。稳步推进医药产业创新发展，鼓励医药企业与科研机构建立产业技术创新协同攻关机制，加快推动医学科技创新和成果转化。大力发展以保健食品、药妆、功能性食品、药食同源健康食品等为主的保健品产业，发展以个性化健康检测评估、咨询服务、疾病康复等为主的健康管理服务。建议推动数据共享机制建设，尽快细化健康数据信息交换和共享的配套制度，在合理、合法、合规的前提下指导医疗机

构、保险公司、健康管理公司等全链条高效使用共享数据，为居民提供多样化的健康保险产品与服务、更精准的健康管理服务、更个性化的精准医学营养方案。同时，还要充分发挥我国高水平对外开放优势，准确把握健康与养老、旅游、互联网、健身休闲、食品等融合发展新需求，出台针对性扶持鼓励政策，推动医疗服务、药品、医疗器械等服务和产品出口，全面融入全球健康产业链并推动其创新发展。

（三）持续加强居民健康素养教育，提高居民健康消费能力

一是各地要全面实施健康中国行动，持续深入开展全民健康素养促进行动，积极倡导健康生活方式。鼓励在义务教育阶段设立健康教育课程体系，宣传正向的健康观与消费观，培养学生健康理念、技能和行为习惯。鼓励打造健康家庭、健康社区、健康单位等，加快发挥示范引领作用。二是持续健全我国社会保障体系，优化我国基本医保政策，推动建立多层次和差异化的健康保障体系，逐步降低居民医疗支出自费比例。三是完善财税优惠政策，通过提高个税起征点提高居民可支配收入和健康消费能力，探索降低部分符合条件的肿瘤及罕见病等药品、特殊医学用途配方食品等产品进口关税。

（四）完善行业标准规范，营造规范有序消费环境

一是强化健康产业领域法制建设。推进数据安全和个人隐私保护机制的建设，加强数据隐私保护，确保健康数据采集、存储和使用中的数据安全，建立并完善针对信息泄露和滥用事件的应急管理机制，针对健康产业领域的伦理问题设定法律底线。二是推动统计部门在健康产业统计分类基础上建立核算体系，加强健康产业数据的统计分析，为产业发展政策制定提供支撑。三是推动健康领域标准化体系建设。四是建议监管部门与时俱进，持续优化监管措施，不断提高监管能力。健全健康产品和服务行业规范，重点在保健品、医美、健身、健康险等领域，保护消费者权益。引导新闻媒体剔除虚假健康信息，鼓励其发布高质量、科学性专业医学与健康知识。

B.11
中国森林疗养的发展现状与趋势

刘立军*

摘　要：　森林疗养是通过国际合作渠道引入的一种先进、前沿、贴近民生的理念、技术和模式。历经 15 年的发展，目前森林疗养已经如雨后春笋一般在全国蓬勃发展起来，但是由于各地情形不同、对森林疗养的理解和认知也不尽相同，其发展的形式和模式各有千秋，产业形态尚未真正形成。随着人们对森林疗养的感知和认识不断深入、政策不断完善，以及新模式、新成果不断出现，中国的森林疗养必将走入千家万户。整体而言，我国的森林疗养、康养产业因处于起步阶段，尚存在各种问题，需要逐一解决。各省和地区因理解、认识等不同，其发展形态、模式也有较大差异。在未来发展森林疗养过程中，需要形成全局思维，统一思想和认识、统一形态和模式，融入大健康产业通盘考虑共同发展；需要各级政府的重视和多部门的理解、协助和联动；需要专业技术人员提供特色、差异化服务。

关键词：　森林疗养　健康产业　健康中国

一　中国森林疗养的发展现状

　　近年来，我国一些知名医院与森林环境优良地区的相关机构合作，建立或正在筹建相关的诸如癌症、糖尿病等病症的康复基地。2016 年，国家林业局在湖南召开全国林业厅局长会议期间组织与会代表调研了湖南的森林康

---

* 刘立军，中国林学会森林疗养分会理事长，主要研究方向为森林疗养。

养中心，随后在各种场合提出森林康养。2019 年国家林业和草原局会同民政部、国家卫生健康委员会、国家中医药管理局联合印发了《关于促进森林康养产业发展的意见》，森林康养逐渐发展起来。然而在发展的过程中，绝大部分的森林康养场所依然以休闲、娱乐、度假、旅游等为主要内容，真正以森林及其自然环境为主体开展有利于健康或者疗愈身心相关症状的森林康养基地少之又少。①

据了解，全国目前只有北京市园林绿化局提倡森林疗养，其他省份林业主管部门多称其为森林康养。笔者认为，从理念特别是专业角度，称谓只是个符号，最关键的是内涵。

就发展模式而言，北京、湖南、浙江、山西、四川、贵州、福建等省份具有一定特色。

北京市园林绿化局较早了解到国际社会的森林疗养理念和模式，自2012 年推动开展森林疗养工作以来，已建设了多条实验示范性森林疗养步道，发布了多项与森林疗养相关的地方性技术标准，同时开展了多批次森林疗养师培训，翻译并出版了《森林医学》（王小平等人翻译）等专业图书，开展了诸如"森林疗养基地构建技术"等多项专题研究，在八达岭国家森林公园内通过医学实证和完善相应设施建立了首个森林疗养基地。2024 年 7月北京市园林绿化局联合六部门共同制定并出台了《北京市森林疗养推进工作方案》，主要任务是依托森林健康经营资金开展森林疗养基地试点建设，提出到 2025 年建成 10 家以上示范性森林疗养基地，形成较完备的森林疗养体系和疗养模式；到 2030 年建成 50 家森林疗养基地，形成完善的首都森林疗养产业体系。

湖南是中国第一个提出省级森林康养规划的省份，通过了《湖南省森林康养发展规划（2016-2025）》，发布了《湖南省人民政府办公厅关于推进森林康养发展的通知》《森林康养基地建设与管理规范》；成立了全国首个省级森林康养协会；编写了"森林康养 100 问"；等等。目前，湖南省已

---

① 除特别说明以外，本文数据资料均为笔者调研所得。

建立森林康养基地 77 个①。

2014 年，浙江省早在国内全面启动森林疗养、康养工作之前就颁布了《关于加快森林休闲养生业发展的意见》。2017 年浙江省温州市出台了《关于加快推进森林康养产业发展的指导意见》，这是中国首份地市级政府出台的有关森林康养政策性文件。2019 年，浙江省林业局、省民政厅、省卫生健康委、省中医药管理局联合印发《关于加快推进森林康养产业发展的意见》，同年浙江省林业局还出台了《浙江省森林康养产业发展规划》，提出将浙江省打造成森林康养大省和国际知名森林康养目的地的发展目标。浙江还推出了《浙江省现代林业经济示范区命名办法》、浙江省林业特色产业示范县（小镇）建设标准、森林休闲养生城市（森林康养小镇）建设标准、森林人家建设标准等。浙苏沪皖四省市林业主管部门联合签署《长三角森林旅游和康养产业区域一体化发展战略合作协议》，提出分层次、分步骤建设森林疗养基地和具有不同功能特色的森林康养基地。早在 2005 年，浙江省林业局与浙江医院合作，先后在多地对森林浴的医疗功效进行了实证性研究。浙江医院、浙江农林大学等单位还就香樟林及其挥发物对心血管病患者的辅助治疗、不同森林类型挥发物组分及环境因子对人体的保健功能等开展了数十项研究，为随后发展森林疗养提供了有力的理论支撑。目前浙江省已建设森林休闲养生城市 7 个、森林康养小镇 46 个，认定省级森林康养基地97 家、森林人家 328 家。②

据了解，山西省是首个成立以省长为组长的森林康养领导小组的省份，将森林康养作为"康养山西、夏养山西"品牌的核心，围绕环太原森林康养圈、太行吕梁两山和 12 个具有森林、湿地、文物、山水风光、人文景观叠加优势的区域，形成由"小镇、基地、特色村、园区、林、道"组成的森林康养空间体系。2021 年山西省人大发布了《山西省康养产业促进条例》，随后省政府办公厅印发了《关于支持康养产业发展的意见》，省林草

---

① 源自湖南省林业局相关信息。
② 源自浙江省林业局信息。

局联合省民政厅、省卫生健康委印发《关于贯彻落实国家林业和草原局、民政部、国家卫生健康委员会、国家中医药管理局〈关于促进森林康养产业发展的意见〉的通知》，制定《森林康养基地建设标准（资源条件·基础设施）》《森林康养基地建设环境空气质量监测技术规范》《森林康养基地导引指南》等省级地方标准；先后利用中央财政衔接推进乡村振兴补助资金（欠发达国有林场巩固提升任务）1400万元建设森林康养基地和设施。为进一步宣传森林康养、弘扬森林文化，山西省制作发布了"拥抱森林康养同梦"专题片，举办了森林康养征文大赛和森林康养摄影大赛。目前山西省已建立森林康养试点县5个、森林康养试点乡镇5个、森林康养基地试点建设单位65个、森林康养人家36个。①

2015年上半年四川省林业厅宣布四川森林康养产业正式起步，同年举办了首届四川省森林康养年会，此后各地踊跃举办。省级层面发布了《四川省森林康养"十三五"发展规划》《四川省大力发展生态康养产业实施方案（2018—2022）》，出台了《关于大力推进森林康养产业发展的意见》《关于促进林草生态旅游产业高质量发展的指导意见》。2021年，省林草局联合省卫生健康委、省民政厅、省中医药局、自然资源厅、文化和旅游厅、省体育局、省总工会共同印发《关于加快推进森林康养产业发展的意见》等文件。省级层面发布了森林康养基地基础设施、资源条件、康养林评价和康养步道四项地方标准，制定了省级森林康养基地评定和运行监测办法、省级森林康养人家评定办法，2022年对森林康养基地评定和运行办法进行了修订。目前四川省已建立298个省级森林康养基地、536个省级森林康养人家、7个省级森林康养度假区试点建设单位。2016年四川省绵阳市成立了我国首个地级森林康养协会。②

贵州的森林康养起步并非最早，却是目前全国唯一设立森林康养专门管理机构的省份。贵州省开展了《森林康养实用手册》编制工作，立项编制

---

① 山西省林草局信息。
② 四川省林草局信息。

《森林康养步道建设规范》等地方标准，积极开展人才培训。贵州已连续多年安排资金支持森林康养产业发展，仅2023年就安排3450万元重点支持5家森林康养基地建设，着力打造有亮点、有效益、有品牌的森林康养基地，示范带动全省森林康养产业高质量发展。目前贵州省级森林康养（试点）基地有78家、省级森林康养示范基地有5处，创建全域森林康养示范县5个。①

2020年，福建省林业局会同省民政厅、省卫生健康委、省总工会、省医保局联合印发了《关于加快推进森林康养产业发展的意见》，将发展森林康养产业与乡村振兴、养老产业、职工疗休养、民生事业等相结合，着力打造优质高效的服务体系，推动森林康养产业服务向高品质和多样化升级。同年制定出台了《福建省级森林养生城市、森林康养小镇和森林康养基地评定办法（试行）》。福建省各级、各部门落实森林康养产业发展扶持政策，不断加强基础性服务供给。福建省是首个将医疗机构引入森林康养基地的省份，三明市作为全国医改试点市，鼓励医疗机构与森林康养基地合作，支持有相关资质的医师及其他专业人员在森林康养基地规范开展疾病预防、营养、中医调理养生、养老护理等非诊疗行为的健康服务，并将符合条件的森林康养机构纳入医保定点。福建省目前已建成114处省级森林康养基地、42个森林康养小镇、16个养生城市、910处森林人家（其中三星级以上286家）。同时福建省借助国家政策，积极开展两岸森林康养标准共通试点工作。②

然而在全国真正意义上全面推广国际社会森林疗养理念和模式的，则是2015年10月14日由国家林业局主办、在四川成都召开的全国森林疗养国际理念推广会，会议期间成立了"中国林业经济学会森林疗养国际合作专业委员会"。至此，中国的森林疗养工作才由幕后真正走到了台前。

总之，我国的森林疗养、康养事业产业的建设和发展与国际社会的森林

---

① 贵州省林业局信息。

② 福建省林业局信息。

疗养本质相同，但其模式和形式具有丰富的中国元素，如有些省份开展的森林人家建设中，包括中医药疗法中的气功、推拿、中草药、艾灸、药膳、代茶饮等。

二　中国森林疗养、康养面临的问题

整体而言，我国的森林疗养、康养产业因处于起步阶段，尚存在各种问题，需要逐一解决。鉴于森林疗养、康养涉及领域众多，作为发起部门的林业系统无论是管理层面还是推广层面都存在机构重叠、理念和模式多样化等问题，仅称谓就有森林疗养、森林疗愈、森林康养、森林养生等。各省份和地区因理解、认识等的不同，其形态、模式存在较大差异。

（一）政策方面

迄今，国家层面已出台多份与森林疗养、康养相关的政策性文件，如《关于促进健康服务业发展的若干意见》《关于加快发展养老服务业的若干意见》《关于积极发挥新消费引领作用，加快培育形成新供给新动力的指导意见》《"健康中国2030"规划纲要》《关于完善集体林权制度的意见》《关于促进乡村产业振兴的指导意见》《关于加快推进生态文明建设的意见》《关于发展银发经济增进老年人福祉的意见》等。此外，2017年中央一号文件首次提及森林康养，此后也有提及，2024年再次明确提出了"培育生态旅游、森林康养、休闲露营等新业态"等。国家主管部门也相继出台相关文件，如国家林业局印发《关于大力推进森林体验和森林养生发展的通知》、《林业发展"十三五"规划》（2016年），农业部等9部门印发《贫困地区发展特色产业促进精准脱贫指导意见》、国家林草局等4部门印发《关于促进森林康养产业发展的意见》等。相当多省份也相应出台了有关推动森林康养产业发展的指导性文件。鉴于森林疗养涉及林业、医疗、休闲、运动、教育、养老等多个领域，需要多部门联动，相关产业融合发展。目前与森林疗养、康养较为密切的相关法律法规大都是以旅游为目的制定的，针对性不强，也无法涵盖森林疗养、康养全部领域。

（二）管理方面

以韩国为例，韩国政府明确山林福祉由山林厅负责，其中包括被我们称为"森林疗养"的"山林治愈"工作，韩国山林厅内设五个局，其中之一是山林福祉局（相当于中国国家林草局的一个司局）。山林福祉局设有五个部门，其中之一是山林教育和治愈部，专门负责"山林治愈"工作。鉴于山林治愈在韩国的兴起和普及，山林厅于2016年设立山林福祉振兴院，内设包括山林治愈的5个部，具体负责并管理国立山林治愈院，目前韩国已有28处山林治愈院。

而目前我国的林业系统机构重叠、理念和模式不一，包括森林疗养、森林疗愈、森林康养、森林养生等内容，各地发展形态、模式存在较大差异，缺乏相对完善统一的管理体制和机制。鉴于森林疗养、康养与旅游、教育、养老等诸多领域的关联度高，相关部门也在职权范围内进行管理，其中不乏交叉和疏落，无法实现一竿子插到底式的管理。

（三）准入方面

目前有关森林疗养、康养基地建设，已有相应的行标、团体标准或地方标准、管理办法。森林康养基地采取的均是申报和专家评审方式。鉴于我国森林康养的业态以旅游休闲为主，尽管都在向森林康养靠拢，但绝大部分基地还是以旅游为主。

此外，森林康养特别是疗养，对"医"的依存程度高，需要医疗机构参与并介入，然而目前的状况是"林热、医冷"。开展森林疗养、康养还需要专业技能人员。一方面开展此业务的场所有限且大都地处偏僻，缺乏相应产品，影响力不足；另一方面由于专业技能人员严重短缺，真正通过严格培训、掌握技能并能提供个性化、差异化服务的专业人员凤毛麟角，很难开展实质性工作。为了尽快培育森林疗养、康养市场，现阶段不分等级、无差别的技能培训虽然客观上有助于吸引更多公众关注和参与森林疗养、康养，然而从长远考虑，由于培训单一、专业性相对不足，参与培训人员尚无法提供全方位特别是具有疗效性质的专业和特色服务。

总之，我们应该看到，虽然全国范围内真正全面推进森林疗养、康养发展的时间尚短，但是其发展态势之快超出了人们的想象。同时我们更应该清楚地认识到，除上述问题外，目前由于各种原因，无论是政府部门还是公众，对森林疗养、康养的认识都还不够，基础研究十分缺乏，部分大专院校虽开设了森林康养方向，但尚未形成专业，更未构建学科体系。目前我国尚未建成具有示范意义的森林疗养基地，中国特色森林疗养模式依然有探索和上升的空间。

三　森林疗养的发展趋势与建议

（一）发展趋势

未来森林疗养的出发点和落脚点应该是公众都有现实的获得感。要达到此目的，至少需要具备以下条件。

一是未来的森林疗养需要更加融合化。首先是思维方式的融合。需要让公众知晓森林疗养的作用和意义，如此公众才有主动参与森林疗养的动力和意愿。其次是行为方式的融合。森林疗养需要集聚各国和地区、各民族、各阶层的智慧，采纳经实践证明了的优良的行为方式和自然疗法，结合本地的实际，以形成最佳的森林疗养模式。最后是相关领域的融合。森林疗养涉及林业、心理、医疗、饮食、运动、教育等人们日常生活的各个方面，虽因国家、民族等的不同以及社会经济发展的不同而有差异，但是整体上需要求大同存小异。

二是未来的森林疗养需要更加专业化。森林疗养对人体健康的积极影响是各方面综合作用而成的，需要逐一开展基础性研究，使研究结论为公众所信服，然而这需要大量的人才、资金、设施和时间、政策等的保障。不仅如此，对开展森林疗养的场所、实施森林疗养的专业人员、森林疗养效果的评价等都需要专业化。

三是未来的森林疗养需要更加社会化。目前真正参与森林疗养的主要是认识到位、有需求的个体，我们将他们称为有钱、有闲、有心的人。然而森林疗养最主要的作用是疾病预防，让人不得病、少得病、不得大病，延长健康时间，这应该是所有人的夙愿。因此，森林疗养应该具有很强的社会性，其受益对象不应该是少数人。

四是未来的森林疗养需要更加国际化。目前全球范围内有关森林疗养的标准、理念、模式等均有差异。各国、地区乃至一些组织、机构都是根据各自的理解和认知，以及相关政策和资源等"各自为战"。为使森林疗养尽快得到广泛认同和快速发展，我们希望在满足各国、地区、民族等特殊文化、政策、方式、习惯等的同时，形成相对统一的标准、模式、技术路线。

五是未来的森林疗养需要更加多元化。鉴于森林疗养的属性，在专业和科学的基础上，森林疗养的形式需具有更加多元的内涵，应该让所有人都享受到森林疗养带来的益处。比如，健康人或大部分人可采取森林浴（暂且称为普惠公益型）模式以延长自身健康时间；亚健康人可采取森林养法体验（暂且称为引导参与型）以疗愈身心；有症状、有需求的人采取专业的森林疗养自然处方（暂且称为森林疗愈型）以促进康复。

（二）对我国森林疗养、康养的建议

根据上述发展趋势，同时鉴于我国的国情、民情和林情以及我国社会经济发展阶段的特殊性，特提出如下建议。

1.顶层设计

鉴于我国的现行管理体制机制，推动新业态发展需要自上而下联动、整体布局，整合相关政策法律、行政管理和各项标准，开展相关研究，整合专业人才和资源，这些不是哪一个部门或机构可以实现的，需要顶层设计，合力实施，对内对外统一出口、统一发声。

2. 加大宣传普及力度

首先是加大对各级政府的宣传力度，没有各级政府的大力支持和协助，森林疗养、康养事业和产业很难推进。其次要使更多的企业界人士了解森林疗养、康养的理念和模式，使他们看到森林疗养、康养的前景和希望，并积极投身于基地建设。要让医疗和研究机构动起来，没有"医"的参与，中国的森林疗养、康养便会成为无源之水。林业主管部门更需率先行动起来。众多省份的林业主管部门相继赴他省调研取经，同时邀请有识之士特别是企业界人士共同调研的做法值得赞赏和推荐。最后要加大对公众的宣传普及力度，没有公众的理解认识和支持参与，森林疗养、康养的事业和产业将很难发展壮大。

3. 设定准入门槛

在普及推广森林疗养和康养理念的同时制定和完善针对性强、具有影响力和权威性的各项标准，建立准入机制，设定准入门槛。基地建设是重中之重，需加大建设力度，使名副其实的森林疗养、康养基地尽快建成，以起到示范带动作用。森林疗养与康养本质上存在"疗"和"康"的差异，一些地区由于基础设施、林区环境和森林质量等原因无法开展森林疗养，但不妨碍进行有特色的森林康养活动，诸如开展国际社会推崇的自然教育、森林拓展等活动。

4. 开展有关基础性研究

目前中国森林疗养所引用的有关数据大多来自国际社会的研究成果。针对森林环境对人体健康的影响，我国虽有若干机构通过森林医学实证方式进行了一些研究并获取了一定的数据，然而研究还存在局限性和权威性问题。森林医学实证多为实用性研究，真正能够探索森林疗养机理和奥秘的基础性研究极少，即便有也仅仅停留于单项研究，缺乏系统性和整体性的研究。而基础性研究需要系统化进行，所需投入巨大，民间机构和团体很难承受。为此需要开展全国性的专业联动式研究以充分彰显森林本身的真正价值。

总之，在未来发展森林疗养过程中，需要形成全局思维，统一思想和认识、统一形态和模式，融入大健康产业通盘考虑共同发展；需要各级政府的重视和多部门的理解、协助和联动；需要专业技术人员提供特色、差异化服务。

健康人群篇

B.12

海南省青少年网络成瘾
现状及影响因素调查*

张东献　邵志晓　谢伦娟**

摘　要： 为了解海南省青少年网络使用情况及网络成瘾流行现状，并分析其影响因素，为预防青少年网络成瘾提供科学依据，课题组采用概率比例抽样与分层整群随机抽样相结合的系统抽样方法，抽取海南省东、南、西、北、中五个区域12528名学生进行问卷调查。调查结果显示，小学四年级至大三学生中共有538人网络成瘾，网络成瘾检出率为4.29%。综合来看，海南省青少年网络成瘾处于全国中等水平，女性网络成瘾程度高于男性，随学段的上升而增长。住校青少年网络成瘾程度高于不住校青少年；常态家庭的青少年网络成瘾程度低于非常态家庭；父亲学历高的青少年网络成瘾程度低于父亲学历低的青少年。

---

　* 本文得到海南省自然科学基金资助（项目编号：823RC501）。

**　** 张东献，海南医科大学管理学院教授，博士，主要研究方向为疾病负担、健康期望寿命、青少年健康教育等；邵志晓，海南医科大学管理学院硕士研究生，主要研究方向为青少年行为健康；谢伦娟，海南医科大学管理学院本科生，主要研究方向为青少年行为健康。

关键词： 青少年 网络成瘾 健康人群 海南省

网络成瘾是指个体过度使用互联网而对其产生强烈的依赖性，生理、心理或社会功能明显受到损害的一种上网行为失控，也称为网络成瘾综合征[①]。青少年正处于关键的成长阶段，网络成瘾会损害其身体健康和认知能力，可能会导致青少年逃学、产生冲突行为，产生孤独感等情绪问题，甚至可能引发自杀和暴力行为等问题。根据第 52 次《中国互联网络发展状况统计报告》，截至 2023 年 6 月，我国网民规模达 10.79 亿人，互联网普及率达76.4%，其中青少年达到 2 亿，10 岁以下网民和 10~19 岁网民占比分别为3.8%和 13.9%[②]。青少年是网络成瘾的高风险群体，是预防措施的关键对象。为深入了解海南省青少年网络成瘾现状及其影响因素，本研究对海南省青少年开展问卷调查，为制定防治网络成瘾措施提供参考。

一 调查对象及方法

（一）对象

研究采用概率比例抽样与分层整群随机抽样相结合的方法，抽取海南省东、南、西、北、中五个区域的小学生（四到六年级）、初中生、高中生、大学生（大一到大三年级）作为调查对象，在各市县随机选取学校，以年级分层，每个年级采用直接抽选法抽取 2 个班级，将班级内所有学生纳入调查，每个年级不足 80 名学生，则在同片区同类型学校补充。共发放问卷14979 份，回收有效问卷 12528 份，回收有效率 83.64%。

---

① Young Kimberly S., "Internet Addiction: The Emergence of a New Clinical Disorder", *Cyberpsychology & Behavior*, 2009, 1 (3), pp. 237-244.

② 《第 52 次〈中国互联网络发展状况统计报告〉发布及专家解读》，《互联网天地》2023 年第 9 期。

（二）方法

1.问卷调查

调查问卷内容包括社会人口学特征和 Young 网络成瘾量表测量青少年网络成瘾情况。

（1）社会人口学特征：性别、学段、户籍所在地、民族、是否留守、是否住校、家庭结构以及父母学历、职业。

（2）网络成瘾的判定标准为"过去 7 天里，每天上网时长都在 4 小时及以上"以及在表1的9条内容中符合4条及以上。在此基础上，青少年网络成瘾等级划分情况如下：每天上网时长在 4 小时及以上，符合 4 条以下的判断为无网络成瘾，符合 4~5 条的判断为轻度网络成瘾，符合 6~7 条的判断为中度网络成瘾，符合 8~9 条的判断为重度网络成瘾（见表1）。

表 1　网络成瘾相关情况

条目	形式
1	经常上网,即使不上网,脑中也一直浮现与网络有关的事情
2	一旦不能上网,就感到不舒服或不愿意干别的事,而上网则缓解
3	为得到满足感而增加上网时间
4	因为上网而对其他娱乐活动(爱好、会见朋友)失去了兴趣
5	多次想停止上网,但总不能控制自己
6	因为上网而不能完成作业或逃学
7	向家长或老师、同学隐瞒自己上网的事实
8	明知负面后果(睡眠不足、上课迟到、与父母争执)而继续上网
9	为了逃避现实、摆脱自己的困境或郁闷、无助、焦虑情绪才上网

资料来源：本课题组开展的海南省青少年网络成瘾问卷调查。后文除特别注明以外，资料来源同此，不再赘述。

2.质量控制

本次调查组成员均由在校大学生组成，具有较高的业务素质，且在调查前对调查员进行统一培训。调查员须在调查对象填写问卷前告知本次调查的目的与意义，并且说明问卷为匿名填写，不涉及个人隐私泄露问题。强调注意事项后，统一发放问卷，组织学生在规定时间内独立完成问卷内容填写，调查员在现场管控纪律并及时解答调查对象所提出的问题，以消除调查对象的顾虑和疑问。问卷填写完成后当即回收，并将现场筛查出现遗漏问题的问卷返给学生补充完整。严格保管问卷内容信息。问卷统一回收后，由在校大学生进行数据的双录入与整理。在数据录入前，对录入员进行统一培训，明确问卷录入标准和剔除标准。采取双人录入法，一人负责录入，另一人负责读编码并同时检查录入结果，确保录入数据的准确性和完整性。

3. 统计分析

使用问卷星进行数据录入，Excel 2019 建立数据库，SPSS 26.0 软件进行统计分析；采用卡方检验进行单因素分析，将单因素分析中有统计学意义的变量纳入多因素 Logistic 回归中进行分析，以 $P<0.05$ 为差异有统计学意义的判断标准。变量赋值见表2。

表 2 相关变量赋值

变量	赋值
性别	1=男,2=女
学段	1=小学,2=初中,3=高中,4=大学
城乡	1=城市,2=乡村
民族	1=少数民族,2=汉族
是否留守	1=是,2=否
是否住校	1=是,2=否
家庭结构	1=核心家庭,2=大家庭(祖孙三代),3=单亲家庭,4=其他家庭
父母亲学历	1=小学及以下,2=初中,3=高中(或中专),4=大专,5=本科及以上
父母亲职业	1=办事人员,2=专业技术人员,3=工人,4=农民,5=个体户,6=其他

二　调查结果

（一）基本情况

本次共调查海南省青少年 12528 人，网络成瘾检出率为 4.29%（538/12528）。其中青少年轻度网络成瘾检出率为 2.56%（321/12528），中度网络成瘾检出率为 1.11%（139/12528），重度网络成瘾检出率为 0.62%（78/12528）。

（二）网络成瘾检出率比较

不同性别、不同学段、不同民族、是否住校、不同家庭结构与父亲不同学历的青少年网络成瘾差异具有统计学意义，其中，女生网络成瘾检出率较男生高；大学阶段网络成瘾检出率高于其他学段，网络成瘾程度随学段的上升而增加；少数民族青少年网络成瘾检出率高于汉族。城乡、留守儿童与非留守儿童、母亲学历、父母职业方面的网络成瘾差异无统计学意义（$P \geqslant 0.05$）。详情见表 3。

表 3　海南省青少年网络成瘾程度单因素分析

项目	组别	网络成瘾程度[n(%)]				χ^2	P
		无	轻度	中度	重度		
性别	男	5813(96.47)	116(1.92)	59(0.98)	38(0.63)	20.895	<0.001
	女	6177(95.00)	205(3.15)	80(1.23)	40(0.62)		
学段	小学	3865(99.15)	24(0.62)	3(0.08)	6(0.15)	193.198	<0.001
	初中	3442(95.27)	101(2.80)	48(1.33)	22(0.61)		
	高中	2977(93.97)	113(3.57)	51(1.61)	27(0.85)		
	大学	1706(92.27)	83(4.49)	37(2.00)	23(1.24)		
城乡	城镇	6805(95.75)	171(2.41)	84(1.18)	47(0.66)	2.739	0.434
	乡村	5185(95.65)	150(2.77)	55(1.01)	31(0.57)		
民族	少数民族	2334(94.61)	79(3.20)	31(1.26)	23(0.93)	10.628	0.014
	汉族	9656(95.97)	242(2.41)	108(1.07)	55(0.55)		

续表

项目	组别	网络成瘾程度[n(%)]				χ^2	P
		无	轻度	中度	重度		
是否留守	是	1151(97.13)	21(1.77)	6(0.51)	7(0.59)	7.780	0.051
	否	10839(95.56)	300(2.64)	133(1.17)	71(0.63)		
是否住校	是	5962(93.64)	238(3.74)	111(1.74)	56(0.88)	136.239	<0.001
	否	6028(97.84)	83(1.35)	28(0.45)	22(0.36)		
家庭结构	核心家庭	6202(95.77)	174(2.69)	65(1.00)	35(0.54)	31.202	<0.001
	大家庭	3826(96.45)	74(1.87)	49(1.24)	18(0.45)		
	单亲家庭	635(93.80)	25(3.69)	9(1.33)	8(1.18)		
	其他家庭	1327(94.25)	48(3.41)	16(1.14)	17(1.21)		
父亲学历	小学及以下	1465(93.55)	59(3.77)	28(1.79)	14(0.89)	39.935	<0.001
	初中	4696(95.60)	141(2.87)	42(0.86)	33(0.67)		
	高中(或中专)	2735(96.00)	60(2.11)	37(1.30)	17(0.60)		
	大专	964(95.92)	28(2.79)	11(1.09)	2(0.20)		
	本科及以上	2130(96.99)	33(1.50)	21(0.96)	12(0.55)		
母亲学历	小学及以下	2259(94.64)	77(3.23)	34(1.42)	17(0.71)	20.116	0.065
	初中	4694(95.64)	134(2.73)	46(0.94)	34(0.69)		
	高中(或中专)	2446(95.92)	59(2.31)	31(1.22)	14(0.55)		
	大专	944(95.55)	26(2.63)	12(1.21)	6(0.61)		
	本科及以上	1647(97.17)	25(1.47)	16(0.94)	7(0.41)		
父亲职业	办事人员	1731(96.22)	37(2.06)	22(1.22)	9(0.50)	16.851	0.328
	专业技术人员	893(96.12)	26(2.80)	6(0.65)	4(0.43)		
	工人	1750(96.05)	43(2.36)	15(0.82)	14(0.77)		
	农民	2920(95.43)	81(2.74)	31(1.05)	23(0.78)		
	个体户	2401(95.28)	63(2.50)	41(1.63)	15(0.60)		
	其他	2395(95.69)	71(2.84)	24(0.96)	13(0.52)		
母亲职业	办事人员	1903(96.21)	39(1.97)	21(1.06)	15(0.76)	17.866	0.270
	专业技术人员	792(96.82)	17(2.08)	4(0.49)	5(0.61)		
	工人	1179(95.93)	32(2.60)	10(0.81)	8(0.65)		
	农民	2771(95.52)	80(2.76)	28(0.97)	22(0.76)		
	个体户	2322(95.36)	63(2.59)	39(1.60)	11(0.45)		
	其他	3023(95.45)	90(2.84)	37(1.17)	17(0.54)		

（三）海南省青少年网络成瘾程度多因素 Logistic 回归分析

将单因素分析中 $P<0.05$ 的变量纳入多因素 Logistic 回归分析，结果显示，网络成瘾与青少年的性别、学段、是否住校、家庭结构、父亲学历有相关性（见表4）。

表4 网络成瘾影响因素的多因素 Logistic 回归分析

组别	参照组	β	S.E.	Wald	P	OR	95%CI
性别							
男	女	-0.235	0.092	6.567	0.010	0.791	0.660~0.946
学段							
小学	大学	-1.855	0.221	70.59	0.000	0.156	0.102~0.241
初中		-0.252	0.130	3.763	0.052	0.777	0.602~1.003
高中		-0.190	0.118	2.610	0.106	0.827	0.657~1.041
民族							
少数民族	汉族	0.096	0.106	0.824	0.364	1.101	0.895~1.354
住校与否							
住校	不住校	0.405	0.121	11.185	0.001	1.499	1.183~1.900
家庭结构							
核心家庭	其他家庭	-0.360	0.132	7.459	0.006	0.698	0.538~0.903
大家庭		-0.366	0.145	6.376	0.012	0.694	0.522~0.921
单亲家庭		0.002	0.199	0.000	0.992	1.002	0.679~1.478
父亲最高学历							
小学及以下	本科及以上	0.468	0.168	7.758	0.005	1.597	1.149~2.219
初中		0.193	0.146	1.752	0.186	1.213	0.911~1.616
高中（或中专）		0.096	0.160	0.365	0.546	1.101	0.806~1.505
大专		0.202	0.205	0.973	0.324	1.224	0.819~1.829

三 调查数据分析与讨论

研究发现，海南省青少年网络成瘾检出率为 4.29%，高于 2016 年安阳市青少年网络成瘾检出率（3.8%）[1] 及 2020 年郑州市青少年网络成瘾检出率（2.41%）[2]，低于 2018 年泸州市青少年网络成瘾检出率（11.2%）[3] 及 2017 年东莞市在校青少年网络成瘾检出率（6.47%）[4]。各个地区网络成瘾检出率不尽相同，可能是由于地区经济发展水平不同、学校或家庭对学生合理使用网络的教育和干预程度不同等。调查结果显示，海南省青少年网络成瘾情况不容乐观，青少年网络成瘾问题不容忽视，因此对海南省青少年网络成瘾患者进行干预任重而道远。

本研究发现，青少年中女生的网络成瘾检出率高于男生，这与张艳欣等人[5]和普罗查兹卡（Procházka）等人[6]的调查结果一致。这可能是因为女生的好奇心比男生更强，虚拟的网络世界吸引着好奇心重的女生，她们希望在网络世界中寻找存在感。与大学学段相比，小学学段青少年网络成瘾检出率更低，原因可能是小学生的日常活动和学习安排通常由家长和学校进行监管，这避免了孩子出现网络成瘾行为。大学生网络成瘾检出率高，一方面，大学期间的时间自由分配，拥有手机自主权，部分大学生自制力不强，过度使用网络，加上同伴效应，容易出现网络成瘾行为[7]。另一方面，大学生进入大学，学习和生活环境发生了翻天覆地的变化，对未来没有明确规划的大学生会感到迷茫，整天无所事事，容易把网络当作一种精神寄托。这与郝琪等人[8]的研究结果一致。住校青少年网络成瘾检出率高于不住校青少年，原

① 郭丽：《安阳市青少年网络成瘾现况及影响因素分析》，《现代预防医学》2016 年第 5 期。

② 代长顺、王永阳：《郑州市青少年抑郁症状和网络成瘾状况及其两者间的关系分析》，《现代预防医学》2020 年第 11 期。

③ 张德明、龙兵：《泸州市青少年网络成瘾现状及与性格、自我效能感、社会支持度的相关性》，《医学与社会》2018 年第 3 期。

④ 黄雪华、赵朔虹、莫丽恩：《东莞市在校青少年网络成瘾现状及其影响因素分析》，《中国校医》2017 年第 10 期。

⑤ 张艳欣、许银珠、王学敏等：《上海市闵行区中小学生网络成瘾现状调查分析》，《神经疾病与精神卫生》2024 年第 3 期。

⑥ Procházka R., Suchá J., Dostál D., Dominik T., Dolejš M., Šmahaj J., Kolařík M., Glaser O., Viktorová L., Friedlová M., "Internet Addiction among Czech Adolescents", *PsyCh Journal*, 2021, 10 (5), pp. 679-687.

⑦ 金晓燕：《大学生网络成瘾的心理基础及疏导对策研究》，《科技创业月刊》2016 年第 1 期。

⑧ 郝琪、程子尧等：《大学生网络成瘾的原因分析及对策研究》，《心理月刊》2019 年第 11 期。

因可能是住校青少年缺乏自控能力，容易受到网络的诱惑，加上缺失父母监管，同时学校方面不重视，疏于管理，住校青少年便出现网络过度使用问题①。其他家庭（包括隔代家庭、重组家庭等）网络成瘾检出率高，说明家庭氛围在一定程度上影响青少年网络行为，缺失父母的陪伴与关注，他们更倾向于通过网络寻求感情归属。这与王若晗等人②的研究结果一致。父亲文化程度为小学及以下网络成瘾检出率高，这可能是由于小学及以下学历的父亲缺乏对网络的正确认知，不能有效地应对网络成瘾问题。

四　对策建议

综上所述，网络成瘾行为的形成受到多个因素的影响。预防青少年网络成瘾这个重要公共问题需要全社会共同的努力。

学校层面：青少年日常生活的重要组成部分，学校在预防和减少网络成瘾方面应承担起核心责任，具体措施如下。加强网络素养教育：将网络安全和素养教育纳入常规课程体系，普及如何正确使用网络的知识，培养学生合理使用网络的意识③。教育内容不仅应关注网络成瘾的危害，还应帮助学生了解如何利用网络资源促进学习和发展。丰富课外活动：通过多样化的课外活动，如体育、艺术、劳动实践等，丰富青少年的日常生活。通过这些活动，学生不仅能发展多种技能，还能减少对网络的依赖，促进自身德、智、体、美、劳全面发展。定期心理辅导：学校应提供心理健康辅导，关注学生的心理需求和情绪波动。定期安排专业心理辅导老师帮助学生认识和解决与网络成瘾相关的心理问题，如焦虑、压力等，及时提供心理疏导④。

---

① 修丽：《安徽省中学生焦虑抑郁共患现况及与网络成瘾的关联研究》，安徽医科大学硕士学位论文，2023。

② 王若晗、东宇、谭荣英等：《青少年网络成瘾倾向与家庭环境的关系研究》，《护理研究》2019年第11期。

③ 郭鑫：《试论网络时代未成年人犯罪的预防》，《山东省青年管理干部学院学报》2010年第4期。

④ 戴家隽、莫闲、王华容等：《青少年社会支持系统与心理健康水平的关系——以江苏省南通市为例》，《中小学心理健康教育》2008年第21期。

家庭层面：家庭是未成年人成长的第一环境，父母的教育和陪伴对预防网络成瘾具有决定性作用。其一，加强亲子沟通：家长应主动与孩子进行日常交流，了解他们的心理需求和兴趣爱好。通过真诚的沟通，家长可以帮助孩子缓解生活或学业压力[1]。其二，设定合理的上网时间：家长应与孩子一起制定合理的上网时间表，明确娱乐和学习的界限，避免过度使用网络，尤其是在晚间。定期监督孩子的上网行为，但也要避免采用过度严厉的管理方式，以免引发逆反心理。其三，注重情感陪伴：除了物质支持，家长应多花时间陪伴孩子，参与他们的兴趣活动，满足他们的情感需求。亲密的亲子关系能够增强孩子的安全感，减少他们通过网络寻求情感满足的行为。

社会层面：预防青少年网络成瘾问题不仅仅是家庭和学校的责任，社会也要加入进来，共同为青少年营造一个健康的网络环境。其一，加强政策引导与法规建设：政府应制定相关法律法规，限制未成年人在网络平台，尤其是网络游戏和社交媒体平台上的使用时间。可以推行实名制网络游戏账号注册，并设定青少年模式，确保未成年人在合理时间内使用互联网。其二，提供社会支持：各类社会组织和社区中心可以提供丰富多样的课外活动，如文化活动、体育运动、公益项目等，帮助青少年拓展兴趣和社交圈，减少对网络的依赖[2]。其三，媒体责任与引导：各类媒体平台应减少不良信息的传播，并加强对青少年网络健康使用的宣传与引导，使其树立正确的网络使用价值观。同时，网络平台应通过技术手段，限制未成年人接触不适宜的内容，并引导他们合理使用网络。

除了外界的干预和支持，青少年作为网络成瘾问题的直接当事人，也需要增强自我管理意识，积极采取行动。其一，制订上网时间计划：青少年可以自己制定合理的上网时间表，平衡学习、娱乐和休息时间，加强自律，逐渐减少对网络的过度依赖[3]。其二，培养线下兴趣：多参与线下活动，如运

---

① 肖玉娟：《青少年网络成瘾的形成原因及对策探析》，《心理月刊》2022年第18期。

② 古田：《青少年网络成瘾：现状、影响因素及预防对策》，《中小学心理健康教育》2021年第17期。

③ 朱崇剑、祝燕：《浅谈预防青少年网络成瘾的对策》，《现代职业教育》2018年第8期。

动、阅读、社交等，丰富生活内容，减少单纯依赖网络获取娱乐和社交满足。其三，了解网络成瘾的危害：青少年应加强对网络成瘾危害的认识，了解长期沉迷网络会对身体健康、学业和心理状态造成负面影响，从而主动调整自己的行为。

综上所述，青少年网络成瘾问题是一个复杂的公共议题，需要学校、家庭、社会和青少年自身的共同努力，通过多层次的措施预防和减少网络成瘾问题，推动青少年健康成长。

B.13
北京市居家养老面临的
挑战与对策研究

杜梅萍　王贵东　王孟轩*

摘　要：　居家养老比家庭养老和机构养老更有优势，是适应北京市养老服务需求变化的养老模式，是适应北京市老年人养老服务供给变化的养老模式，也是很多发达国家和地区采用的养老模式。北京市居家养老面临的挑战主要体现在：居家养老资金来源渠道单一；社区居家养老资源缺乏流动与整合；居家养老服务单一，社区不能满足老年人看病就医护理康复的需求；居家养老缺乏专业人员的陪护与护理；社区居家养老服务产业化和市场化程度不高；精神文化生活不能满足居家养老的老人需要；居家养老建设忽视社会群体及个体的作用。针对这些问题，应该发挥养老金融的支持作用，促进多渠道资金来源机制形成；统筹规划、共建共享，合理配置养老服务资源；进一步推动社区医疗卫生服务中心和家庭病床建设；提升养老服务人员专业化水平；将市场机制引入，以加快居家养老的市场化、产业化步伐；针对不同状况的老人采取不同服务形式；引导社会力量和家庭参与。同时，要学习国外长期护理保险制度的经验，引导和促进居家养老护理成为长期护理的主要模式。

关键词：　居家养老　养老服务　健康人群

---

* 杜梅萍，中共北京市委前线杂志社高级编辑，主要研究方向为政治经济学、农村经济、城市学、健康城市等；王贵东，首都经济贸易大学本科生，主要研究方向为城市经济管理、城市规划；王孟轩，首都经济贸易大学本科生，主要研究方向为人力资源管理。

目前，北京市老龄化的压力显著加大。据统计，到 2022 年末，常住老年人 60 岁及以上有 465.1 万，是常住人口的 21.3%①，这显示出北京市已经进入中度老龄化社会。人口老龄化程度加深对养老模式提出挑战，完善居家养老，可以有效解决老龄化社会诸多问题，并促进经济社会可持续发展。

一 居家养老服务的必要性

（一）居家养老比家庭养老和机构养老更有优势

本文居家养老指的是社区嵌入式居家养老，不同于家庭养老，它在强调以家庭为核心的基础上，辅以上门服务和日托等社区服务，养老不离家，还能得到便捷的服务，更加尊重中国人养老的传统习俗。

家庭养老和机构养老不能跟上时代发展的原因是，家庭养老专业化服务不足，没有相应的社会支持；机构养老社会化程度高，却不能满足老人对家庭情感的依赖，又无法全面覆盖有需求的老人。在一定程度上，居家养老可以缓解当前机构养老供应不足以及家庭养老既缺乏专业化又缺少社会支持的状况。社区嵌入式居家养老可以让家庭与社会建立联系，在保持老人原有的生活环境、社会关系的条件下，改变家庭照护的非专业性，补充不足，并将各种养老资源，如养老驿站、日间照料中心和社区卫生服务中心等充分嵌入，降低照护成本，满足老人养老和医疗的双重需求。

（二）居家养老是适应北京市养老服务需求变化的养老模式

"9064" 是 2008 年北京市推出的养老模式，这一养老模式指出老年人将有 90% 选择居家养老，6% 选择社区养老，4% 选择机构养老。但是，新数据反映了现在的变化，居家养老占有了绝对优势。据北京市民政局统计，目

---

① 《北京市 2022 年度老龄事业发展报告》，北京市卫生健康委网站，https：//wjw. beijing. gov. cn/wjwh/ztzl/lnr/lljkzc/lllnfzbg/。

前，仅占户籍老年人口的 1% 不到的老年人选择机构养老，99% 以上的老年人选择居家养老，90% 以上的重度失能失智老年人选择居家养老。北京市民政局相关负责人介绍北京市 80 岁及以上"老老人"情况时说，据统计，目前北京市共有"老老人"85.5 万，入住养老机构的占比 4.7%，有 81.5 万人选择居家养老，占比 95.3%[①]。

一是对老年人来说，居家养老更符合老年人生活保障和精神归属的客观需求。大部分城市老年人付不起高端养老机构的费用，付得起的不是远在郊区就是排不上队，而居家养老使老年人降低养老消费成为可能。老年人受传统理念影响深，居家养老符合他们对养老的期望，社区居家模式使其生活在熟悉的环境中。国外研究数据显示，大多数老年人 80% 的活动都是在家中进行的。在经济条件和心理感受上有不少老人不能接受去养老院生活。而社区嵌入式居家养老一方面使老人与家人一同居住，另一方面能使他们享有社区给予的生活照料与精神文化生活。

二是对中青年人来说，居家养老不仅是对传统孝文化的良好传承，也能够减少家庭成员的照料成本，社区的支持可以有效解决家庭在老人养老方面的诸多困难。

（三）居家养老是适应北京市老年人养老服务供给变化的养老模式

北京市社会养老负担逐年加重。从户籍人口看，按照 15～64 岁劳动年龄人口抚养 65 岁及以上老年人口计算，2019 年，北京户籍人口总抚养系数达到 47.5%，老年抚养系数达到 26.8% 较 2018 年增长 2 个百分点。[②]

老年抚养系数逐渐提高加重了北京市政府的养老负担，而居家养老能够有效减轻政府在养老方面的经济和服务压力。一是居家养老服务的建设成本较低。北京市寸土寸金，机构养老需要另外建设一个老年人居住场所，而居家养老只需在家庭住所所在的社区配备社区养老驿站、日间照料中心等即

---

① 《解"老老人"居家养老难题》，《北京日报》2024 年 4 月 20 日。
② 《北京市 2019 年度老龄事业发展报告》，北京市卫生健康委网站，https://wjw.beijing.gov.cn/zwgk_ 20040/tzgg/202010/t20201023_ 2119958. html。

可。二是居家养老能节省社会资源。统计数据显示，在 60～69 岁低龄老人中，66.1%身体健康且能照顾自己和家人[①]。居家养老节省了很多人力、物力、财力，可以降低社会公共卫生开支。

（四）居家养老是很多发达国家和地区采用的养老模式

居家养老在国外又称"原居安老""就地养老""在地老化"等。居家养老是目前大部分国家应对人口老龄化的一种养老模式选择，它强调老年人在日常居住的社区中便可享受养老服务与设施，以增强老年人自我照顾的能力，避免养老模式过度机构化。20 世纪 50 年代末期，北欧一些国家提出"原居安老"这一理念。19 世纪末，瑞典和挪威等国随着工业化的实现，步入了老龄化社会，与之相应，养老建筑也开始了大规模的建设。这种机构养老模式所带来的问题是，很多老年人并不适应脱离家人和原有社区后陌生的居住和社交环境，对缺乏自主自尊和隐私的生活以及机构的束缚不满，产生回归家庭与社区的想法，"原居安老"应运而生。"原居安老"提供适老化照护服务、优化居家环境，实现老年人在自己熟悉的生活环境中居住并养老的愿望。

目前英国的老年人活动中心、日托所、老年公寓、护理院等所拥有的服务都可以在社区内提供，长期在医院接受护理的老人被转移到社区和家中，由医院护理转为社区居家护理，大大缓解了医疗健康服务的压力、减少支出。美国长期照护的服务形式也以社区居家照护为主，比如美国的全方位养老服务计划 PACE 模式，将短期医疗和长期照护相结合，高龄失能老人可以长时间在他们熟悉的环境中生活。[②]

二　北京市居家养老面临的挑战

在政策制定方面，早在 2015 年，北京就率先制定《北京市居家养老

---

① 《养老在北京：10 个数字带你读懂北京老人》，《北京日报》2023 年 10 月 23 日。
② 杨晓娟、丁汉升、杜丽侠：《美国老年人全面照护服务模式及其启示》，《中国卫生资源》2016 年第 4 期。

服务条例》，明确将养老服务的重点从机构转向居家。北京市政府还创新推出构建"三边四级"养老服务体系，构建四级（市级指导、区级统筹、街乡落实、社区参与）居家养老服务网络，实现三边（老年人周边、身边和床边）就近享受居家养老服务。北京市居家养老在这几年逐步发展，但仍面临诸多挑战，不管是在资金来源、资源整合、医养结合、服务人员队伍，还是在市场化运作、产业发展、综合监管等方面，都明显不能满足实际需求。

（一）居家养老资金来源渠道单一

政府投资一直是北京市居家养老资金的重要来源。居家养老仅靠有限的政府投资，不能持续支持社区扩充场所、增加服务设施、提升养老产品质量及进行适老化改造，不能满足日益增长的老龄人口的养老需求。

（二）社区居家养老资源缺乏流动与整合

一方面，养老资源归属不同的社区，各社区资源不对外开放，社区之间的独立性与排异性使得资源无法在各个社区之间自由流动，导致资源浪费与利用效率低下。[①] 另一方面，社区与其他养老机构如社区卫生服务中心、养老服务机构、医院等企事业单位存在信息不能共享情况，影响医养联合体的共建。

（三）居家养老的服务单一，社区不能满足老年人看病就医护理康复的需求

由于社区资金相对有限，大部分社区所提供的基本服务，依旧是老年餐桌、日托等内容，很少有上门护理、康复治疗等服务。多数社区的医疗站只能提供少数药品，只有常规的血压、血糖检测等项目，没有能力引进专业医

---

① 李长远：《"互联网+"在社区居家养老服务中应用的问题及对策》，《北京邮电大学学报》（社会科学版）2016年第5期。

疗设施和医疗人才，无法满足老年人看病就医的需求。对于老年人而言，看病就医十分重要，但同时也存在困难。数据显示46.8%的老年人表示就诊过程较难，等待时间长、环节烦琐；37.6%的老年人表示距离远、出行不便是其看病就医的一大阻碍；78.4%的老年人选择社区医院看病就医，这显示出社区医院在养老医疗服务中的重要性。[①]

（四）居家养老缺乏专业人员的陪护与护理

对于失能失智独居高龄老年人来说，专业陪护人员的陪护是他们在日常生活中最需要的。但目前专业陪护人员缺乏，从事陪护的工作人员和志愿者，大部分没有经过专业知识培训，这影响到居家养老服务质量的提升。专业陪护人员缺乏的原因是，目前该行业普遍存在社会地位不高、工资水平低、上升通道窄等问题，这使得招聘养老护理专业人才困难，人员流动性过大。

（五）社区居家养老服务产业化和市场化程度不高

伴随着北京市进入中度老龄化社会，一个不可忽视的现实是，随着人们生活水平的提高，居家养老的需求也朝个性化多样化高质量方向发展，市场化和产业化的养老服务供给才能满足这一发展趋势。虽然北京市推出以政企合作的方式与餐饮企业、养老服务商等签约设立老年餐桌、开放性食堂、社区养老服务驿站等一系列创新举措，以政府购买服务调动社会力量的积极性，从而提升产业化和市场化程度，但居家养老服务产业化和市场化进程仍然缓慢。

（六）精神文化生活不能满足居家养老的老人需要

北京市大部分居家养老服务重物质轻精神。社区是居家养老服务的主要提供单位，但目前仅限于基本的生活照护，老年人应享有的文化娱乐、体育活动等设施相对落后，有些社区设有棋牌、书画、健身等设施，但不能普惠

---

① 《养老在北京：10个数字带你读懂北京老人》，《北京日报》2023年10月23日。

到大部分老人。在子女不在的情况下，或是子女工作忙碌的家庭中，老人们精神活动的缺失是一个很大的问题，空巢老人迫切需要心理辅导和心灵沟通服务。

（七）居家养老建设忽视社会群体及个体的作用

北京市居家养老建设未能充分发挥社会群体和个体的作用。在居家养老建设中，需要发挥社会群体和个体，如志愿者、家庭成员、邻里、家庭医生等的作用。

三　北京市居家养老的改进建议

针对上述问题，北京市居家养老可以参考以下改进建议。

（一）针对居家养老资金来源渠道单一问题，发挥养老金融的支持作用，促进多渠道资金来源机制形成

一是加大居家养老服务的财政投入，财政投入要向医养结合型的社区和家庭倾斜，政府增加投入以养老补助政策与服务供应商达成协议，以降低老年人获得养老服务及产品的价格。二是要充分利用金融全方位的优势，发挥证券、保险、银行等金融机构的作用，全面支持居家养老建设的发展。三是鼓励社会力量通过独资、参股、合作等方式参与居家养老服务建设，形成一个有序竞争、多元并存、共同发展的公共服务供给模式，从而缓解当前养老服务供给能力不足的问题。

（二）针对社区养老资源缺乏流动与整合问题，统筹规划、共建共享，合理配置养老服务资源

首先，要对社区内部的资源进行整合，实现共建、共享。可以通过整合坐落于社区内的学校、国有企业和民营企业等的优势资源，实现居家养老共建共享。比如，可以采用政府补贴等政策，鼓励社区内的学校和企业向老年

人提供用餐服务，这一举措将为北京市许多社区省去额外建设老年食堂的负担，可以节约大量人力和财力。

其次，要对社区之间的资源进行整合，实现共建共享。各社区的养老服务水平参差不齐，发展极不平衡，各社区的养老优势各不相同。比如，有些社区的医养结合做得比较好，有些社区的智慧养老水平高，有些社区的精神文化生活丰富。社区间的养老服务实现互补互助、协同发展、共建共享，不仅可以加强社区间的交流和增强凝聚力，还可以节约北京市在居家养老服务上的经费。

最后，构建不同养老资源之间的共享共建机制。在街道层面，进一步推动民政、残联、卫健、经济、党建等多元主体资源共享共建，街道联合社区卫生服务中心、企事业单位等为老服务资源，共同构建医、养、康一体化居家养老服务模式。在宏观层面，要通过政策的出台，加强社区与养老服务商的协作，让区域一级发挥主导性作用，统一服务商的服务标准，统一规范信息安全，打通养老资源平台，比如联动上门服务的家庭医生和急救平台的力量等，通过多方协同为老人提供更加贴心的服务。

（三）针对居家养老不能满足老年人看病就医护理康复的需求问题，进一步推动社区医疗卫生服务中心和家庭病床建设

目前健全完善的居家养老服务的当务之急是推进医养结合。一是要进一步推动社区医疗卫生服务中心建设，为老年人提供从急救、诊断到护理的全面医疗服务。二是推动家庭病床和家庭养老床位衔接建设。北京市民政局养老服务事务中心副主任欧阳胜男表示，全市重度失能失智老年人大约有25.6万名，87%以上的重度失能失智老年人还是选择居家养老。[1] 家庭病床和家庭养老床位可以为这些老年人提供医疗、护理、康复、生活照料服务，同时能极大减轻医院住院床位的压力。全国政协委员王广发认为，应由国家

---

[1] 《北京民政局：创新居家养老服务模式，为大城市养老提供北京方案》，《新京报》2023年3月28日。

卫生健康委牵头，国家医保局、民政局参与，制定国家家庭病床医疗服务项目和标准及医保报销的指导性意见，制定切实可行、衔接紧密的政策。①

（四）针对养老服务人员专业匮乏问题，提升养老服务人员专业化水平

北京市拥有优质的教育资源，可以对养老服务人员加以培训，使其具备一定的护理专业知识和技能；以政府补贴的方式，提高工资水平，激励养老专业型人才留在社区，提高居家养老的专业化服务水平。目前，北京已制订实施养老服务人才行动计划，着手健全养老护理员职业生涯规划、继续教育、薪酬待遇管理体系，推动养老护理员队伍职业化、专业化。

（五）针对社区居家养老服务产业化和市场化程度不高问题，将市场机制引入，以加快居家养老的市场化、产业化步伐

目前要引入更多市场主体共同参与居家养老建设，努力形成多元主体参与的养老服务产业业态，确保市场化运作、企业化运营。要用市场来配置资源，让民营企业参与进来，使所有权和经营权得到合理配置，采取租赁、承包、股份制等多种形式，充分调动多元主体的积极性。

（六）针对精神文化生活不能满足居家养老需求问题，要针对不同状况的老人采取不同服务形式

在医养相结合的保障模式中，"养"既包括日常护理，又包括预防保健、社会交往、精神愉悦和自我实现等内容。人力资源服务商前程无忧发布的《2022老龄群体退休再就业调研报告》显示，68%的老年人退休后再就业意愿强。据统计截至2021年底，北京市全年经常性参与教育活动的老年人达57.8万，各类老年大学共有3167所，老年学校社区（村）2884所以及社村文化室

---

① 《全国政协委员王广发：家庭病床服务一举两得，应多部门联动实施》，《新京报》2024年3月7日。

6467 所。由这组数据可知，老年人精神层面的需求较大，并且 40.5% 的老年人表示愿意以低费用参与老年大学。① 因此，针对不同需求的老年人应提供不同的服务形式，以帮助其度过完满老年。具备完全自理能力尤其是身体健康的初老老人，其需求不仅是基础的医疗保健等，也有自我价值实现等高层次的个体需求，社区要为他们提供一些休闲娱乐、放松身心的娱乐活动，如书法、绘画、摄影、舞蹈等；具备半自理能力的老年人其需求主要是日常生活、医疗照护等生理层次方面的帮助；不具备自理能力的老年人其更多需求则是全方位医疗保障和护理。② 对于独居、失能、空巢老人除了需要给予日常生活的照料和护理，还要对他们给予专业心理咨询与辅导以及疗愈等精神慰藉。

（七）针对居家养老建设忽视社会群体及个人力量问题，引导社会力量和家庭参与

政府可以采用减免税收等优惠政策，鼓励社会群体参与到居家养老服务中；对成效显著的社会群体和个人，政府应有物质和精神上的激励；政府还要对家庭成员进行指导与专业培训，让他们学习如何照料老年人的生活如何进行医疗护理和心理关怀等，完善以家庭为主体的非正式照护服务的政策支持，增强居家养老服务的家庭功能；鼓励更多的社会群体加入居家养老服务中来，共同参与建设运营、人员培训、上门服务等，使社区的居家养老服务得到更多人的支持；充分发挥志愿者的作用，社区可以组织志愿者定期或不定期上门为老年人提供生活和护理服务。

四 借鉴国际经验 进一步提升居家养老水平

（一）学习日本长期护理保险制度的经验，引导和促进居家养老护理成为长期护理的主要模式

日本长期护理保险制度的构建思路是调动社会各方面的资源，对有需要

---

① 《养老在北京：10 个数字带你读懂北京老人》，《北京日报》2023 年 10 月 23 日。
② 吴雪：《智慧养老产业发展态势、现实困境与优化路径》，《华东经济管理》2021 年第 7 期。

的老年人进行照护服务，使其能够最大限度地自食其力。其保险资金来源一半为国家和当地政府，另一半为投保人交纳的保险费。从 40 岁起，公民开始缴纳护理保险金，该保险覆盖 65 岁及以上和 40～64 岁需要照顾者，其医疗支出的 90% 由该保险承担。日本长期护理保险通过社会保险的方式，使国家、地方和家庭共同承担老年人护理费用，一定程度上减轻了家庭的养老负担。更为重要的是，长期护理保险制度使居家养老可持续发展，居家养老护理可以成为长期护理的不可缺少的模式。长期护理保险制度在提高老年人支付能力、培育照护市场等方面都产生了积极作用。北京市自 2020 年 11 月起，在石景山区开展了全要素、全流程、全方位的长期护理保险试点。下一步北京市要积极争取国家政策支持，尽快实现长期护理保险制度在全市落地。在构建这一长期护理保险制度体系的过程中，北京市应对日本的以下经验予以借鉴。

（1）构建以长期护理保险制度为支撑的居家养老体系。对于生活只能半自理或不能自理的老人来说，能在家中得到周到的照料意义重大。日本的长期护理保险通过对受保人的身体条件进行评定，提供相应居家服务：护理、康复、洗浴、探访、租买康复设施等。日本长期护理保险使居家养老护理成为可能。北京市居家养老服务需求调研报告显示，愿意使用上门护理服务的老年人达 33.4%。[①] 但北京市目前上门护理服务还是自费项目，将上门护理服务纳入医保或长期护理保险体系，将会打通居家养老"最后一公里"服务。

（2）通过长期护理保险制度构建医养结合型养老新模式。日本长期护理保险将分散的医疗、护理、预防、居住、生活照护等服务整合起来，不但涵盖居家照护开支，而且涵盖预防措施，例如老人身体功能训练、健康教育及辅导等。借鉴日本医养结合型养老新模式，北京市应鼓励医疗机构将健康管理服务延伸至家庭，构建老年健康档案，并通过健康评估、定期体检、健康教育指导等方式，减少老年人的失能风险，减轻其家庭及社会的压力。

---

① 《北京市居家养老服务需求调研报告发布 老年人最期盼普惠型养老》，北京市人民政府网，https://www.beijing.gov.cn/fuwu/bmfw/sy/jrts/202305/t20230525_3112790.html。

2024 年北京市着力推动社区卫生服务中心与三甲医院建立"老老人"紧急救治及快速转诊绿色通道机制。

（二）澳大利亚适老化改造的经验与启示

随着老龄化社会的到来，部分发达国家进行了具有完备制度体系和服务方式的适老化改造。在澳大利亚，科学设计流程、多元主体参与以及严格的质量监督，是保证适老化改造成功运作的关键。

（1）对住户进行深入、细致的调查，以用户体验为导向实现个性化环境改造。入户评估内容包括老年人健康和心理状况、生活习惯、环境习惯及使用障碍等多个方面，以确保为老人作出的适老化改造方案是他们所需要的。评估和改造的过程中，让老年用户及其照料者一起参与，确保改造能解决每位老年人的问题，突出个体而非统一标准。

（2）政府根据《老年护理质量和安全委员会法案》对服务机构的资质严格审核，以保证其专业化水平。此外，政府会根据年度的服务品质检查及审核结果，作出是否继续资助的决定。

对比国外尤其是澳大利亚适老化改造的成熟经验，北京市适老化改造在资金支持、整体统筹、流程设计、多元主体参与和监督与管理等方面，缺乏与之相应的规范制度。同时，由于适老化改造覆盖面不大，还局限在高龄、失能、失独等少数老年群体中，这使得适老化改造不能充分发挥其应有的作用。

许多发达国家建立了较为完备的居家养老监管机制。如美国，其标准由政府制定，社会保障部门负责监管，并设立了特别的长期护理监察员和年度检查制度；日本是由中央政府制定政策，由中央、市和县三级政府共同监管；德国健康保险医疗服务处按照联邦主管机关制定的"长期护理服务方针"，对护理机构的建设、服务流程和服务效果等进行检查和监督，采取一年一次定期抽查的形式。[①]

---

① 马晶、袁文全：《长期护理服务质量监管机制——以德国法为例》，《西南民族大学学报》（人文社会科学版）2018 年第 1 期。

借鉴发达国家经验，北京市应对居家养老服务质量监督体系加以完善。首先，政府要制定包括具体服务标准、内容、方式等在内的管理办法，使居家养老成为有法可依、有章可循的一种养老模式，避免老人因服务行为不当而受到侵害。其次，政府应设定准入标准，提供服务的组织和人员必须是经过专业培训的，拥有从业资格，尤其是这些项目，如餐饮、洗浴、医疗等关系到老年人的健康安全。最后，政府要对居家养老服务进行监管，建立政府、社区、家庭、社会等各方主体相互监督和约束机制，并通过居民回访、服务检查、监测评估等手段监督管理。[①]

北京市要着力打造老年人居家养老的无障碍环境。据统计，在适老化改造方面，主要需求在于地面改造和如厕洗浴设备改造两方面，分别占54.7%和46.8%[②]。因而，在对老年人身体和心理状况进行充分评估的基础上，主要应围绕老年人行走便利、如厕安全等进行改造，如扩大门宽、增加坡道以方便轮椅的使用，加装电梯、栏杆、扶手、防滑设施、照明系统等以提升空间可达性、安全性等。适老化改造，老人最盼走平道。清华大学建筑学院教授周燕珉认为居家适老化改造应"四通一平"。[③]"四通"是视线通、声音通、路径通和空气通，"一平"即地面平。北京市地方标准《老年人家居环境适老化改造服务规范》正面向全社会征求意见，该规范推荐了地面卫浴厨房等8类40个适老化改造项目。

---

① 范文璟：《社区居家养老服务供给的现实逻辑、困境及路径》，《安庆师范大学学报》（社会科学版）2021年第5期。

② 《养老在北京：10个数字带你读懂北京老人》，《北京日报》2023年10月23日。

③ 《怎样改造老人的家才能适合老人家？》，《人民日报》海外版，2022年7月8日。

案 例 篇

B.14
杭州健康细胞数字化监测评价实践探索

王建勋　袁贞明　李金涛*

摘　要：　杭州市在 2008 年就启动了健康城市建设和健康单位培育工作。健康单位的培育工作成为推动不同行业凝聚健康共识的重要形式。为了对健康单位进行有效管理，更加科学有效地提供精准服务，杭州市积极开发健康细胞监测与健康城市评价数字化系统，通过健康浙江监测平台年报数据的回流，以及对杭州市卫生健康大数据中心的数据实时抓取，利用杭州市医疗、健康、环境等大数据，开展健康城市监测与评估、健康细胞管理与评价、健康态势感知与预警等工作，进一步提升了健康治理现代化水平。目前的问题在于传统模式下的"四低一高"；建设偏重形式，实效评价缺失；数据共享存在壁垒，管理工具缺失；公众参与度与透明度不高。在接下来的工作中，应该创新健康细胞监测、健康城市评价系统体制和运行机制；构建科学评价

---

* 王建勋，杭州市健康城市指导中心主任，高级经济师，主要研究方向为健康城市理论与实践、健康影响评估等；袁贞明，杭州师范大学移动健康管理系统教育部工程研究中心副主任，教授，主要研究方向为计算机软件及计算机应用；李金涛，杭州市健康城市指导中心健康评价科科长，高级经济师，主要研究方向为场所健康促进。

体系，重塑健康细胞建设蓝图；以信息化建设赋能健康数据标准化与智能管理平台；以数智为抓手驱动公众参与透明化，形成健康细胞监测评价的新途径。

关键词： 健康细胞 健康城市 杭州市

2008 年，杭州市启动健康城市建设之初，就从"市—区（县）—街道（乡镇）—社区（乡村）—单位（场所）—家庭—个人"全链条入手，构建覆盖健康城市、健康区（县）、健康村镇、健康社区、健康单位（场所）、健康家庭、健康达人的健康城市共同体。2008 年起，作为健康城市建设的配套项目，杭州市启动了包含社区、农村、学校、医院、机关、企业、市场、商场、宾馆、饭店、景点和家庭在内的 12 类健康细胞的培育工作。[1]目前，杭州市已实现健康区县全覆盖，健康社区覆盖率 96%，健康乡村覆盖率 66%，二级以上医院省级健康促进医院覆盖率 100%，中小学健康促进学校覆盖率 99.35%，广泛凝聚了社会健康共识。[2] 2020 年 12 月，杭州市印发《中共杭州市委、杭州市人民政府关于推进大健康治理能力现代化的实施意见》，对加速推进数字化健康治理提出了明确目标。

一　杭州健康细胞监测与健康城市评价系统建设成效

杭州市通过制定健康公共政策创造支持性环境，强化社区行动，发展个人技能，调整卫生业务方向，把健康知识、健康理念以点带面，从机关、企业、村、社、家庭等普及到每个人，从而促进全民健康，让人人共享健康。

---

[1] 李金涛、左国珍、王辉、厉小菠、马海燕：《杭州市工作场所健康促进效果评价》，载王建勋等主编《健康杭州发展报告（2022）》，社会科学文献出版社，2023，第 90 页。

[2] 《以健康入万策　奋力打造全国最具幸福感健康城市样板市"杭州经验"亮相博鳌亚洲论坛全球健康论坛》，《杭州日报》2024 年 7 月 22 日。

（一）系统分析

1.现状分析

城市健康作为衡量现代城市可持续发展的重要维度，其根基在于构成城市的基本单元——村镇、社区、学校、企业和家庭的健康与活力。杭州市作为长江三角洲区域的核心城市，拥有超过1200万的常住人口与庞大的经济规模，其快速发展的同时也面临着人口密集、经济活动频繁带来的系列健康挑战，这些挑战对城市的正常运行机制构成了潜在威胁，凸显构建健康城市细胞的复杂性和必要性。

国际视野下，城市健康细胞的建设不乏先例。然而，鉴于国内外在管理模式、服务供给方式以及数据标准化等方面的差异，直接移植国际经验并不可取，中国城市健康细胞的构建需立足本国实际，创新管理模式与服务模式，形成中国特色的健康城市发展模式。然而，目前国内的城市健康细胞建设仍存在以下共性问题。

（1）从健康城市本身而言，其作为一个开放的系统，需要不断地从系统外输入能量和物质，传统监测手段难以实现覆盖，相关健康细胞的数据收集也较为困难。此外，从生态学的角度考虑，城市具有聚集性、开放性、代谢性等特征，健康细胞与城市应视为相互关联的系统而不是孤立的存在，对其难以精准评价。

（2）虽面向各基础机构和广大人民群众，但其参与感较弱，存在"政府包办"的现象，缺乏充分的交互措施，难以反映真实的城市体征，需连续、实时、长期获取动态的城市健康指数相关信息，以实现动态、精准有效地监测和评价。

（3）从政府宏观调控角度，现有健康城市建设存在不平衡的现象，主要体现在重建设、轻管理，重形象、轻实效，往往基础设施较完善，软服务供应不足，完善的健康城市建设体系不仅需要硬件设备的投入，也需要对应的管理系统工具。

2. 业务流程分析

健康细胞监测业务流程如图1所示。杭州市健康细胞监测通过数字化管理政府、学校、医院等单位，依托自动采集更新与手动维护的健康档案，以及体检、病历数据集成分析，自动生成健康基线报告，进行全面健康评价，包括员工健康状态监测、单位健康水平排名及风险预警，旨在助力健康城市建设，实现精细化管理和预警干预。

健康城市评价业务流程如图2所示。基于健康城市评价体系整合上传、回流和抓取的健康数据，绘制城市、职业、单位三大健康状况图，利用地图可视化展现不同层级的健康分布，细至街道，同时按职业分类评估群体健康，分析单位历史健康数据。健康指标计算引擎在汇集省市健康大脑、体育、规划等多源数据基础上，构建评价指标库，产出多维度健康指数，支持定制化统计模型。此外，体系实现对健康事件与指数的动态感知预警，通过时空分析对重点疾病分布及趋势进行预警，对特定人群的慢性病风险分级预警，并依据预警分析辅助决策，指导资源优化配置，促进健康管理与城市规划有效协同。

（二）系统设计

1. 系统架构

健康细胞监测与健康城市评价系统建设分为治理端和服务端，如图3所示。治理端采用分层架构设计，由健康数据汇聚层、健康城市指标计算层、健康城市分析应用层三部分组成，主要用于健康城市的原始数据汇聚、动态指标计算、可视分析展示、健康细胞管理等。在健康数据汇聚层，主要是汇聚健康浙江监测平台的年度监测数据、杭州市卫健大数据中心医疗和体检数据、人力社保数据、天地图。健康城市指标计算层，由"健康中国""健康浙江""健康杭州"等指标库，以及健康指数计算模型和健康预警计算模型组成，通过统一主索引调阅数据开展相应的计算。健康城市分析应用层，主要提供健康城市驾驶舱和健康态势动态感知与预测服务。

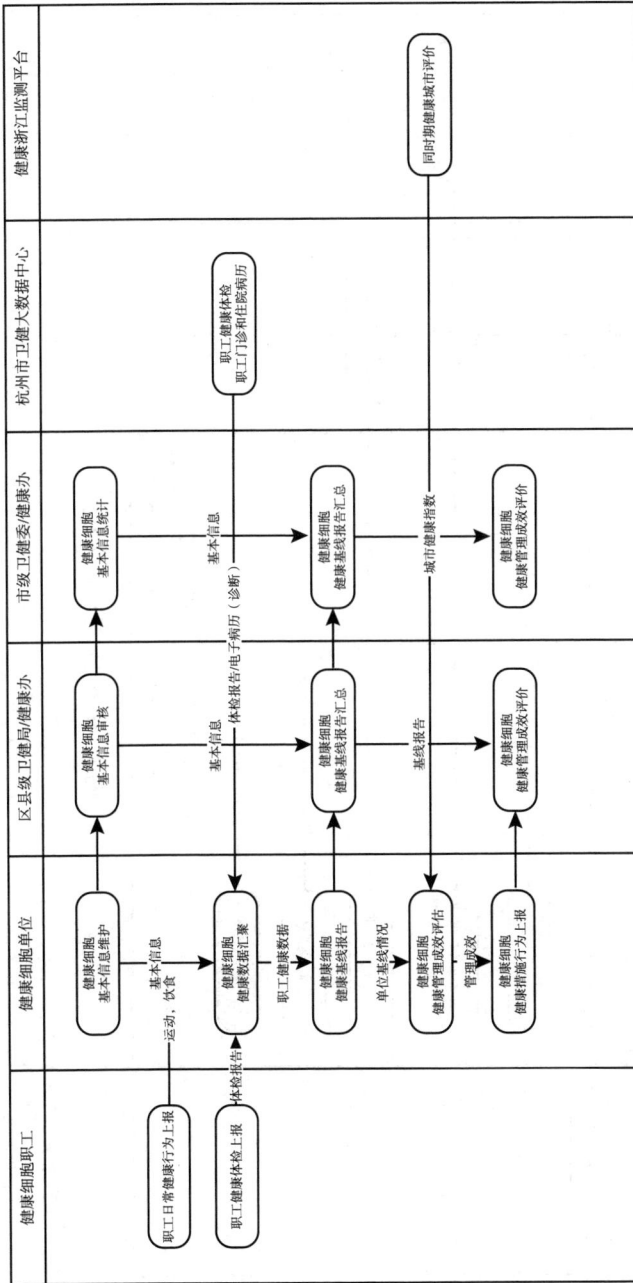

图 1　健康细胞监测业务流程

资料来源：笔者自绘。

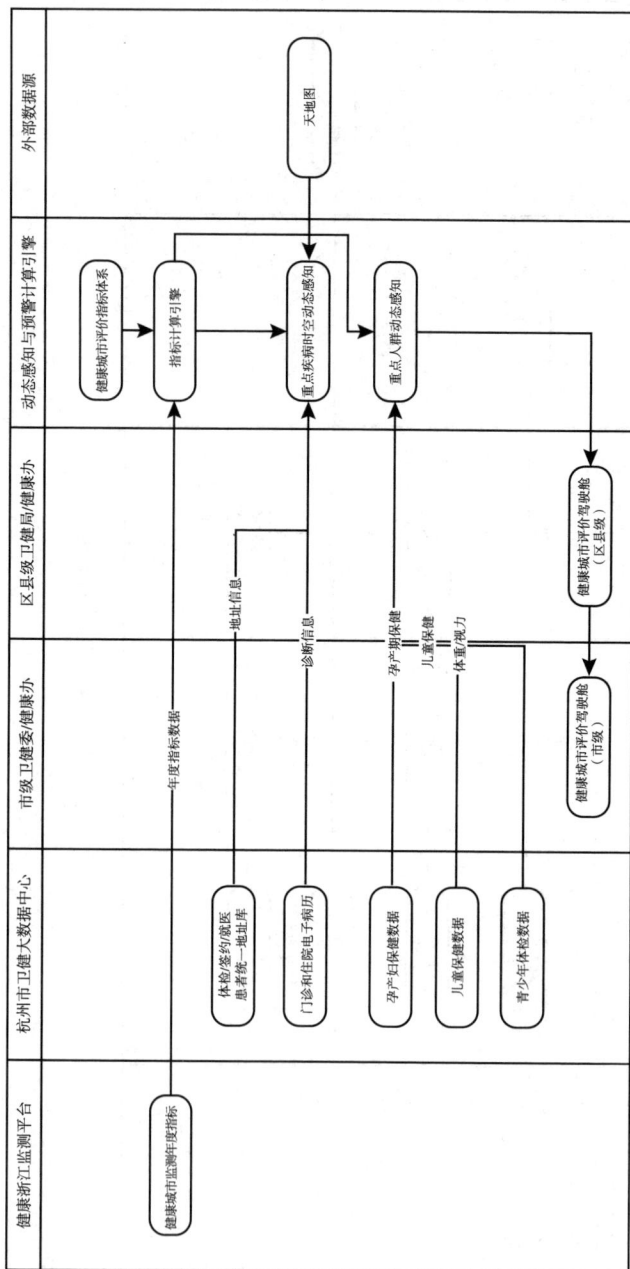

图2 健康城市评价业务流程

资料来源：笔者自绘。

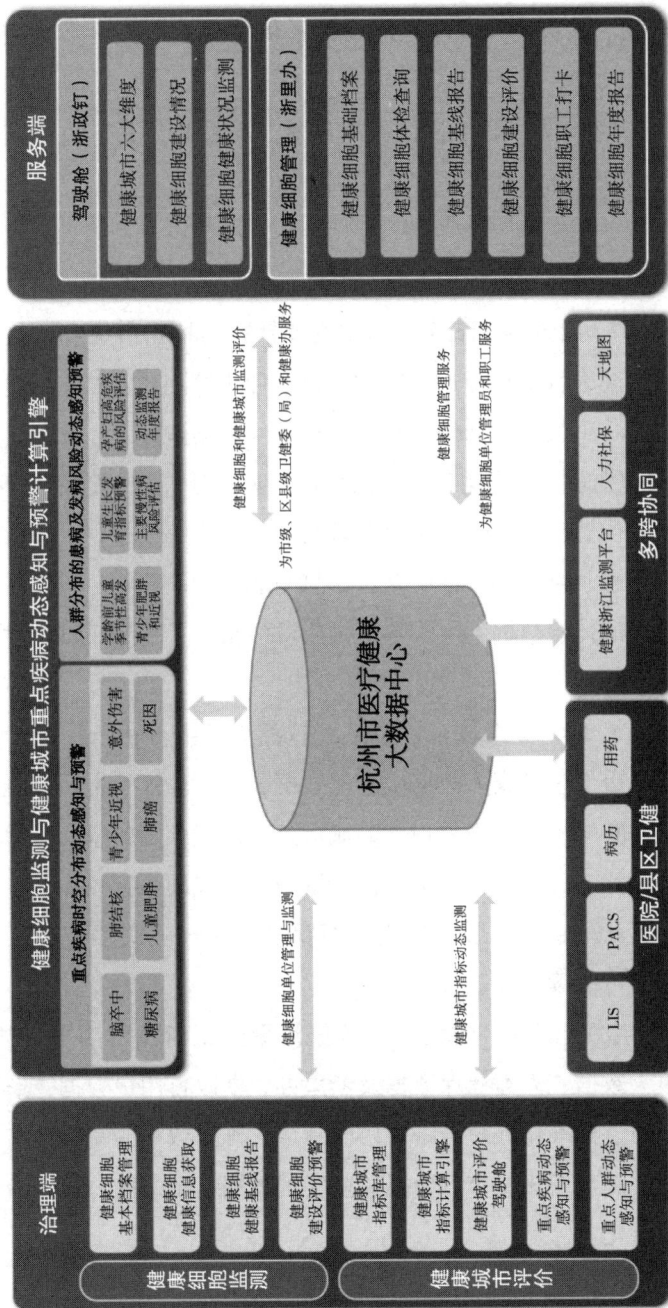

图 3 系统架构

资料来源：笔者自绘。

服务端按照使用对象不同分为 2 个端。

（1）为市级和区县级健康城市职能部门提供健康城市指标数据查询的移动端，嵌入在浙政钉；

（2）为健康细胞单位和职工提供健康细胞基础数据维护、过程监控查询、日常健康行为录入的移动端，嵌入在浙里办。

2. 系统功能

健康细胞监测与健康城市评价系统如图 4 所示，其核心功能如下。

（1）浙政钉-移动查询。浙政钉-移动查询旨在为杭州市级和区县级职能部门提供便捷的健康城市指标数据查询入口，便于管理者实时掌握健康治理成效，快速响应并决策，驱动健康管理策略的优化与调整。

（2）健康细胞监测。健康细胞监测系统实现了对杭州市政府、学校、医院等机关事业单位健康数据的数字化管理与评价。系统通过自动化信息采集与人工维护相结合，维护健康细胞基本信息与职工健康档案，自动获取并整合公立医疗机构的体检数据，生成年度健康基线报告，为健康城市建设提供微观基础。

（3）健康城市评价。健康城市评价系统依托大数据分析，综合健康浙江监测平台与杭州市卫生健康大数据中心的数据，全方位评估杭州健康城市建设水平；通过驾驶舱界面直观展现健康城市建设六大维度的进展，动态监测与预警城市健康状态，利用自定义指标计算引擎生成健康指数，支持多维度、多层次的健康状况感知，形成年度分析报告，指导健康政策制定与干预，促进城市健康可持续发展。

（4）健康城市数据汇聚。健康城市数据汇聚健康浙江监测平台数据、杭州市医疗健康大数据、人力社保数据及浙里办、浙政钉用户数据，形成健康数据资源池；通过标准化处理与跨域协同计算，确保数据的完整性与可用性，为健康细胞监测与健康城市评价提供坚实的数据基础，助力健康治理决策的精准化与智能化。

（5）浙里办-健康细胞。浙里办-健康细胞监测为健康细胞单位及其职工提供移动端健康管理服务。用户可通过浙里办应用参与健康细胞基本数据

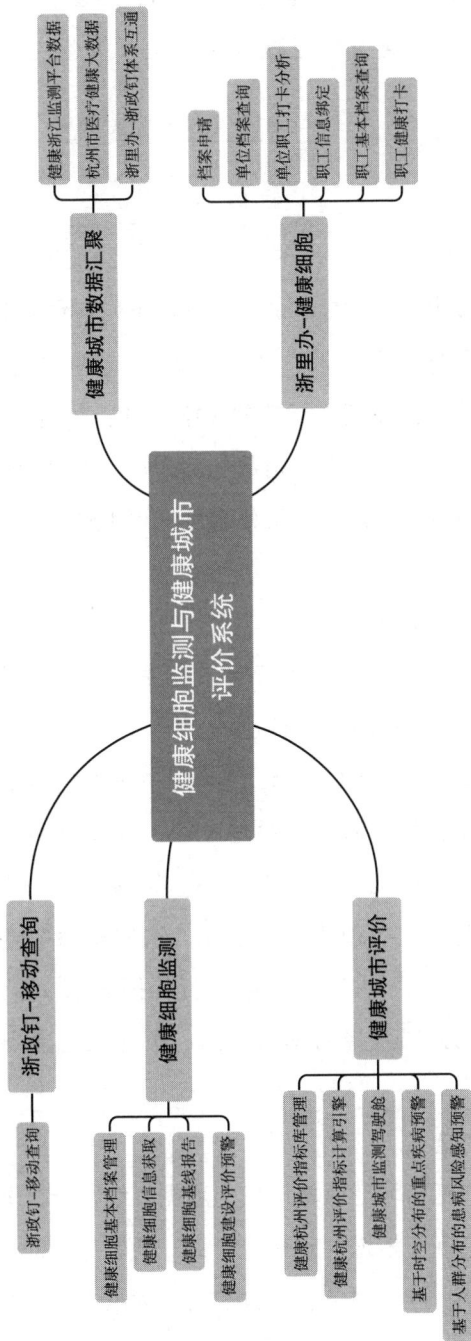

图 4　系统功能

资料来源：笔者自绘。

维护、查看过程监控信息、录入日常健康行为数据，实现个人与单位健康管理的便捷互动，增强健康意识与参与感，促进健康细胞内部的健康文化建设。

（三）应用成效

1. 健康城市评价指标库

建立可扩展的健康城市评价指标库，指标库能够对应国家和浙江省的考核要求，具体包括《"健康中国 2030"规划纲要》、健康中国行动、《健康浙江 2030 行动纲要》、推进健康浙江行动的实施意见、《全国健康城市评价指标体系（2018 版）》、健康浙江发展指数和健康杭州发展指数指标。本案例对相关指标进行归纳整合，形成适宜杭州地区的可编辑、可管理、可拓展的健康城市评价指标体系。

2. 重点人群患病及发病风险状况

针对儿童、青少年、职业人群构建特定人群库，追踪常见疾病的发病情况，对不同人群进行风险预警并反映数据趋势。同时，基于医院的门诊数据和体检数据，呈现特定人群的常见慢性病的未来发病风险趋势，如学龄前儿童高发疾病的季节性发病趋势。根据对 0~6 岁学龄前儿童的常见疾病发病的实时监测，杭州学龄前儿童高发疾病，如肺炎、上呼吸道感染和过敏等，在季节性发病趋势上呈现明显的变化。这些疾病在春秋季节相对多见，可能与气候变化、空气质量、病毒流行等因素有关。春季气温回暖、湿度增加，是病毒易感染传播的季节，因此上呼吸道感染和过敏反应较为突出。

3. 城市健康水平驾驶舱

城市健康水平评估包括市域健康城市核心数据，统计分析健康细胞建设情况，在驾驶舱中动态呈现。根据健康评价指标，动态呈现杭州健康城市建设的健康文化、健康环境、健康服务、健康社会、健康产业、健康人群六大维度发展水平。

二 杭州健康细胞监测评价的主要经验

杭州市是国内最早开展健康城市试点建设的城市之一。早在 2004 年，杭州市委、市政府组织开展了建设健康城市的可行性研究。杭州市充分发挥高规格健康城市建设组织架构作用，坚持完善健康治理体系、夯实健康生态网络、强化数字赋能，多维度齐发力，落实健康优先政策，积极打造健康中国示范区，推动健康事业和产业协同发展。截至 2023 年，全市人均期望寿命为 82.83 岁、孕产妇死亡率为 2.0/10 万、5 岁以下儿童死亡率为 2.16‰，主要健康指标均达到高收入国家水平。[①] 杭州市连续三年被评为全国健康城市建设样板市，连续四年被评为清华城市健康指数引领型城市，被中共浙江省委省政府授予健康浙江建设先进市荣誉。杭州健康细胞监测评价建设为全国开展健康城市建设提供了可借鉴、可推广的先进经验。

（一）健康细胞监测建设

1. 具体做法

（1）健康细胞基本档案管理。健康细胞的基本信息，包括单位信息、单位员工信息、健康单位评选信息等。健康细胞的单位信息和员工信息可由单位管理员在线维护，也可以探索通过与人社数据对接后，由单位管理员核对基础信息的方式完成。

（2）健康细胞职工健康信息获取。杭州市卫生健康大数据中心获取健康细胞试点单位中的市级机关事业单位、区县单位职工在公立医疗机构的体检信息，中小学生体检信息以及入托入园体检信息等信息，系统同时审校这些体检信息的完整性。

（3）健康细胞单位健康基线报告。根据健康细胞单位内职工的体检报

---

① 《关于我市健康城市建设工作情况的调研报告（书面）》，杭州网，https://z.hangzhou.com.cn/2024/rddsbchy/content/content_ 8748778.html。

告、就医数据，以及单位健康管理措施，自动生成以健康细胞为单位的年度健康基线报告，并确立年度健康管理目标。其中，单位健康管理措施来源于单位填报，健康生活方式来源于浙里办服务端职工填写的运动和饮食等数据。

（4）健康细胞建设评价预警。根据健康细胞的体检报告、就医数据、职工健康生活方式数据，以及单位健康管理措施，结合浙江省和杭州市健康城市建设指标数据，全面评估健康细胞试点单位的健康水平，例如糖尿病、高血压等慢性病发病率，根据年龄分层将单位水平与杭州整体水平进行比较，对健康水平较低的单位进行预警。

2. 建设意义

高质量推进健康细胞建设是实现健康城市现代化的重要途径。数字赋能是新形势下健康单位建设的重要工具，也是现代化健康治理的重要特征。基于大数据建立健康单位数字化监测系统，可以有效解决传统的健康教育工作精准性不足的问题，从而构建动态监测、科学预警、精准干预的健康单位培育新模式。

（二）健康城市评价体系建设

1. 具体做法

（1）健康杭州评价指标库管理。建立可扩展的健康杭州评价指标库，指标库的基础指标对应国家、浙江省和杭州市的考核要求。

（2）健康杭州评价指标计算引擎。采用可配置的计算库，设置每一个指标的计算公式以及参数对应关系，在后台对集成的健康数据进行统计分析，根据相关配置系统产出调查报告。

（3）动态感知与预警。基于时空分布的重点疾病分布动态感知预警，如基于脑卒中、糖尿病、肺结核、儿童肥胖、儿童青少年近视、意外伤害、肺癌等疾病的时空分布情况，从横向层面呈现各社区上述疾病的分布情况，通过热力图等可视化手段呈现；从纵向层面呈现及分析其历年变化趋势，通过趋势分析和预测模型等方法，报告潜在的不良健康事件。

基于人群分布的患病及发病风险动态感知预警。针对老年人、孕产妇、儿童、青少年等特定人群，追踪常见疾病的发病情况，构建常见慢性病发病风险预警模型，并对不同人群进行高中低危风险的划分，提供决策预警。

健康城市年度分析报告。通过了解重点疾病的时空分布，提前对高发疾病地区进行干预。基于常见慢性病发病风险预测模型，对高危人群进行重点健康管理，通过对预警结果的评判分析了解不良健康事件发生的原因。

2.建设意义

健康城市评价体系建设有助于全面评估城市居民的健康状况和生活质量，是推动城市可持续发展的关键路径，通过系统评估城市的健康环境、健康服务、健康社会及人群健康状况，为城市规划与管理提供科学依据，引导资源合理配置，协同促进经济社会发展与居民健康。同时，健康城市评价体系建设为城市健康发展提供科学依据和指导，帮助城市管理者发现和解决影响居民健康的问题，及时制定和调整相关政策措施，提升城市公共卫生水平。此外，健康城市评价体系还能促进各部门协同合作，推动跨领域、跨行业的健康促进工作，实现全社会共同参与、共同推动城市健康发展。

（三）健康城市数据汇聚方案建设

1.具体做法

（1）健康浙江监测平台数据汇聚。健康浙江监测平台汇聚的数据，是对高危人群进行重点健康管理的基础，为形成健康城市评价的年度监测报告提供数据支持，例如反映脑卒中、肺结核、儿童肥胖、儿童及青少年近视等各类疾病的时间和空间分布情况及变化趋势，揭示疾病发生和发展的机制与规律。

（2）杭州市卫生健康大数据中心数据汇聚和开放。可了解意外伤害和糖尿病、高血压、肺癌等慢性病的发病情况，通过了解重点疾病的时空分布，提前对高发疾病地区进行管理，为形成健康城市评价的年度监测报告提供数据支持。

（3）杭州市人力社保数据共享。与杭州市人力社保数据进行互联互通，共享健康城市评价所需的社保职工、医疗健康保险费用等信息。

（4）浙里办、浙政钉用户体系互通。基于杭州市卫生健康大数据中心，整合市级和区县级职能部门提供服务的浙政钉和为健康细胞单位及职工提供服务的浙里办数据，实现互联互通。

2.建设意义

健康细胞监测、健康城市评价建设的重点是在监测和评价过程中解决"数据孤岛"和"业务孤岛"的问题。健康城市数据汇聚方案，核心在于整合多源健康信息，实现跨部门数据共享，为城市管理、医疗决策提供强有力的数据支撑。本方案能提升公共服务效率，加强健康监控，指导资源合理配置，促进健康平等，这是迈向智慧健康城市的关键步骤，对提升公众健康水平和城市综合竞争力具有重要意义。

（四）健康细胞监测评价模式建设

1.具体做法

（1）城市健康细胞建设注重引入大数据、人工智能等先进技术，具备重点疾病动态感知预警、人群患病风险感知预警等功能，提升了城市健康管理效能，提供更智能、实用的健康医疗服务。

（2）相比传统健康监测场景，引入基于时空分布的重点疾病动态监测技术，通过健康细胞监测信息平台实现对相关数据的实时监测与分析，促进决策智能化，也有利于医疗资源配置。

（3）城市健康细胞建设突破传统医疗模式，宣传预防为主的健康理念，通过开展健康细胞单位数字化管理来推动健康管理服务，实现了从治疗到预防的模式创新，促进了全民健康水平的提升。

2.建设意义

健康细胞监测评价模式建设打造整合健康细胞监测、健康城市评价和健康城市数据汇聚三大功能的健康细胞监测与健康城市评价系统，将零散的个人健康资料整合为动态更新、可视化的健康信息，可及时反映健康细胞建设水平、不同人群健康状况和发现高危健康因素并发出预警，促进以全民健康为核心的新型健康城市发展。

三　杭州健康细胞监测评价目前存在的不足

建设健康细胞监测与健康城市评价系统是贯彻落实全省数字化改革工作要求的需要，也是提高城市健康水平、提升群众满意度的必要工具，通过生态化、数字化的手段，实现健康细胞的健康数据采集和抓取、开展现代化城市体征数据收集和评价，可以更好引导地方开展健康城市规划、建设与管理，促进以全民健康为核心的新型健康城市发展，助力健康中国建设。随着杭州健康细胞监测评价工作的不断深入，需提前关注一些隐性问题。

（一）传统模式下的"四低一高"

杭州在推进健康细胞建设时，若依然依赖传统单一线性和手工管理模式，将不可避免地出现效率低下、信息整合度低、监测时效性低、资源配置精准度低以及持续优化难度高（四低一高）等问题。这种模式限制了数据的有效整合与共享，导致不同健康细胞间协作受阻，难以实时响应健康需求变化，也无法精确评估干预措施的效果。资源因缺乏精准调配依据而分配不均，同时，公众参与度受限，影响健康促进活动的广度与深度。

（二）建设偏重形式，实效评价缺失

当前，国内健康细胞建设都还停留在组织形式和组织过程建设层面，缺少对健康细胞建设效果-群体健康数据的评价。健康细胞建设目前还停留在对单位授牌等荣誉性奖励上，缺少对建设单位的制度、技术、产品和服务支撑，尚未形成可行的健康生态体系；同时，健康细胞工程建设缺乏便捷、有效的工具，无法实现对数据资源的整理、盘点、查询、分析。目前也缺乏基于数据分析的决策，制约了健康政策与服务的创新与发展。

（三）数据共享存在壁垒，管理工具缺失

健康杭州建设要求的指标数据在数据质量、数据广度、规范化、成熟化、数据纵向与横向互通融合、数据智能应用方面存在一定的壁垒，难以准确描绘城市健康全貌，数据质量参差不齐也影响分析结果的可靠性和准确性。同时，数据资源管理缺乏便捷、有效的工具，无法实现对数据资产的可视化管理，影响了数据到决策的转化速度与质量。

（四）公众参与度与透明度不高

健康杭州建设与广大居民息息相关，但公众参与感较弱，相关行政措施尚未能充分调动公众主动参与。同时，信息分享平台不够普及或用户友好性不足导致其缺少针对性的宣传展示途径，公众难以对政策提出建议，民众的信任感和满意度降低，并对真实的城市体征知之甚少。因此，亟须建立起一套机制，确保公众不仅能够轻松获取健康监测的相关信息，还能积极参与到评价过程中，共同推动城市健康环境持续改善。

四　杭州健康细胞监测评价的对策建议

杭州健康细胞监测评价建设利用杭州市医疗、健康、环境等大数据，构建健康细胞监测与健康城市评价系统，实现健康数据高效采集和抓取、数据整合分析可视化，以此构建健康细胞的数智健康评价机制，增强健康细胞建设的可持续性，并按照健康城市建设指标分析城市健康状况，实现对城市健康治理效果的科学评估，提升健康城市建设能力和健康指数水平。

（一）创新健康细胞监测、健康城市评价系统体制和运行机制

建立健康细胞监测和健康城市评价系统体制和运行机制，向数字化、智能化升级转型，成为破解当前隐忧、高效推进健康城市建设的必由之路。健康城市建设亟须采用生态化、数字化的手段，通过流程再造和闭环管理，实

现健康细胞数据采集、抓取以及数据整合分析可视化，系统动态获取健康细胞数据，减少手工数据报送，形成基于"个体健康数据"的健康单位评价方法，有效跟进健康细胞建设进度和现状，开展现代化城市体征数据收集和评价，更好引导地方开展健康城市规划、建设与管理。基于此，构建健康城市评价机制，从而增强杭州健康细胞监测评价的可持续性，提升健康城市建设能力和健康指数水平。

（二）构建科学评价体系，重塑健康细胞建设蓝图

针对国内健康细胞建设偏重形式、实效评价缺失的现状，改进措施应聚焦于构建科学评价体系，强化技术与服务支撑，完善制度政策，促进数据整合共享，增强公众参与，以及实施持续监测。具体而言，需开发涵盖群体健康数据的综合评价体系，推动技术创新，如建设智能健康信息系统，以实现数据的有效管理和利用。同时，建立健全相关政策和激励机制，为建设单位提供必要的技术和资源支持。政策与制度层面，需细化和完善健康细胞建设的指导方针，明确各级单位的职责与目标，辅以实质性的激励措施和技术、财政支持，为建设单位提供有力的外部支持。此外，为确保健康细胞建设的持续进步与适应性，还需建立长期的监测与评估机制，定期回顾建设成果，根据评估反馈及时调整策略，保持建设活动的前瞻性和灵活性。

（三）信息化赋能健康数据标准化与智能管理平台

在健康细胞建设和评价中，应构建统一数据标准和共享平台，打破信息壁垒，实现数据资产的可视化管理；通过建立统一的数据标准体系，确保从源头上实现数据的标准化采集和存储，利用 API 接口技术，实现不同健康信息系统间的互联互通，打破信息孤岛。同时，搭建云端数据中心，设计适宜的数据管理工具，实现健康数据的实时监测与上传，集中存储和处理海量健康数据，并利用大数据技术进行深度挖掘与分析，揭示城市健康趋势。此外，还需加强跨领域合作与资源整合，促进卫生健康、教育、环境等部门间

协调一致，实现健康数据资源的高效整合与利用，提升健康细胞建设与评价的智能化水平，为构建智慧、高效、透明的健康管理体系提供强大支撑。

（四）以数智为抓手驱动公众参与透明化，形成健康细胞监测评价的新途径

面对杭州健康细胞监测评价中凸显的公众参与度与透明度不足的问题，需打造用户友好的数据可视化界面，将复杂数据转化为图表、地图等形式，便于管理者和公众直观理解健康细胞建设的进展与成效，增强透明度和公众参与度。同时，加大对公众的健康教育力度，通过丰富多彩的宣教活动，如社区健康研讨会、线上知识竞赛等，唤醒民众对自身健康与城市健康的关注。在政策层面，提升决策透明度，建立多渠道反馈机制，从实体的意见箱到线上的互动专区，全方位收集公众意见与建议，确保公众的声音被听见并体现在实际行动中。此外，融合大数据与人工智能技术，对公众反馈进行深度分析，实现健康信息与服务的个性化推送，精准捕捉并响应社会健康需求的热点变化。

B.15
武汉市健康知识普及行动实践研究

张玲 沈雪梅 梅欣 陈嫚*

摘　要：　2019~2023 年武汉市居民健康素养水平呈现上升趋势，由 2019 年的 23.4%上升到 2023 年的 38.8%，近 5 年平均增长速度为 13.5%；不同年龄组、文化程度、婚姻状况、家庭年收入、职业、患慢性病情况和健康状况的居民健康素养水平有差异，差异具有统计学意义（$P < 0.05$）；2019~2023 年居民三个方面素养水平增幅由大到小依次为健康生活方式与行为、基本技能、基本健康知识和理念，平均增长速度分别为 13.2%、10.5%和 3.9%；六类健康问题素养水平增幅最大的为传染病防治素养，平均增长速度为 17.1%。年龄为 65~69 岁、文化程度是小学及以下、职业为农民/工人的是健康教育工作的重点人群。武汉市在健康中国、数字中国建设的大背景下，努力探索全新的健康教育模式，致力于"服务社会大众、创新知识普及、高质量做好健康宣教"平台建设。同时，坚持以"健康知识进校园，携手相伴向未来"为内核，与全市健康事业发展紧密结合，学生带动家庭、家庭联动社区，调动全社会积极参与，树立大健康理念，倡导健康文明生活方式，努力提升居民健康素养，推动全市健康教育工作取得突破性进展。

关键词：　健康知识普及行动　健康素养　健康城市

---

* 张玲，武汉市疾病预防控制中心健康教育所副所长，副主任技师，主要研究方向为健康教育与健康促进；沈雪梅，武汉市卫生健康委员会二级主任科员，主要研究方向为健康中国建设政策体系；梅欣，武汉市疾病预防控制中心健康教育所科员，主管医师，主要研究方向为健康教育与健康促进；陈嫚，武汉市疾病预防控制中心健康教育所科员，主管医师，主要研究方向为健康教育与健康促进。

随着人民群众生活水平提高，公众对健康科普的需求日益增长。2019年，国务院出台《关于实施健康中国行动的意见》，将健康知识普及行动作为 15 项专项行动的首要行动，足以凸显这一行动的重要性。普及健康知识，提升健康素养是增进全民健康的重要前提，目的是让健康知识转化为行为和技能，成为全民普遍具备的素质和能力，使民众形成自主自律的健康生活方式，推动把"每个人是自己健康的第一责任人"的理念落到实处。本文结合武汉市近年来开展健康知识普及的具体实践，探讨如何创新健康科普工作，以期为满足新形势下市民群众多层次的健康需求提供依据。

一　武汉市居民健康素养水平现状分析

健康素养是指个人获取和理解基本健康信息和服务，并运用这些信息和服务做出正确决策，以维护和促进自身健康的能力[①]。近年来，居民健康素养水平成为《"健康中国 2030"规划纲要》《健康中国行动（2019—2030年）》《"健康湖北 2030"行动纲要》《健康湖北行动（2020—2030年）》《"健康武汉 2035"规划》等文件主要指标之一。

（一）2019~2023年健康素养水平

2019~2023 年武汉市居民健康素养监测（以下简称监测）结果显示，居民健康素养水平稳步提升，由 2019 年的 23.4%上升到 2023 年的 38.8%（见图 1），近 5 年平均增长速度为 13.5%。

（二）2019~2023年三个方面素养水平

依据《中国公民健康素养——基本知识与技能》，结合健康教育知-信-行理论，将健康素养划分为三个方面，即基本健康知识和理念素养、健康生

---

① 张刚、李英华等：《2021 年我国城乡居民健康素养水平及其影响因素研究》，《中国健康教育》2024 年第 5 期。

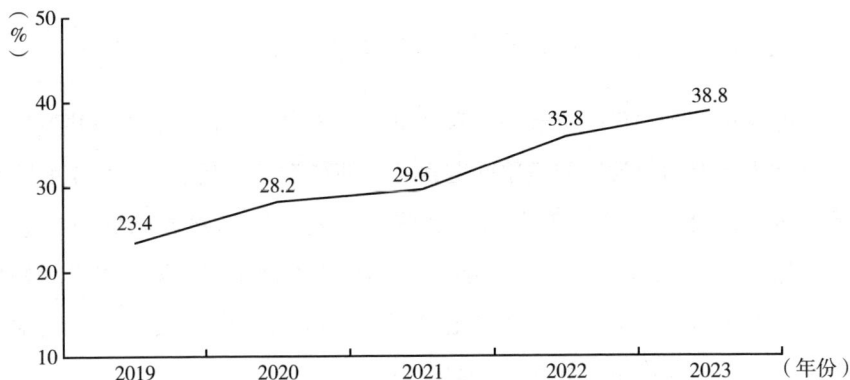

图 1 2019~2023 年武汉市居民健康素养水平

资料来源：武汉市居民健康素养监测数据。除特别注明以外，本文数据（含图表）来源同此。后不赘述。

活方式与行为素养、基本技能素养①。监测结果显示，2019~2023 年武汉市居民三个方面素养水平增幅由大到小依次为健康生活方式与行为、基本技能、基本健康知识和理念，5 年平均增长速度分别为 13.2%、10.5% 和 3.9%（见图 2）。

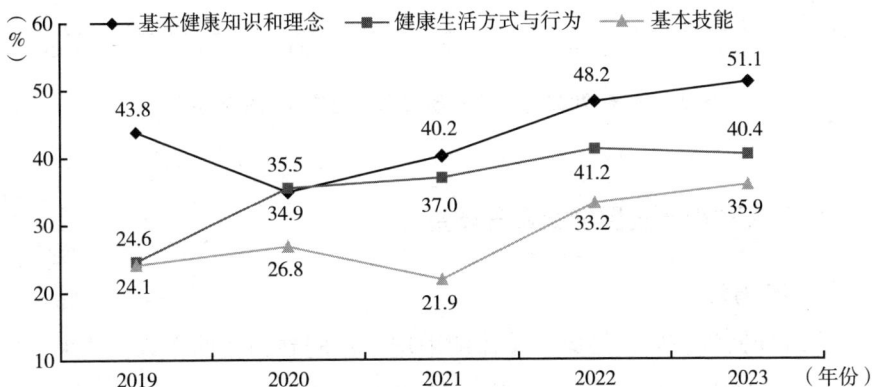

图 2 2019~2023 年武汉市居民三个方面素养水平

---

① 《2022 年中国居民健康素养监测情况》，国家卫生健康委网站，http://www.nhc.gov.cn/cms-search/downFiles/48522b00a3ba49d382a46c3a87a16428.pdf。

（三）2019~2023年六类健康问题素养水平

依据《中国公民健康素养——基本知识与技能》，结合主要公共卫生问题，将健康素养划分为六类健康问题素养，即科学健康观素养、传染病防治素养、慢性病防治素养、安全与急救素养、基本医疗素养和健康信息素养[①]。监测结果显示2019~2023年武汉市居民六类健康问题素养水平增幅最大的为传染病防治素养，平均增长速度为17.1%；其余五类健康问题素养水平平均增长速度均小于6.5%（见图3）。

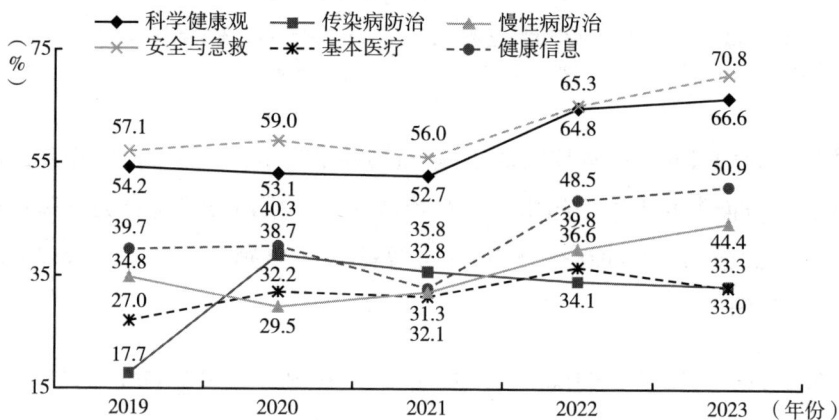

图3　2019~2023年武汉市居民六类健康问题素养水平

（四）2023年居民健康素养调查

1. 调查方法

2023年武汉市居民健康素养监测采用入户问卷调查的方式，并采用多阶段随机抽样方法进行，监测对象为15~69岁常住人口，共抽取60个居委会/村参与调查；采用2023年国家统一的《全国居民健康素养监测调查问

[①] 《国家卫生健康委发布〈2023年中国居民健康素养监测情况〉》，搜狐网，https://www.sohu.com/a/774144647_ 121744758。

卷》，共得到有效问卷 2405 份。

2. 人口学特征

调查者中男性 1138 人（47.3%），女性 1267 人（52.7%），男女性别比为 0.90∶1；年龄以 55~64 岁组最多（22.5%），其次为 35~44 岁组，占 21.4%，最少的为 15~24 岁组，仅为 3.3%。具体人口学特征见表 1。

表 1　2023 年武汉市居民健康素养监测人口学特征分布

单位：人，%

人口学特征	调查人数	占比
性别		
男性	1138	47.3
女性	1267	52.7
年龄(岁)		
15~24	79	3.3
25~34	480	20.0
35~44	515	21.4
45~54	465	19.3
55~64	541	22.5
65~69	325	13.5
文化程度		
小学及以下	162	6.7
初中	505	21.0
高中/职高/中专	663	27.6
大专及以上	1075	44.7
婚姻状况		
未婚	250	10.4
在婚	1996	83.0
分居/离异/丧偶	159	6.6
家庭年收入		
0~49999	360	15.0
50000~99999	827	34.4
≥100000	1218	50.6
职业		
公务员/教师/其他事业单位人员	318	13.2
医务人员	65	2.7
农民/工人	349	14.5

续表

人口学特征	调查人数	占比
其他企业人员	848	35.3
其他	825	34.3
患慢性病		
否	1960	81.5
是	445	18.5
自认健康状况		
好/比较好	1701	70.7
一般	641	26.7
比较差/差	63	2.6
合计	2405	100.0

3. 不同人口学特征居民健康素养水平

不同年龄组、文化程度、婚姻状况、家庭年收入、职业、患慢性病情况和健康状况的居民健康素养水平不同，差异具有统计学意义（$P<0.05$）。

从年龄组来看，年龄越大，素养水平越低，65~69岁年龄组的居民健康素养水平最低，为22.5%（见图4）。

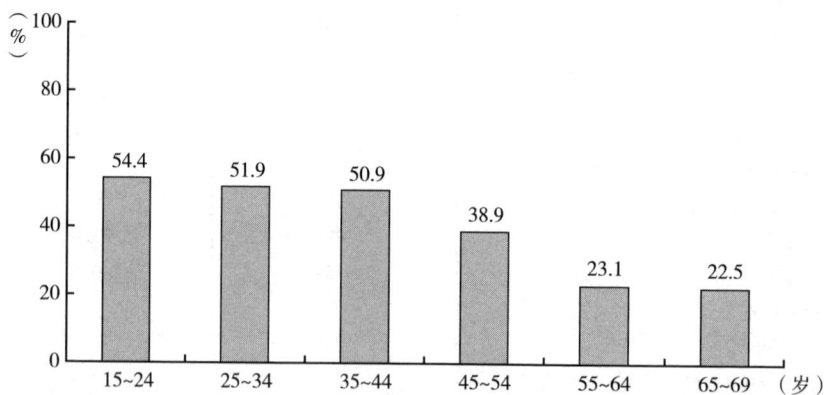

图4 2023年武汉市不同年龄组居民健康素养水平

文化程度越低，居民健康素养水平越低，小学及以下学历的居民健康素养水平最低，为8.6%（见图5）。

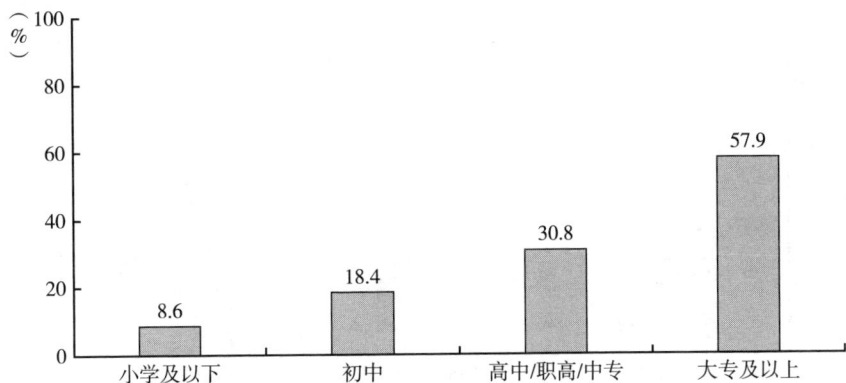

图5　2023年武汉市不同文化程度居民健康素养水平

从婚姻状况来看，分居/离异/丧偶的居民健康素养水平最低，为26.4%（见图6）。

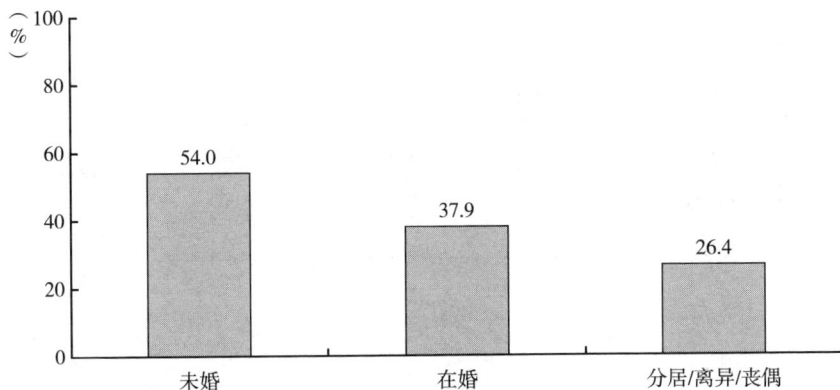

图6　2023年武汉市不同婚姻状况居民健康素养水平

家庭年收入越低，居民健康素养水平越低，家庭年收入为0~49999元的居民健康素养水平最低，为27.8%（见图7）。

从职业来看，医务人员健康素养水平最高，为78.5%；农民/工人健康素养水平最低，为23.5%（见图8）。

未患慢性病的居民健康素养水平（41.1%）高于患慢性病的居民

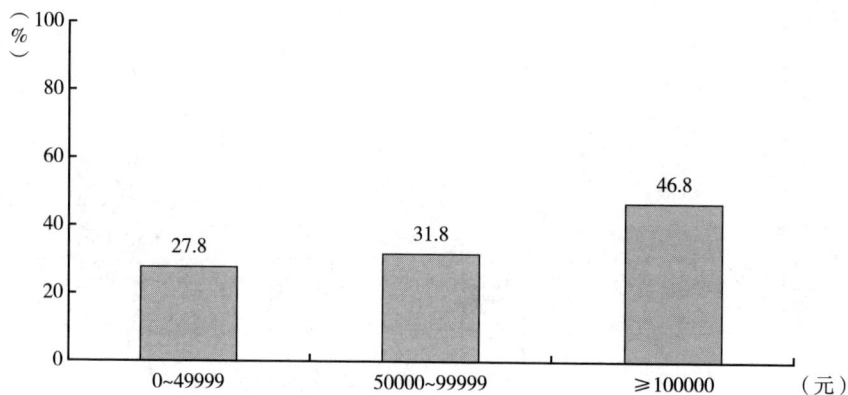

图7 2023年武汉市不同家庭年收入居民健康素养水平

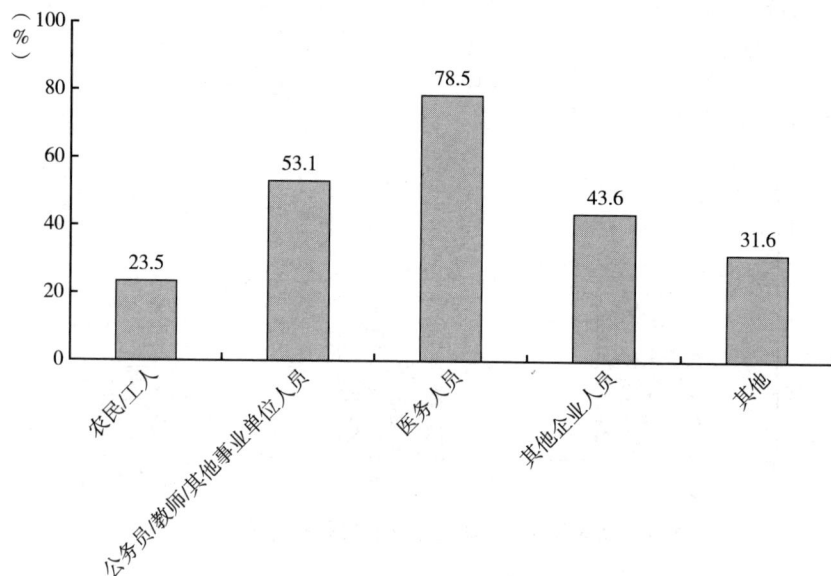

图8 2023年武汉市不同职业居民健康素养水平

（28.5%）（见图9）。

自认健康状况为好/比较好的居民健康素养水平（40.9%）高于健康状况差/比较差的居民（25.4%）（见图10）。

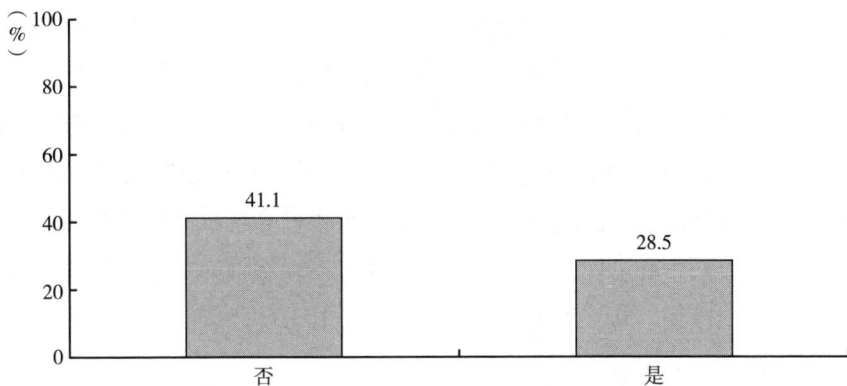

图9 2023年武汉市是否患慢性病情况下的居民健康素养水平

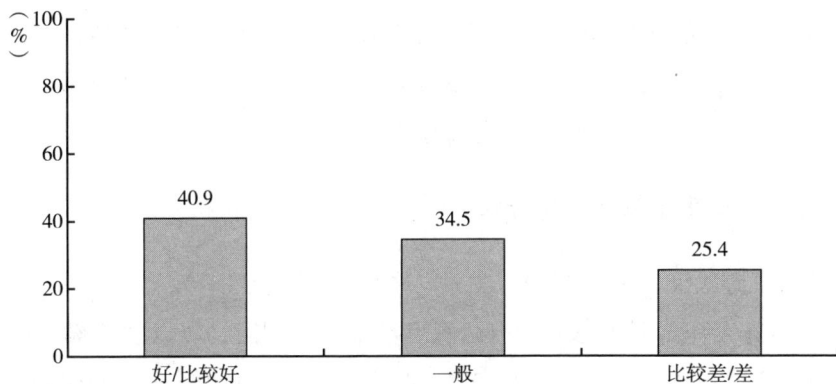

图10 2023年武汉市不同健康状况居民健康素养水平

（五）武汉市居民健康素养现状分析

近年来武汉市以"健康武汉"为建设主线，以人民健康为中心，紧密围绕普及健康生活、优化健康服务、建设健康环境等方面有序推进，针对重大疾病和健康突出问题，聚焦重点人群，实施一批重大行动如居民健康素养提升行动、"三减三健"行动、无烟党政机关创建、青少年近视防控、慢性病综合防治、传染病防控等，健康素养促进工作成效显著，近5年居民健康素养水平持续上升。

2023 年三个方面素养中居民的基本健康知识和理念素养水平最高，其次为健康生活方式与行为素养水平，基本技能素养水平最低，符合知-信-行理论；居民的健康知识尚不能有效转化成健康行为，相关健康技能的掌握存在不足。2023 年六类健康问题素养中基本医疗素养的水平最低，提示基本医疗是居民健康素养的薄弱环节。基本医疗素养具备率关系到个体对卫生资源的利用度和正确就医的能力，这和目前公众在合理就医和安全用药方面存在的现实问题相一致，因此进一步加强居民基本医疗方面的健康教育仍然是今后的相关工作重点。

年龄较大（65~69 岁）、文化程度较低（小学及以下）、职业为农民/工人的居民应重点关注。因此，今后健康教育工作重点仍应放在如何提高居民的健康生活方式与行为素养、基本技能素养方面，同时还要继续根据居民的年龄、文化程度、职业等特点，开展高效、有针对性的一系列干预活动，促进居民行为的改变，帮助居民更好地掌握健康技能。

（六）未来发展展望与建议

《"健康武汉 2035"规划》为武汉市科学、规范、有效地开展健康促进行动与教育工作指明了方向，应认真贯彻落实。同时，要以"将健康融入所有政策"策略为指导，进一步完善"政府主导，多部门合作，全社会参与"的健康促进工作模式，建立有效的多部门合作机制。全社会各部门、各单位在做任何决策前，都应优先考虑决策对人民群众的健康影响，要把人民群众的生命安全和身体健康放在第一位，努力实现健康与经济社会可持续发展。

实施全民健康素养提升行动，满足人民群众健康需求，倡导树立科学健康观，促进健康行为的养成，营造健康文化，对于推进卫生健康事业和经济社会全面协调可持续发展具有重大意义。调查提示，今后健康教育工作重点应放在提高居民的基本技能方面，通过单位、社区、学校等组织开展高效、有针对性的健康技能培训活动，提升居民基本技能素养水平，从而促进健康素养三方面全面均衡发展，全面地提高武汉市居民健康素养水平。

2021 年 1 月湖北省人民政府办公厅印发了《湖北省影响群众健康突出

问题"323"攻坚行动方案（2021—2025 年）》，提出在"十四五"期间，湖北省将聚焦防治心脑血管病、癌症、慢性呼吸系统病 3 类重大疾病，高血压、糖尿病 2 种基础疾病，出生缺陷、儿童及青少年近视、精神卫生 3 类突出公共卫生问题，全力实施攻坚行动，努力打造健康中国的"湖北样板"。我们应重点结合健康进万家和健康细胞创建等工作，发挥学校、机关等企事业单位示范带动作用，开展"323"健康促进与教育工作，显著提升学生、干部、职工健康素养，重点加强农村地区的健康教育与健康促进工作，促进武汉市居民健康素养水平进一步提升。

基本医疗素养是健康素养的重要组成部分，反映公众对基本医疗卫生服务的了解、需求以及利用能力。合理用药与科学就医是基本医疗素养的最直接体现。居民缺乏基本医疗素养，不利于保障健康，同时可能造成卫生资源的浪费、医疗费用负担沉重、医患关系紧张等一系列问题。从全国来看，基本医疗素养普遍偏低，究其原因，一方面，全国的健康教育体系尚不健全；另一方面，对网络提供的大量健康信息，人们缺乏识辨能力。基本医疗素养提升缓慢，需要我们在基本医疗项目上进行探索，在科学就医方面加大宣传力度，不断提升居民基本医疗素养。

持续开展居民健康素养监测工作，可以锻炼各级健康教育专业队伍，提升健康教育专业机构能力。不断提升监测数据质量，对于保障监测结果的客观性和可信性具有重要作用。今后须进一步加强各级健康教育专业机构建设，建立和健全市、区级专业机构工作网络，提升专业机构能力和专业人员素质，保证项目工作投入。要认真总结、研究监测工作中出现的问题，进一步优化监测方案，不断提高健康素养监测工作水平。

二　开展健康知识普及行动的具体实践

（一）完善健康教育体系

依托机关、学校、社区等单位设立健康小屋，形成以健康教育专业机构为龙头，基层医疗卫生机构等为基础，机关、学校、社区等为延伸的健康促进与教育体系。全市设有独立的健康教育专业机构 1 家，建设有职业健康宣传教育基地——武汉职业健康体验馆。各区疾病预防控制中心基本设置独立的健康教育科。通过进修、短期培训、组织理论研讨等方式，培养和造就一支既有理论基础又有实践经验的高质量、多层次的健康教育队伍，保证全市健康教育工作有序开展。根据各类人群特点和需求，认真推动健康教育示范基地创建工作，市青少年视力低下防制（预防控制）中心和黄陂区疾控中心健康馆获评"全国健康促进与教育示范基地"，树立典型，推动全市健康教育规范服务。

（二）深化全民健康教育

全市将健康教育纳入公民素质教育范畴，积极开展健康教育进机关、进企业、进学校、进社区、进农村、进家庭"六进"活动。针对老年人、妇女儿童等开展个性化健康教育，通过推广健身操、健步走和健康自测方式，加强老年人群健康教育；开设孕妇学校、健康宝宝 App，普及妇幼保健常识及妇幼健康政策。成功举办首届世界大健康博览会及院士论坛、世界卫生日主题宣传等活动，营造良好的"学健康知识、享健康生活"氛围。与社区建设、基层党建及扶贫帮困等工作相结合，通过菜单式"选学+义诊服务"方式，开展分级分类健康讲座和义诊咨询。

（三）发挥媒体健康教育优势

依托长江日报报业集团、武汉广播电视台等单位，充分利用报刊、电视、广播、互联网及新媒体等宣传媒介开展公众健康宣传、教育和咨询，积极探索垂直细分领域传播平台建设。围绕在线问诊、心理服务、健康科普等领域开展健康教育工作，引导居民形成自主自律的健康生活方式。截至目前，共开办 3 个健康主题网站或主页、10 个电视台健康栏目、5 个广播电台健康栏目、16 个报纸期刊健康栏目，深度打造"健康武汉""第一健康""名医来"等十余个健康栏目，深挖张定宇、杜荣辉、张继先等 50 多位医疗健康界人物典型，100 位援汉医务人员的"战疫"故事，全网各端口的总点击量超过 2 亿人次。

（四）建立健康科普两库

建立健康科普专家库，成立国内首个以院士领衔命名的健康科普工作室——陈孝平院士健康科普工作室，由 90 余名武汉医学会理事、专科分会主委、会员单位学科带头人及武汉地区知名专家组成。搭建健康科普资源库，向公众提供权威科学的健康科普资料，依托市疾控中心官网完善"健康科普"专栏，为公众提供文字材料、音视频材料等公益资源，内容涵盖传染病与地方病、常见病和多发病、中医中药、妇幼保健、日常急救、健康生活方式等方面健康科普知识，扩大健康知识的传播面和覆盖面。

（五）打造健康科普优质品牌

1. "院士精神"引领健康科普发展

陈孝平院士健康科普工作室是 2020 年 8 月在武汉医学会内创建成立的全国第一家以院士领衔命名的科普工作室。工作室充分发挥院士科学家在科普事业中的带动、凝聚和辐射作用，组建包括 167 名全国顶尖知名医学专家在内的团队，聘请美国科学院迈克尔·莱维特院士，中科院饶子和、陆林、仝小林院士担任"健康科普大使"，创办"院士开讲：全民健康课""陈孝平院士健康科普工作室时间"等科普栏目，受众近 2.8 亿人次，先后荣获中国科协、中华全国总工会、国家卫健委等颁发的 40 余项国家、省、市级荣誉。

2. "健康第一课"擦亮健康科普品牌

作为一档科普宣教类节目，同时也是送给全市中小学生新学年的健康礼物，"健康第一课"是武汉市重点打造的健康教育科普品牌，是持久推动健康教育常态化深入开展的一次全新尝试。节目将新时代学校卫生和健康教育与促进工作融合，摸索全新的儿童青少年健康教育模式，始终以"普及健康知识，传播健康理念"为目标，营造全社会关心、关注、关爱儿童青少年身心健康的良好氛围，以"小手牵大手"带动全市中小学生及家长树立大健康理念，倡导健康文明生活方式。"健康第一课"以多形式、全方位的呈现和丰富的科普体验，连续四年名列全市同时段收视份额第一，成为一个现象级的科普节目，吸引了广大师生、家长乃至全社会的喜爱和关注。同时，"健康第一课"荣获 2022 年全国科普日优秀活动、国家卫健委健康知识普及行动—2023 年新时代健康科普作品优秀作品、第十六届中国健康教育与健康促进大会优秀实践案例等 7 项国家级奖项。

3. "健康大家谈"走进市民身边

"健康大家谈"是 2021 年起由武汉市卫健委、武汉市爱卫办联合长江日报报业集团打造的健康科普大型系列活动，围绕当下最热门的健康话题，邀请相关领域"大家"，走进学校、企业、社区、乡村等地，传播权威、科学的健康知识，与广大市民进行线下互动，2023 年"健康大家谈"推送 6 期，通过大武汉 App、《长江日报》微博、《武汉晚报》视频号、《武汉晚报》抖音号和新浪湖北等多个平台进行同步直播，全年全网平台观看量近 800 万人次。

4. "吉宝来了"为群众送健康大礼

为持续推进湖北省"健康进万家"活动和武汉市健康教育"五进"活动，特别打造健康进万家——"吉宝来了"栏目。武汉市疾控专家和疾控吉祥物"吉宝"一起"进校园""进社区""进家庭""进企业""进农村"，将疾病防控知识融入"专家-观众"的互动答题中，让观众们在线下轻松快乐的答题过程中收获疾控好礼，也收获健康知识，节目播出两年以来，获得总观看量近 1000 万人次的佳绩。

三 打造健康科普品牌的经验探索

"健康第一课"每年推出一个健康主题，针对时下健康热点，以中小学生的独特视角切入，为全市中小学生献上一堂生动而有重大意义的健康教育课的同时，开展一系列线下相关主题活动，以"小手牵大手"带动全市中小学生及家长树立大健康理念，倡导健康文明生活方式。具体做法如下。

（1）依托品牌阵地，让"健康知识"普惠。"健康第一课"是武汉市重点打造的健康教育科普品牌，在"服务社会大众、创新知识普及、高质量做好健康宣教"平台建设的同时，坚持以"健康知识进校园，携手相伴向未来"为内核，与全市健康事业发展紧密结合，学生带动家庭、家庭联动社区，调动全社会积极参与，推动全市健康教育工作取得突破性进展，努力提升居民健康素养。

（2）内容接地气，增强体验融入感。"健康第一课"每年更新一首健康主题曲，课堂由健康实验室、健康课堂进校园、系列主题活动延展等多项内容集合而成。课堂话题通过全市广泛摸底调研产生，一年一更新，大家关心什么、想知道什么，都由健康专家予以正解，通过"健康知识+宣传组合拳"方式，让健康科普走深、走实、走心。2020年首播，以普及防疫知识、弘扬抗疫精神为主题，通过互动问答、现场演示等方式教授孩子们科学防疫的知识，同时，让孩子们了解抗疫故事、传承抗疫精神。2021年，节目聚焦"吃出健康来"主题，节目设置校园、食堂、超市、户外厨房四个"云课堂"场景，通过"十个拳头原则""中国学龄儿童膳食指南"等生动、易学、好记的方式，聚焦"合理膳食""校园饮食营养与安全""科学选零食""家庭健康菜"等多个主题关注青少年食品安全，普及合理膳食、营养均衡的健康知识，倡导健康文明生活方式。2022年，围绕"对烟草说No！"主题，走进湖北省博物馆，传承历史文化，创新思路让文物穿越时光，倡导无烟、控烟知识进校园，让青少年进一步了解吸烟危害。2023年，以"动起来，健康成长！"为主题，对"运动是否会影响学习成绩？""'四肢发达、头脑简单'的说法是否有科学支撑？""'运动可以健脑'结论是否成立？"等热点话题予以回应，为广大学子呈上了一堂寓教于乐、特色鲜明的深度健康课。

（3）线上线下齐发力，新媒体矩阵多角度宣传。多媒体传播，产生良好的社会反响。节目播出后，武汉广播电视台新闻综合频道、掌上武汉、汉新闻、见微直播、武汉广播电视台头条号、斗鱼号、汉新闻头条号等全媒体呈现。权威主流媒体也给予相关报道，央视频、央视新闻移动网、人民直播等新媒体全场景放大传播声量，让"开学第一天，先上健康课"的理念得到广泛传播，产生了良好的社会效应。

（4）建立长效机制，持续保障"健康第一课"。建立武汉市卫生健康委员会牵头，武汉市教育局、武汉市体育局、武汉市爱国卫生运动委员会、武汉市疾控中心、武汉广播电视台等多部门长效合作机制，在政策和经费上给予支持。

"健康第一课"是武汉市着力打造的健康科普品牌，是持久推动健康教育常态化深入开展的一次新尝试，创新点如下。

一是贴近学生特点，多环节多维度相融合。由于中小学生群体的特殊性，常规的宣传教育形式很难吸引他们的注意，在节目的前期策划阶段，武汉市卫健委、武汉市爱卫办、武汉市疾控中心健教所经过多次讨论，最终确定了"云课堂"的活动形式，课堂的形式符合学生群体的信息接收习惯。"健康第一课"原创主题曲《我的健康吃出来》《新健康歌》紧贴主题，以欢快的旋律、朗朗上口的歌词，结合说唱形式、夹杂武汉地方方言，用生动、易学、好记的方式，分享健康知识，倡导健康文明生活方式。同时，"健康第一课"动漫人物——"吉宝"同步上线，受到全市中小学生的喜爱。

二是多部门合作，共同打造健康"云课堂"。节目的前期构想初具雏形后，武汉市疾控中心健教所撰写活动策划方案，武汉市卫生健康委员会牵头，武汉市教育局、武汉市体育局、武汉广播电视台等部门各司其职、分工协作，利用各自的优势资源和平台渠道推动活动的开展。根据节目主题设置需要，积极邀请"共和国勋章"获得者钟南山院士、"人民英雄"国家荣誉称号获得者张定宇、奥运冠军杨威等嘉宾，设置校园、户外厨房、运动场馆、湖北省博物馆等"云课堂"场景，让"云课堂"精彩纷呈、看点多多。

三是适时评估，拓展节目的广度和深度。在提高"健康第一课"系列健康教育活动横向影响力的同时，市疾控中心健教所在节目播出前召集专业人员针对节目本身讨论设计调查问卷，并以电子问卷和二维码的形式在电视节目中呈现，观众扫二维码即可参与问卷调查。

四　健康知识普及行动未来展望

世界卫生组织指出，提高公众健康素养是公共卫生领域的当务之急。提升健康素养有助于减少健康不公平，降低社会成本；提升健康素养是强化个人的健康责任意识，维护和促进自身健康的内在潜力，是最主动、最积极、最有效、最具成本效益的疾病预防策略和措施。当前，伴随大数据、5G 等新技术的快速发展，全媒体时代已经到来，信息碎片化、去中心化成为趋势，健康知识普及将面临更加多元和复杂的局面。面向未来，武汉市要进一步细分目标人群，突出实际效果，强化多方联动，重视健康科普传播的精准性、多样化、影响力，为健康武汉建设夯实基础，努力实现健康与经济社会可持续发展。

B.16
成都市健康城市建设发展研究

叶晓舸　李志春*

摘　要：　成都是全国 38 个健康城市建设试点市中唯一一座人口超 2000 万的超大城市。成都紧紧围绕健康中国战略目标，以建设践行新发展理念的公园城市示范区为统领，统筹推动健康城市建设工作。通过打造山水人城和谐相融的公园城市健康环境、构建汇聚特色健康细胞的健康社会、培育拥有全生命周期健康保障的健康人群、提供覆盖全民的高质量健康服务、倡导提升居民健康素养水平的健康文化，全市居民健康状况达到较高水平。目前，建设公园城市示范区对成都践行新时代使命提出了更高标准，社会发展呈现的新特征对解决健康问题提出了更多要求，群众健康需求的变化对成都加快补齐健康服务短板提出新任务。因此，下一步应该加快推进城市健康治理，营造美丽宜居健康环境；顺应时代特征，共建幸福安全健康社会；坚持系统思维，健全与超大城市相匹配的医疗卫生服务体系。

关键词：　健康城市　公园城市　健康环境　健康细胞　健康素养

人民健康是民族昌盛和国家强盛的重要标志。成都，一座拥有超过 2000 万常住人口、优美生态环境浸润着丰富的历史内涵和文化韵味的城市，有着光荣的爱国卫生历史传统。党的十八大以来，成都紧紧围绕健康中国战

---

* 叶晓舸，成都市疾病预防控制中心（成都市健康城市建设技术指导中心）副主任医师，主要研究方向为健康教育与健康促进；李志春，成都市爱国卫生运动委员会办公室主任、卫生健康委员会机关党委书记，主要研究方向为健康细胞建设、市民健康素养。

略目标，全面贯彻落实习近平总书记关于爱国卫生运动的系列重要讲话精神，坚持以人民为中心的发展思想，统筹推动健康城市建设工作。

一　发展现状和取得成效

近年来，成都先后迎来公园城市示范区建设、成渝地区双城经济圈建设等重大战略发展机遇，健康要素在城市经济、社会、环境、文化等多个方面融会贯通，健康城市建设也朝着高质量发展、高品质生活、高效能治理相结合的全新道路系统推进。成都市居民健康素养水平 2023 年达到 36.87%，连续两届被评为"健康中国年度标志城市"，连续 15 年荣登"中国最具幸福感城市"榜首。2020~2023 年成都市卫生健康事业相关数据见图 1。

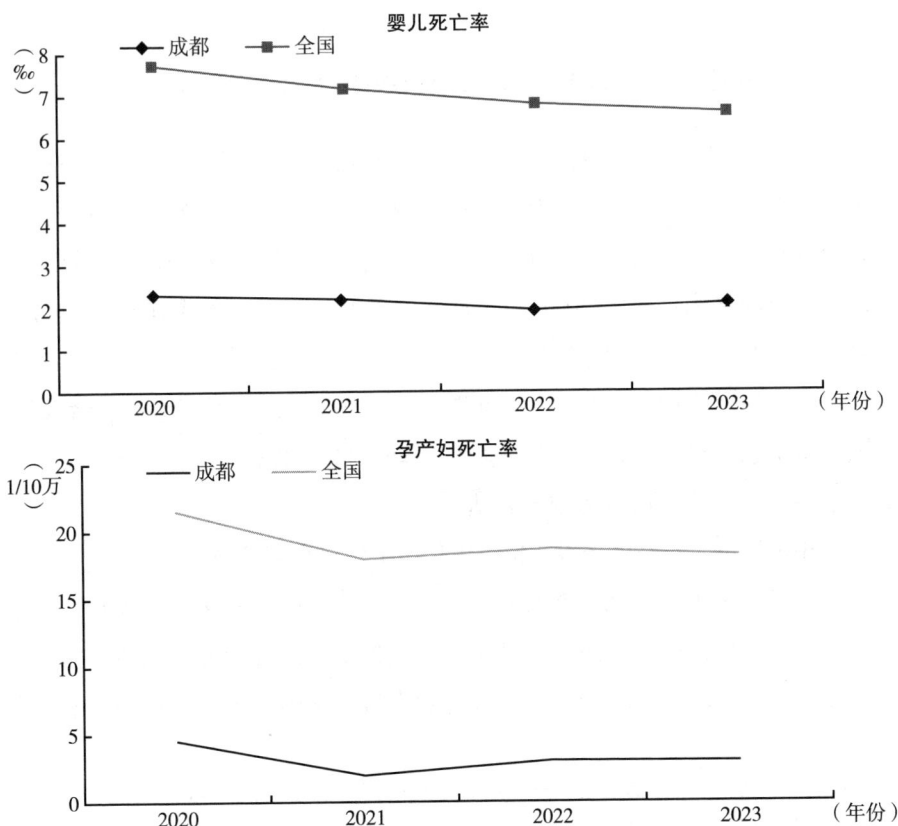

婴儿死亡率

孕产妇死亡率

居民健康素养水平

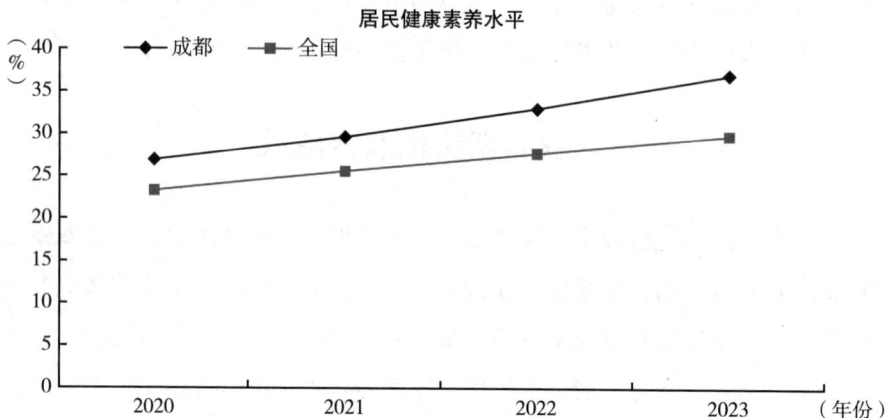

图1　2020~2023年成都市卫生健康事业相关数据

资料来源：2020~2023年《成都市卫生健康事业发展统计公报》。

（一）健康环境：打造山水人城和谐相融的公园城市

2018年2月，习近平总书记在四川天府新区考察时指出："天府新区是'一带一路'建设和长江经济带发展的重要节点，一定要规划好建设好，特别是要突出公园城市特点，把生态价值考虑进去，努力打造新的增长极，建设内陆开放经济高地。"① 2022年3月，国家发改委、自然资源部、住房和城乡建设部联合印发《成都建设践行新发展理念的公园城市示范区总体方案》，标志着成都从公园城市的"首提地"正式成为"示范区"。成都着力加强城市生态环境治理，持续探索将健康融入城市规划、社会治理的实现方式，进一步彰显公园城市的健康表达。

1.积极推进生态环境建设，持续优化城市生态宜居环境

一是以人为本，推动城市格局从"产城人"向"人城产"转变，城市发展从工业逻辑回归人本逻辑，城市组织结构从生产导向转向生活导向，一系列关于山水人城和谐相融的新实践和超大城市转型发展新路径的探索也全

---

① "四川天府新区"，四川天府新区党工委管委会网站，https：//www.cdtf.gov.cn/cdtfxq/jianjie/jianjie.shtml。

面推进。以自然生态公园、乡村郊野公园、城市公园等为基础的多层次全域公园体系和串联全域公园及城乡节点的天府绿道体系正逐步形成，"300 米见绿、500 米见园"的健康宜居城市环境也将逐步呈现。截至 2023 年，全市累计建成各类公园超 1500 个；建成总面积达 1275 平方公里的龙泉山城市森林公园，其成为目前全世界最大的城市森林公园；环城骑行、公园露营、锦江夜游等公园城市幸福生活新场景不断涌现。① 二是推动城市建设与自然景观、文化景观有机结合，凸显山水城市景观特征，打造环城生态公园花卉美学景观、锦江公园花卉文化景观轴，传承"花重锦官城"意象，呈现"窗含西岭千秋雪"美景。三是加快推进"区域级—城区级—社区级"三级绿道建设，同时推动绿道从功能单一的生态廊道或慢行通道，转变为融合多元功能、支撑构筑美好绿色生活的空间，打造"回家的路"最后一公里公园生活方式。截至 2023 年，全市累计建成天府绿道突破 7000 公里。②

2. 优化交通和能源产业结构，引领城市绿色低碳转型

一是以产业"建圈强链"构建现代化产业体系，初步形成了以"产业生态圈-产业功能区-产业社区/科创空间"为支撑的现代化绿色产业体系，依托生态资源推动产业转型、动能转换，打造基于绿色的全产业链、创新链、供应链，引导产业形态朝绿色集约高效方向发展。推动出台"成都绿色低碳重点产业 25 条"政策措施，坚决遏制"两高一低"项目盲目发展。二是大力推动减煤、控油、稳气、增电，发展新能源。强力实施清洁能源替代攻坚，全市非化石能源占比 39.9%，单位 GDP 能耗远优于全国平均水平。2022 年实施近零碳排放区试点项目 24 个，新增 4 个国家生态文明建设示范区。三是积极探索打造绿色健康慢行环境，优化公共慢行交通，不断完善"轨道+公交+慢行"三网融合的绿色交通体系，打通城市"毛细血管"的同时，积极引导市民绿色出行。2022 年底，成都城市轨道交通运营里程居全国城市第 5 位，日均客运量 497 万乘次，占公共交通分担率超过 60%；规

---

① 成都龙泉山城市森林公园管委会简介。

② 《2024 年成都市政府工作报告》，https：//cdagri. chengdu. gov. cn/nyxx/c109513/2024 - 02/07/content_ 983369dd287345f5b4111fbd5f1311bc. shtml。

划建设 1650 公里自行车专用道，超大城市高峰通勤拥堵指数下降 3.5%。[①]

3. 创新示范点建设，推动经济社会绿色发展

一是开展生态环境健康先行区建设，着力构建环境健康管理体系、生态产品价值测算体系、环境健康+产业体系、环境健康公众参与体系、环境健康工作保障体系五大体系，配套出台了《成都市环境健康先行区建设指标（试行）》，共设置 48 项指标，涵盖环境质量、风险管理、人群健康、价值转化、公众素养和能力建设等方面内容，建立环境健康城市指标评价体系。二是在现行的生态产品总值（GEP）的基础上，首次增加了健康效用板块，例如新增空气污染治理健康价值，即生态系统带来的空气改善，降低人群呼吸道疾病的发病率从而产生的健康价值，新增绿色空间健康效益，即绿地覆盖率增加带来的人群健康效益。这一创新性研究形成了成都市环境健康价值核算成果，这是国内将健康效用纳入生态价值核算的首次尝试，使得传统的生态价值核算更加全面，不仅能够反映生态环境改善的真实价值，还能反映居民健康水平的提升程度，进一步丰富公园城市可持续发展的价值维度。全市成功创建国家生态文明建设示范区 13 个，居全国省会城市首位。三是积极推动固体废物处置基础设施建设和绿色建筑发展，在省会城市中率先制定绿色建筑促进条例，并成功入选 2022 年全国废旧物资循环利用体系建设重点城市，全市居住小区生活垃圾分类覆盖率和无害化处理率均达 100%；绿色建筑占新建建筑比例超过 66%。[②]

（二）健康社会：探索将健康融入所有政策的实践模式

在城市管理的顶层设计中牢固树立"大卫生""大健康""大服务""大共享"的理念，同时广泛调动人民群众参与的主动性和积极性，激发群

---

① 《成都大运会城市宣传系列新闻发布会（第10场）——"绿色低碳"专场》，成都市人民政府网站，https://www.chengdu.gov.cn/cdsrmzf/dyh10/2023-12/18/content_ ca1a80bb90 7a42d5949e6ba0cd4a9f46.shtml。

② 《成都大运会城市宣传系列新闻发布会（第10场）——"绿色低碳"专场》，成都市人民政府网站，https://www.chengdu.gov.cn/cdsrmzf/dyh10/2023-12/18/content_ ca1a80bb90 7a42d5949e6ba0cd4a9f46.shtml。

众"家家参与建设、人人共享健康"的热情，营造健康可持续社会发展环境，切实提升市民获得感、幸福感和安全感。

1. 树立健康城市建设理念，推动将健康融入所有政策

一是将健康成都专题培训纳入市委和区（市）县党校的培训体系，促进各级政府和部门牢固树立以"大卫生""大健康""大服务""大共享"为理念的全面健康观，促进各级政府和部门将健康元素充分融入制定的政策中。例如在规划建设的 1.7 万公里天府绿道中增设体育健身设施；在全市中小学、幼儿园增设"健康副校长"，补齐学校防疫短板，强化学生健康保障；为全市适龄在校女生开展宫颈癌疫苗补助活动，累计为 18 万余名在校适龄女生接种 HPV 疫苗；在全国首创推出长期照护保险，妥善解决长期失能人员特别是重度失能老人生活照料问题；修订出台《成都市公共场所控制吸烟条例》，于 2023 年 1 月 1 日起正式施行；2015 年在中西部地区率先实施老年人肺炎疫苗接种补助项目，累计为全市 197 万 60 岁以上户籍老年人免费接种肺炎疫苗；免费为全市所有适龄儿童实施牙齿窝沟封闭。① 二是深入分析中国健康教育中心的年度健康城市评价结果和清华大学的城市健康指数结果，精细研判城市健康发展优势，深度分析政府资源投入与居民获得感、居民身心健康状态之间的关联，找准推进成都健康城市建设的发力点，明确健康城市发展方向。三是开展市民健康教育，提升全民健康素养。动员全体市民参与到健康城市建设中来，牢固树立"每个人是自己健康的第一责任人"的理念。免费向全市约 474 万常住居民家庭派发包括限盐勺、控油壶在内的健康生活工具包；连续 8 年举办全市健康城市共建共享健康知识大赛，其线上+线下竞赛模式每年吸引数十万市民踊跃参与，使得健康知识和理念广泛传播、深入人心；深化"体医融合"，运用智能健身设施和"互联网+"模式开展体质监测服务，引导居民养成自主自律的健身习惯。

2. 建设特色健康细胞工程，筑牢健康城市微观基础

一是确定健康城市建设机制。以健康细胞工程建设为具体抓手，将健康

---

① 《成都市健康城市建设工作总结》。

建设任务直接落实到社区、家庭等社会基础单位；通过普及健康知识，倡导健康生活方式，推动健康理念进家庭、进单位，进村社、进乡镇，推出一大批具备健康素养的家庭以及具有良好健康环境和健康文化的单位，推动所在社区健康发展，在汇聚大量健康社区的基础上推动健康街道（乡镇）的建设，进而带动区县层面健康建设，最终为全面开展健康城市建设打下坚实基础。二是出台地方特色管理办法与标准，依托市疾控中心专业力量成立健康城市建设技术指导中心，编制《成都市健康细胞工程建设指导方案》及《成都市健康细胞工程评分标准》，每年根据国家和省爱卫办的最新部署，充分结合基层工作实际，组织专家对标准进行修订。标准一以贯之把"将健康融入所有政策"作为考核重点，并以推进基层减负工作为出发点，摒弃形式主义，弱化文件材料以及档案组卷等要求，引导各建设单位将主要精力投入实际健康建设中，最终形成了具有退出机制的管理办法和体现地方特色的考核标准。三是形成评估反馈闭环，健康细胞工程建设工作是一个不断探索、不断完善的过程，开展效果评价便成为持续推动健康建设的重要内容。成都市要求各创建单位在工程周期开始前开展基线调查或社区诊断，了解本地或本单位的主要健康问题，研究制定科学的综合干预策略和措施；在工程周期结束后开展效果评价，总结经验教训，形成工作闭环。四是着力打造特色亮点。连续六年成功举办"成都市健康城市建设年度十佳案例"评选活动，经过公开征集、专家组评审、网络公众评选等环节评选出全年最具代表性的健康细胞建设优秀实践案例。评选活动受到市民的高度关注，网络点击量突破百万，并在此基础上形成了可推广可复制的健康城市健康细胞建设经验，极大地提升了健康细胞建设工作在群众中的影响力。

3. 加强和完善基层治理机制，营造健康宜居社区环境

一是大力构建服务专班下沉网格，构建"1+6"微网实格运行机制，建立党建引领市场主体、社会工作者和志愿者共同参与机制，守牢基层社区安全底线和幸福高线，新增"信托制"物业服务试点小区100个，"信托制"服务模式被中央政法委全国推广，获评"中国城市治理创新优秀案例奖"，全市注册志愿者比例超过17%。二是推进完成81个片区有机更

新，高品质完成老旧院落改造项目 601 个，老旧小区增设电梯 1500 台，惠及 7.2 万户居民；统筹实施改造棚户区 5094 户、城中村 1755 户；新建成社区养老服务综合体 35 个，新建社区美空间 50 个。① 成都老旧院落改造工作获得了住建部的"中国人居环境范例奖"。三是以科技手段赋能治安巡防、社区安防、行业管理基本单元，构建具有成都特色的"1362"立体化信息化现代化社会治安防控体系。四是在社区层面加快完善市县镇村四级贯通的"社智在线"综合信息平台，建立"社区数据专员+网格员+微网实格"数据治理队伍，探索基层数据统一采集、动态更新、交换共享机制，初步形成以一个共享型社区主题数据库、一个标准版社区应用平台、五大类 N 个场景为核心的"1+1+5+N"建设应用体系。

（三）健康人群：全方位保障全人群全生命周期健康

在推进全龄友好包容社会建设中，成都持续关注"一老一小"和特殊重点人群身心健康，从医疗服务、精神生活、社会交往、生活环境等方面给予全方位健康支持。

1. 关注妇幼儿童，护航青少年健康成长

一是以市妇儿中心医院等 5 家医疗保健机构为重点开展儿童友好医院创建工作，推动各级各类医疗保健机构开展适儿化改造，实现全市 85% 县级妇幼保健机构达到三级水平；强化出生缺陷综合防治，在西部地区率先开展孕产妇抑郁症筛查，推进新生儿疾病免费筛查、儿童基因免费筛查等项目，启动了孕妇外周血、胎儿游离 DNA 免费筛查省级试点项目，进一步扩大了实施范围和受益人群，减轻群众的生育负担。二是持续健全普惠多元的托育服务体系，全市提供托育服务的机构达 1898 家，每千人口托位数 4.53 个，入托率 9.0%，高于全省全国平均水平，成功创建首批全国婴幼儿照护服务示范城市。同时逐渐加快建设"儿童友好城市"的脚步，截至 2023 年底，建成儿童友好社区 1612 个、实现 50% 覆盖，以市委市政府名义命名儿童

---

① 参见成都大运会城市宣传系列新闻发布会（第 5 场）。

友好社区、儿童友好学校、儿童友好公园、儿童友好图书馆、儿童友好医院 5 类共 44 个儿童友好示范单位。三是多部门协同构建家、校、医、社四位一体中小学心理健康服务体系，将中小学生心理健康内容纳入市政府年度民生实事目标，护航学生心理健康；成功打造市级未成年人保护示范镇（街道）15 个，未成年人救助保护中心 19 个，全市建成镇（街道）未成年人保护工作站 261 个，覆盖率达 100%，建成村（社区）未成年人保护工作点 2436 个，覆盖率达 80%，为未成年人保护工作奠定了坚实的基础。①

2. 关注老年人口，不断提升养老服务质量

一是修订实施《成都市养老服务促进条例》，明确市区两级人民政府应当建立完善养老服务机构建设和运营补贴制度，对符合条件的养老服务机构给予相应建设补助、运营补贴等，体现普惠多样性的发展导向。二是强化居家养老服务保障，截至 2022 年底，全市共建成社区养老服务综合体 83 个、老年助餐服务点位 508 个，为经济困难老年人家庭提供照护床位 5847 张，开展居家上门服务 47.6 万余次，支持 1 万余户符合条件的空巢独居老年人家庭安装燃气报警器、智慧手环、智能门磁感应等智能居家安全设备。三是加强养老服务基础设施建设，到 2022 年底，新增养老机构 102 家，总床位达 12.9 万张，全市老年友善医疗机构建设率达 94.71%。

3. 关注弱势群体，提升城市幸福品质

一是支持特殊患者医疗康复服务，稳步推进康复辅具社区租赁服务试点，2022 年共推动全市建成 106 个社区康复服务站点。二是关爱特殊困难群体，建设涵盖"9+1"类民政低收入困难人口的动态监测平台，监测人数达到 30.2 万余名，充分发挥"微网实格"作用，强化对特殊困难群体全覆盖巡访关爱。为特殊困难群众提供线上线下心理咨询服务 1.2 万余次。有意愿且符合条件的特困人员集中供养率达到 100%。② 三是关爱礼遇基层职工，

---

① 《2022 成都民政十大民生实事全部完成》，《成都日报》2023 年 1 月 3 日。
② 《2022 成都民政十大民生实事全部完成》，《成都日报》2023 年 1 月 3 日。

为 1.1 万名环卫工人、困难职工免费健康体检，建成并运营户外劳动者服务站点超 1600 个、外卖骑手驿站 142 个。

（四）健康服务：以治病为中心向以人民健康为中心转变

在健康服务方面，成都着力构建强大的公共卫生体系，加强基层医疗卫生服务能力建设，大力推进公立医院高质量发展，在医保改革、健康服务等方面不断优化服务流程、运行机制，推动医疗服务水平与质量显著提升，有效保障了人民群众健康安全。

1. 不断完善公共卫生服务体系，保障市民群众健康安全

一是推动二级及以上医疗机构设置公共卫生科、三级公立医院配置"公卫专员"，依托"智慧蓉城"构建传染病多点监测预警体系，新报告艾滋病感染者连续 4 年减少，死亡人数占比远低于全国全省平均水平。肺结核患者成功治疗率、全程规范健康管理率均达到 95% 以上。二是成立"成都市心理援助热线与心理危机干预指挥中心"，24 小时心理服务热线电话提供援助服务 2 万人次。国家级慢性病综合防控示范区达到 12 个，位居副省级城市第一。三是扎实抓好新阶段"保健康、防重症"各项工作，强化"一老一小"、慢性基础性疾病患者等重点人群健康服务，对高龄独居老人、孕产妇、残疾人、基础疾病患者等社区特殊人员分类建立风险区重点人群台账，全面落实闭环管理、精准关爱服务，赢得群众认同。四是全面推广首席健康官制度，探索构建企业主体、楼宇（运营）、行业监管、社区属地"点-线-面"联动的健康工作体系，通过发挥"社区健康联络员-行业健康管理专班-企业健康官"跟踪对接模式作用，精准反馈企业健康需求，推动大健康产业资源对接，打通了健康管理从社区到企业的"最后一公里"。

2. 坚持推动资源下沉，医疗卫生服务更加公平可及

一是有序推进医共体建设，在涉农区（市）县组建紧密型县域医共体 22 个，实现县域内基层医疗卫生机构全覆盖，累计远程会诊 170 万余人次。二是创新开展家庭医生团队融入"微网实格"，组建家庭医生团队 3581 个，签约服务 934.66 万人，同时将全市家庭医生团队融入 12.6 万个"微网实格"，借力 14.5 万名微网格员[①]，充分发挥微网格员健康知识"宣传员"、健康入户"领路员"、健康服务"联络员"作用。三是依托成都市全民健康信息平台，为全市基层机构居民建档，对特殊人群健康管理等数据进行实时监测、日常考核，有效推动全市项目数据深度治理，档案规范性显著提升。

3. 优化健康服务体制机制，着力提升医疗健康服务水平

一是以构建"一超两强多一流"新格局为目标推动公立医院高质量发展，全市三级甲等医疗机构达到 61 家，数量位居全国第二，全市卫生健康支出占财政支出的比重不断上升，从 2020 年的 7.9% 提升至 2023 年的 9.3%。二是医联体建设持续深化，健全"省—市—县—乡镇"四级转诊机制，规范化建设医联体 148 个，上转患者 12.7 万余人次，下转患者 215.8 万余人次。三是医疗质量和国际化水平全面提升，分别建立专业的市、区两级医疗质量控制中心 67 个、907 个，不断完善医疗质控网络。目前具备国际化医疗服务能力的医疗机构达到 37 家，能够开展国际医疗保险直付服务的医疗机构达到 19 家。[②] 四是推动医美产业高质量发展，"中国城市医美产业发展指数"显示，成都总指数排名第四，仅次于北京、深圳和广州；打造"大学路 11 号指数"持续扩大"医美之都"品牌效应。

（五）健康文化：推动全民健身和全民健康深度融合

围绕体育健身、绿色生活、中医文化等领域，成都着力加大设施投入、开放大运会场馆、倡导健康生活方式，通过举办各类体育赛事、弘扬中医文化、发放健康生活包，引导市民形成积极向上的健康生活方式与生活习惯，市民健康素养水平显著提升，从 2020 年的 26.8% 提升至 2023 年的 36.87%。[③]

---

① 《成都市卫生健康事业发展统计公报》。
② 《成都市卫生健康事业发展统计公报》。
③ 《成都市卫生健康事业发展统计公报》。

1. 赛事名城建设取得新突破

一是在成功举办世界大学生运动会后，共 49 个大运会场馆面向市民分类开放。2023 年，大运会场馆对外开放时长超 8 万小时，公共体育场馆免费、低收费开放，接纳 539 万人次。二是《2023 年成都市居民体育消费调查报告》显示，2023 年成都体育消费总规模达 685.8 亿元，居民人均体育消费支出达到 3204.3 元，居民人均体育观赛消费 57.6 元，体育赛事为城市消费复苏做出重要贡献。三是 2022 年以来成都还成功举办了第 56 届世界乒乓球团体锦标赛（决赛）、世界羽毛球男子和女子团体锦标赛、中国足球协会杯决赛、成都马拉松、中国绿道运动生活嘉年华等各级各类体育赛事、商业活动，超过 600 万人参加了全市第九届全民健身运动会。[①]

2. 全民健身运动掀起新热潮

一是积极开展"社区医生+社会体育指导员+社区运动健康师"行动计划，培育"人人会健身"的高水平健康素养，2023 年培训"社会体育指导员"约 6500 名、"社区运动健康师"1200 余名，下沉社区开展科学健身指导服务上千场次，促进"人人爱健身"向"人人会健身"转变。二是着力打造 296 处"社区运动角"和 621 处"绿道健身新空间"，进一步提升了市民运动健身的便利度。如今，到大运会场馆看高水平赛事、去公园绿道骑行慢跑、在社区运动角打球跳舞已成为成都市民的生活日常。城乡居民达到《国民体质测定标准》合格以上的人数比例逐年提升，从 2015 年的 85.6% 提升至 2023 年的 94.88%，全民健身成效显著。三是深入实施全民健身场地设施补短板行动，到 2023 年底，全市体育场地设施累计达 6.8 万余个，人均体育场地面积 2.61 平方米，增幅居全国城市首位。[②]

3. 多渠道倡导健康生活新风尚

一是积极推进国民营养健康计划和合理膳食行动，作为全国首批三个试点城市之一，首次引入国际化、创新化营养宣教阵地"知食小卖部"，获得

---

① 《体育赛事添彩城市生活》，《人民日报》2024 年 5 月 7 日。
② 《2022 年度成都市幸福美好生活十大工程满意率》，《四川日报》2023 年 1 月 6 日。

联合国儿童基金会充分肯定。二是倡导绿色出行新风尚。将每月 5 日设为绿色低碳出行日，2022 年全市共享单车日均骑行约 220 万人次，全年骑行人数达到 1304 万人次，骑行总里程近 6522 万公里，减少碳排放量 3200 余吨。[①] 三是积极推行健康中医文化。到 2022 年末，全市 3 家中医院成功创建省级区域中医康复次中心，全市中医馆实现基层医疗卫生机构 100% 全覆盖，基层中医药服务量达到 56.67%。[②]

二 存在的挑战

党的二十大报告提出了新时代新征程上以中国式现代化全面推进中华民族伟大复兴的宏伟战略目标，在全民健康问题上升为国家发展战略背景下，成都作为人口突破 2000 万的超大城市，对标国家战略部署、对标城市发展战略定位、对标人民群众对美好生活的向往，在推进健康城市建设中还有一些短板与挑战亟待应对。

（一）建设公园城市示范区，对成都新时代使命提出了更高标准

成都虽然从公园城市"首提地"发展成为"示范区"，但与"示范区"所肩负的践行习近平生态文明思想、实现人与自然和谐共生的时代使命相比还有差距，例如全市人均公园绿地面积、全年空气质量优良天数占比、每万人拥有公共汽车数等指标与先进城市相比还有一定劣势。成都亟须进一步"走深走实"推动城市空间、产业、交通和能源结构优化调整，切实将健康城市与公园城市示范区建设相融合，推动探索"山水人城"和谐相融的超大城市发展新实践。

（二）社会发展呈现新特征，对解决健康问题提出了更多要求

一方面，全市人口出生率持续下降，年轻人生育意愿不强成为新趋势。

---

① 《成都市卫生健康事业发展统计公报》。
② 参见成都大运会城市宣传系列新闻发布会（第 10 场）。

有调查显示，家庭经济负担重、抚育时间有限、教育资源不均衡等是年轻人生育意愿持续走低的重要影响因素。如何进一步完善生育支持政策体系，提高普惠托育服务供给和服务水平，推进教育服务均等化发展，以降低养育成本、提升生育意愿，是当前城市可持续发展进程中必须面对并解决的问题。另一方面，随着人口老龄化程度持续加深，老年医疗与长期照料问题将更加突出。截至 2022 年底，成都 60 岁及以上的户籍老年人 324.23 万，老龄化率达 20.63%，65 岁及以上人口比例为 14.06%，正式进入中度老龄化社会。预计到 2034 年，成都市 65 岁及以上人口比重将达到 21.11%，成都将进入重度老龄化社会。未来，失智失能老人数量将相应增加，老年健康服务与长期照料需求增加，全市社会保障体系、医疗卫生服务体系和养老服务体系都将面临巨大挑战。同时，就业形势严峻和人口老龄化叠加将导致就业人口负担加重，平均每名就业者负担人数为 2 人。部分居民为平衡家庭收支，可能会减少健康投入。同时，伴随城市经济增速放缓、工作生活节奏加快，部分市民心理压力增大。青少年、失业人员、低收入劳动者易产生抑郁、焦虑情绪，重点职业人群心理健康素养有待提升。

（三）群众健康需求的变化，对成都加快补齐健康服务短板提出新任务

一方面，医疗卫生资源与人口发展需求不匹配。尽管当前成都市医疗资源丰富、医疗实力位居全国第一方阵，但人均拥有医疗卫生资源数量不高，每千名常住人口拥有病床数、每千人拥有执业（助理）医师数、每万人拥有公共卫生人员数等指标与先进城市相比还有较大提升空间。另一方面，健康城市建设以政府主导为主，市民对"健康城市"的知晓度、参与度还不高。企业、单位、社区、社会组织和家庭等多主体深度参与健康城市建设的局面尚未形成，推动健康服务产业繁荣发展的政策支持和社会参与还不足。

三　对策建议

党的二十大报告擘画了中国式现代化的宏伟蓝图，强调要推进健康中国建设，在完善人民健康促进政策、优化人口发展战略、深化医药卫生体制改革、健全公共卫生体系等方面进行专项部署，为深入推进健康城市建设指明了方向。成都在深入落实健康中国战略中要进一步牢固树立"大卫生""大健康""大服务""大共享"理念，瞄准增进民生福祉、提高人民生活品质等目标，聚焦推进健康城市建设中的短板与难点问题，积极探索健康城市建设有益经验与做法，为推进健康中国战略贡献成都力量。

（一）加快推进城市健康治理，营造美丽宜居健康环境

以建设宜居城市、美丽家园为目标，把生态优先、绿色发展的要求贯穿到生产活动的各个方面和各个环节，全面推进城市人居环境质量的改善，实现公园城市示范区"山青、水净、天蓝、地绿、人和"。

1. 强化城市环境整治，推进市民有效参与

一是深化完善垃圾分类处理机制，配齐生活垃圾分类收集前端基础设施，补足垃圾分类运输专用车辆，满足生活垃圾分类运输需求。完善末端处置设施，协调相关单位，制定厨余垃圾处置、有害垃圾处置、可回收物及大件垃圾处置项目建设实施方案，推动垃圾分类真正落地见效。二是不断优化绿色出行环境，加快推进城市公交、出租、物流配送等领域新能源汽车推广应用，坚持"轨道+公交+慢行"的建设模式，持续推进公共交通发展战略、慢行系统持续强化建设策略，推动交通运输领域加快形成绿色生产生活方式。三是建立公园绿地管理和社区发展治理融合机制，推动周边社区居民参与生态空间共管共治共护，深化"市民园长""市民监督员"制度，提升市民群众参与感、归属感。

2. 加强城市生态资源保护，构建全域绿色生态网络

一是系统推动全域生态系统整体性保护，充分衔接国土空间规划生态保

护要求，巩固和落实对永久基本农田和生态保护红线、水体保护线、绿地系统线、基础设施建设控制线、历史文化保护线的管控，建立健全生态廊道和生物多样性保护网络。二是深化生物多样性保护工程，采取科学分析、系统谋划、针对性措施等方式方法，对市域内岷江水系、沱江水系、龙门山、龙泉山等相关湖泊、湿地、山体及森林植被等生态资源及生物多样性开展保护。三是全面实施生态修复，采取自然修复为主、人工恢复为辅相结合的办法，对区域内被损害的山体、水体和废弃地等进行恢复与重建，使其恢复原有形态与生态功能，使城市生态系统的自我修复与调控能力得以重建。四是加强"智慧生态"建设，推广智慧大气、智慧水环境、智慧医废等系统平台，健全大气和水质水量自动监测站的天空地一体环境监测体系，大力推广卫星遥感、走航观测、在线监测、电力监控等科技监测手段，加快实现城乡环境保护与环境监测全覆盖。

3. 拓展健康细胞建设的深度和广度，合力夯实健康城市建设基础

一是健康学校以"健康校长"责任制为抓手，狠抓儿童肥胖、青少年近视防控、心理健康教育等健康工作重点任务，全面提升中小学生健康水平与健康素养。二是健康社区通过持续开展健康知识普及、健康生活方式倡导、健康社区评选、健康实践行动等，倡导全民参与，营造良好健康氛围，切实让"每个人是自己健康的第一责任人"理念深入人心。三是健康企业发挥企业党组织与工会职能，落实企业首席健康官制度，加强企业与社区、医疗机构的协作互动，做实做细企业员工职业病防范、心理健康、健康体检等重点工作。四是健康街镇以国家建设规范为指引，进一步打造示范点位，积极挖掘和推广典型案例与经验做法，确保健康工作任务落地见效。

（二）顺应时代特征，共建幸福安全健康社会

把握社会发展新特征，优化和完善社会治理机制，积极有效回应人民群众关注的热点难点问题，着力提高社会服务水平，保障群众健康生活安全，切实提升市民幸福指数。

1. 完善社区健康服务机制，夯实基层健康服务工作

一是依托社区"微网实格"，有效协调整合社区资源，加快形成以社区公共卫生委员会为领导机构，以社区卫生服务中心为业务指导，社区卫生员、社区治理网格员以及卫生健康类专业社会组织等协同合作的社区健康服务管理体制、重大突发公共卫生事件社区应急防控体制，着力构建责任明确、运转有序的长效机制。二是社区卫生员要着力做好社区老年人、未成年人、残疾人、困难家庭成员等重点人群健康服务，协助专业卫生机构开展健康信息收集、慢性病管理等工作，一旦出现重大公共卫生事件，可参与社区及城市疫情防控和管理。三是主动对接部门工作要求与居民需求，积极组织动员社会组织、社会慈善资源和社会工作者、社区志愿者参与卫生防疫、居民健康知识普及、环境卫生整治、垃圾分类宣传值守等活动，筑牢健康城市建设的社会基石。

2. 优化完善生育支持体系，提升年轻人生育意愿

一是减轻育龄人口生育负担，完善生育休假、生育津贴、三孩家庭住房公积金贷款支持等政策制度，构建育儿良好政策支持体系。二是补充育儿照护资源，以社区和单位作为抓手积极推进普惠托育服务，鼓励社会组织或社区企业依托社区综合体兴办托育园所，支持有条件的企事业单位为职工子女开办寒暑假托育早教班，为家长提供安全便捷、形式多样的托育早教服务。三是降低学龄儿童教育成本，持续优化义务教育"长幼随学"，减少多孩家庭的教育边际成本；稳步推进"随迁入学"政策，增加随迁子女公平享受优质资源的机会。

3. 完善社区居家养老服务体系，持续推进老年友好环境建设

一是加大养老服务财政投入，持续推进以社区养老服务综合体为中心，包括社区托老、日间照料、老年食堂、社区护理等相关服务在内的社区养老服务设施体系建设。加大对居家和社区养老服务的补贴力度，使社区养老真正发挥支撑功能。二是鼓励和支持专业化社会服务机构参与社区居家养老服务，加大政府购买社区为老服务力度，积极调动和整合社会组织、社区企业、物业公司等多方资源，汇聚专业人士积极推动老年人获取就餐、陪护、

助医、康复、长期护理以及紧急呼叫、走失定位等服务，提升老年人居家养老服务质量和智能化水平。三是加强老年友好医院建设，着力优化医疗机构在老年人就医、慢病管理等方面的服务流程与运行机制，提升老年人就医便捷度，推动基层卫生机构开展医养结合服务，推动老年人健康管理、慢病管理在基层得到有效解决。鼓励社区卫生服务中心与公益性社会组织合作，探索专业医疗机构与社会力量共建社区医养合作新模式。

（三）坚持系统思维，健全与超大城市相匹配的医疗卫生服务体系

锚定成都城市发展战略定位，顺应城市及人口发展新特征，积极推进和倡导健康生活方式，让市民养成健康生活方式，践行健康第一责任人理念。同时，系统推动公共卫生与医疗服务均衡化发展，有效满足人民群众高质量健康医疗服务需求。

1. 以健康文化建设为引领，持续提升居民健康素养

一是把健康知识普及行动作为推动健康素养促进工作和提升居民健康素养水平的重要抓手，搭建市民健康教育宣传平台，在利用互联网包括新媒体技术实现定期定向推送健康知识的同时，定期举行健康巡讲、健康咨询等线下活动，满足不同群体健康知识需求。二是深入开展爱国卫生运动，传承优良传统，创新工作方式，以适应新型城镇化和乡村振兴战略要求为出发点，以发动群众参与为路径，引导群众积极优化生产生活环境，深入开展人居环境整治，强化病媒生物防制，建设健康美丽宜居家园。三是深化全民健身行动，用好大运会场馆等公共体育场地，向市民免费、低价提供各类体育健身设施设备，有效利用和盘活公共资源，解决老旧城区全民健身和设施服务能力不足的矛盾，满足社区居民运动健身需求。四是健全中医医疗服务体系，大力弘扬中医药文化，充分发挥中医药"治未病"的优势，向市民普及养生养老、亚健康调理、慢性病防治、疾病康复等健康知识与健康生活方式，同时因地制宜从环境、服务、设施、文化等入手开展休闲慢城场景营造，为公众提供亲近自然、休闲游憩、舒缓压力的高品质生活空间。

2. 深化医药卫生体制机制改革，提高医疗卫生服务质效

一是加快完善医疗保障体系。进一步优化长期护理保险制度，扩大保险参保覆盖率，支持商业保险机构开发与基本医疗保险相衔接的商业健康保险产品。积极推进将多发病、常见病的普通门诊费用纳入统筹基金支付范围，探索将抑郁症等心理疾病治疗费用纳入医保门诊慢特病和城乡居民基本医保支付范围。进一步扩大异地联网定点医药机构范围，落实异地就医结算，提高直接结算率。二是进一步深化医联体建设。大力推动三级医院与县级医院建立长效合作机制，深化对口支援"传帮带"和医疗人才"组团式"帮扶。加强"紧密型"县域医联体建设，探索医联体在行政、财务、业务、用药目录、信息系统等方面统筹管理，实现医联体在镇街范围的高质量全覆盖。三是优化医疗卫生人才发展机制。统筹县域内医疗卫生人才资源，建立健全定期向乡村派驻医务人员工作机制，并将实现乡村一体化管理的村卫生室执业（助理）医师纳入乡镇卫生院职称评聘机制，推动乡村医生向执业（助理）医师转化，并着力提升其收入与养老保险待遇，让基层医疗机构留得住人才。

3. 加强基层医疗服务能力建设，促进乡村医疗卫生事业健康发展

一是持续建优、建强县域医疗卫生次中心，加大投入力度，推进中心镇和特色镇卫生院提档升级，有效满足居民常见病、多发病的诊疗及康复、护理需求以及急危重症、疑难病症的急诊急救及转诊需求，切实承担起分担县级医院部分功能任务的职责。二是推动一般乡镇卫生院医疗服务拓展升级，一方面要加强医疗设施设备升级，另一方面要积极拓展乡镇卫生院康复医疗、医养结合、安宁疗护等服务功能，重点强化和提升乡镇卫生院防病治病与健康管理能力。三是增强村/社区卫生站点的卫生健康服务功能，尤其加强基层医疗卫生队伍的业务培训，加大全科、儿科、儿童保健科、口腔科以及中医、护理、公共卫生、预防保健、心理健康、精神卫生、康复、职业健康等方面紧缺人才供给，强化基层卫生站点的基本公共卫生服务功能。

4. 完善联防联控协同机制，提升突发公共卫生事件应急管理能力

一是要建优建强重大传染病防控、紧急医学救援、分级诊疗三大体系，着力建设现代化疾病预防控制网络，推动全市疾控机构人员配备、基础设施水平全面提升。二是要健全协同机制，理顺疾控中心、医疗保障、医疗机构等部门在突发公共卫生事件防控中的权责与协调机制，强化应急指挥部门对卫生、交通、公安、民政、教育等部门的统一领导和资源协调能力，促进部门沟通协作。三是以信息共享推动健全重大传染病监测预警机制，促进公共卫生机构和医疗机构之间联动响应，实现医院临床数据及时向公共卫生机构报送，公共卫生机构的检测手段、防控方案、检测结果、药品临床试验等数据及时向医院开放，以提高公共卫生机构与医疗机构之间信息互动效率，切实提升其在突发公共卫生事件中的预警与反应能力。

B.17

深圳智慧化免疫规划平台建设研究

吴永胜 *

摘 要： 深圳免疫规划平台建设经历了四次转换：手工记录向数字化管理的转变（1996~1998年）；构建市级平台，实现异地数据交换（1999~2004年）；建立疾病预防控制机构管理平台及公众服务平台（2005~2018年）；实现网络化升级，提升多维度管理水平（2018年至今）。经过20多年的持续建设，深圳市免疫规划信息管理系统已成为一个覆盖全面、互联互通的数字化服务体系，为市民提供了更高效、更便捷的服务。随着公共卫生业务的持续开展，深圳市需要建设一套全新的免疫规划系统，以应对当前系统存在的业务覆盖不足、功能不全面等问题。深圳市免疫规划信息管理系统通过数据治理及能力建设，实现了数据的集中化存储、统一化管理和高效共享，不仅解决了数据不一致和信息孤岛问题，还通过数据分析和挖掘功能，为业务创新和管理升级提供了支持。

关键词： 深圳 免疫规划 健康城市

　　免疫接种是传染病预防和治疗的有效手段之一。新中国成立以来，我国积极开展计划免疫工作，疫苗对应传染病发病率不断降低。其中，免疫接种信息系统在疫苗管理、冷链监控、接种对象管理、副反应监测等方面发挥了重要作用。随着新时期新型传染病的出现、人群流动的加快等，传统免疫接种信息系统对业务的支撑能力面临较大挑战。随着目前IT技术不断发展，

---

* 吴永胜，深圳市疾控中心信息中心主任，主任医师，硕士研究生导师，主要研究方向为公共卫生信息、医疗健康信息、大数据与人工智能、公共卫生应急管理。

大数据、人工智能等新技术日渐成熟，免疫接种业务需要新技术引领和大数据赋能。智慧化免疫规划，是新时期提高免疫接种水平、保护儿童和成年人健康的重要技术支撑。深圳建设先进的智慧化免疫规划平台具有重要的示范意义。

一 深圳免疫规划平台建设历程

（一）手工记录向数字化管理的转变（1996~1998年）①

20世纪90年代，国家积极推行免疫规划信息化建设，卫生部下发了《关于在有条件的接种点推广儿童免疫金卡管理系统的通知》，深圳市积极响应号召，从1996年开始建设儿童免疫金卡管理系统。该系统基于DOS操作系统，采用单机版模式，实现了儿童接种信息从手工记录到数字化管理的转变，有效提高了接种效率和准确性。

（二）构建市级平台，实现异地数据交换（1999~2004年）

随着深圳市儿童流动性的增加，原有的单机版系统已不能满足跨区域接种的需求。为此，深圳市于1999年完成了从单机管理到全市联网的升级，建立了全市统一的免疫规划平台。新系统不仅覆盖了全市各接种门诊，还通过电话拨号实现了联网，最终形成"一地建卡、异地接种"的新模式，极大地方便了接种儿童和家长。

（三）建立疾病预防控制机构管理平台及公众服务平台（2005~2018年）

在此期间，深圳市持续优化免疫规划信息管理系统，采用C/S架构，并在数据中心基础上构建了市区两级的管理平台。2014年，深圳市在罗湖

---

① 本文资料均来源于深圳市卫生健康委。后不赘述。

区试点推出公众服务平台，并于次年正式推出"互联网+"预防接种模式。通过"疫苗宝"App，家长们可以随时查看接种记录、预约接种、疫苗库存等信息。

（四）实现网络化升级，提升多维度管理水平（2018年至今）

为适应快速发展的网络技术，深圳市于2018年启动新版免疫规划信息管理系统。新的系统不仅增强了数据共享的能力，还实现了与省级平台及其他相关系统的数据互通。系统引入了B/S架构的在线预防接种模块、疫苗追溯管理模块、冷链监控平台以及基于微信公众号的公众服务平台等。此外，系统还支持多种预约方式，确保了信息的安全性与便捷性。

经过20多年的持续建设，深圳市免疫规划信息管理系统已成为一个覆盖全面、互联互通的数字化服务体系，为市民提供了更高效、更便捷的服务。未来，随着技术的不断进步，该系统有望进一步完善，为公共卫生事业做出更大贡献。

二 深圳智慧化免疫规划平台建设的背景

随着公共卫生业务的持续开展，深圳市需要建设一套全新的免疫规划系统，以应对当前系统存在的业务覆盖不足、功能不全面等问题。

1. 健康中国战略

健康中国战略是我国政府推出的一项旨在提高全民健康水平的战略。该战略强调预防为主、注重治未病，通过优化医疗资源配置，提升医疗服务质量，提升国民健康素养。疫苗接种作为预防疾病的有效手段，对提高人均期望寿命、减少抗生素耐药性等具有重要作用。国家高度重视免疫规划工作，不断完善预防接种服务体系，提高服务能力。

2. 深圳市公共卫生规划

深圳市在公共卫生与计划免疫政策方面，深入贯彻国家"十四五"规划要求，加快补齐公共卫生资源配置短板，推动医疗卫生服务体系建设，通过数字化、网络化、智能化手段促进行业转型升级，实现政府决策科学化、社会治理精准化、公共服务高效化。

3. 粤港澳大湾区融合发展的重要性

《粤港澳大湾区发展规划纲要》要求加强粤港澳三地产业协同和服务一体化。目前，深港澳三地疫苗监管和免疫接种存在差异，导致跨区接种疫苗不同步等问题。深圳市正积极推进服务一体化，希望借助大数据等技术手段，提供面向港澳社会公众全覆盖、全场景、全流程的疫苗接种服务。

4. 现有系统的升级替换

现有免疫规划系统始建于 1996 年，性能不足且不稳定，各项功能未实现统一，不满足当前业务发展需求。因此，需要进行全面升级替换，提升系统的安全性与可靠性。

5. 信息技术应用创新（信创）要求

根据《"十四五"推进国家政务信息化规划》等政策文件，各地需加大党政信创的投入力度，确保政务信息化建设和应用全流程安全可靠。当前的免疫规划系统未能达到信创要求，亟须构建国产自主、安全可控的新一代系统。

深圳市新建免疫规划系统是一项重要的公共卫生工程。通过借鉴国内外先进经验和技术手段，新系统将更好地服务市民，提升公共卫生服务水平，助力健康中国战略的施行。

三　深圳智慧化免疫规划平台建设的目标与内容

为落实《健康中国行动 2023 年工作要点》等政策要求，在数字化技术发展趋势下，结合深圳市疾控免疫业务规模的扩大，深圳启动了智慧化免疫规划平台建设，力求通过全局性的整体设计，采用全新技术架构和基于数据的科学管理方法，构建新一代深圳市免疫规划系统。

（一）建设目标

本项目旨在通过全局性整体设计，构建新一代深圳市免疫规划系统，以拓展疾控免疫信息化业务支持范围，提供更全面的免疫接种服务，并提升整体工作效率。

1. 提供全流程、全链条和全人群的公共卫生防疫工作支持

通过项目建设，为深圳市公共卫生防疫工作提供健全的疫苗接种业务支持系统，利用人工智能、大数据等技术手段，提升疾病预测和防控能力，建立全流程的信息化工作体系，并实现粤港澳三地疫苗准入制度、疫苗产品供应、防控免疫策略一体化落实。

2. 打造安全、稳定和可靠的技术架构

项目遵循信创要求，采用安全可控的技术和产品，通过信创、安全、国密等方面建设，为系统安全稳定运行提供技术支撑。

3. 深度挖掘免疫数据价值，全面提升数据赋能能力

利用科学的数据治理和数据挖掘技术，对积累的大量疫苗接种数据进行合理管理，形成完整的卫生防疫数据体系，为深圳市公共卫生防疫工作奠定基础，并为其他政务服务信息系统提供数据支持。

（二）建设内容

1. 智慧接种业务

智慧接种业务涵盖疫苗流通管理、冷链监控、公众服务与预约，旨在提供安全、便捷、可及的疫苗接种服务。系统通过全流程管理，从疫苗流通、储存到最终接种服务，确保每个环节都得到严格控制和监督。

2. 智能监测管理

智能监测管理平台通过大数据技术实现接种全流程精细化管理，包括接种率监测、疑似异常反应监测、业务人员培训考核等；系统构建立体化、综合化、智能化的管理模型，提高管理效率。

3. 数据治理及能力建设

基于现有数据融合引擎平台，推出免疫规划相关的主数据标准和数据工具，构筑全面的数据仓库，满足业务应用需求。

4. 中间件和数据库服务

为实现信创适配，对中间件和数据库进行性能提升和安全补充方面的完善，确保系统安全可靠运行。

四 深圳智慧化免疫规划平台建设现状

1. 接种业务功能

（1）公众服务系统建设。现有公众服务系统在多个场景下无法满足公众日益增长的服务需求。九价HPV疫苗预约难，九价HPV疫苗摇号预约接种模式并不能确保每个人都有平等的机会接种疫苗。由于摇号结果是随机的，有些人可能需要多次尝试才能成功预约到疫苗，而有些人可能一直未能预约到。此外，线下取号导致门诊排队拥堵，儿童纸质接种证管理不便等问题也凸显了系统的不足。接种服务评价、疫苗知识宣讲等功能推广不足，影响了疾控部门收集反馈意见的能力。

（2）疫苗管理与冷链监测系统建设。疫苗管理涉及疫苗流通、冷链仓储等多个环节，但系统建设时期不同，缺乏统筹规划，导致数据不一致、系统联动性差。疫苗需要出库时，疾控人员需要在系统中创建出库单，然后配送人员再在仓储系统进行扫码出库配送，若系统数据不一致还需人工线下确认再作业，当配送下级收货后，下级需要在冷链系统中单独进行温控管理，若温控出现异常，疫苗管理人员需要在冷链系统中处理异常后再在疫苗系统中对疫苗进行异常处理（报废、退货、损耗等）。此外，系统未与省平台高效链接，影响市内疫苗正常运转。

（3）预防接种系统建设。现有系统未实现港澳疫苗融合，不能满足大湾区居民多样化疫苗接种需求。《粤港澳大湾区疫苗创新发展研究报告（2021）》（粤港澳健康湾区蓝皮书）指出，三地的疫苗准入制度、疫苗产品供应、防控免疫策略等存在差异，大湾区居民多样化的优质疫苗接种需求得不到满足，尤其是给大量在粤常住港澳家庭的子女疫苗接种带来种种不便。需要通过系统优化，实现三地疫苗监测信息管理系统互通共享，提高疫苗接种服务便利性与可及性。

2. 监测管理功能

（1）接种监测管理。当前系统只能简单记录疫苗信息，无法结合历史数据预测未来需求，导致管理人员作业效率低下、数据资源浪费。

（2）疑似预防接种异常反应（AEFI）监测系统。AEFI 监测主要依赖受种者和医疗机构的主动报告，存在迟报和漏报现象，影响及时处理异常反应，削弱公众对疫苗安全的信心。

（3）业务人员培训考核。现有培训方式无法通过系统分析医生培训需求，影响培训效果。

（4）接种率调查系统。接种率调查主要采用组群抽样法，手工记录信息，工作量大且数据质量难以保证。

（5）门诊监测系统。当前系统数据整合不足，智能化应用欠缺，限制了系统在提高接种效率、优化服务流程等方面的能力。

3. 数据管理及应用

各子系统建立时期不同，数据格式不统一，缺乏统一的数据来源和数据流。现有系统未实现数据资源清单化管理，无法与委内系统、居民健康系统等进行数据和服务对接。

4. 互联互通建设

现有系统与多个系统虽然实现了数据互联互通，但因建设时期不同，未按智慧疾控统一规划实现标准化对接。具体服务包括但不限于与深圳市全民健康信息系统、深圳市应急指挥中心系统、深圳市妇幼管理系统、医院 HIS 系统、社康中心收费管理系统、疫苗供应链系统、冷链监测管理系统、智能接种冰箱以及广东省疫苗流通与接种信息管理系统的对接。

五 深圳智慧化免疫规划平台建设数据治理与应用

（一）数据治理目标

深圳市免疫规划信息管理系统通过智慧疾控的数据融合引擎，构筑了一个全面的数据仓库，旨在满足疾控系统在数据治理和业务应用方面的多元化需求。该数据库的核心价值在于实现数据的集中化存储和统一化管理，提供高效率的数据检索、分析和共享能力。通过消除数据孤岛，减少重复数据，确保数据的完整性和准确性，数据仓库显著提升了数据分析和应用的便捷性，为深圳市公共卫生领域的决策和疾病应对提供了强有力的数据支撑。

短期目标是建立一个集中化的数据存储和管理系统，解决数据不一致和信息孤岛问题。系统将整合所有关键免疫数据，如接种记录和疫苗库存，并确保数据的完整性、准确性和及时性。

中期目标是利用已整合和标准化的数据资源来驱动业务创新和管理升级。系统将集成先进的数据分析和人工智能技术，提升数据挖掘能力，从而加速管理创新和优化疾控系统内部运作及跨部门合作。

长期目标着眼于使深圳市成为数字化公共卫生领域的领导者，通过有效的数据治理体系提升深圳在全国乃至全球的影响力。系统将推动政府、医疗和研究机构的数据共享，构建一个强大的数字化公共卫生生态系统，并将数据战略融入企业核心价值观和行动方针，规划未来面向数字化和智能化的公共卫生服务。

（二）治理方案

1.数据源

数据源包括接种数据、受种者档案数据、疫苗数据、公众服务数据及其他数据。这些数据涵盖了从接种记录到疫苗库存管理的所有关键信息。

2. 数据采集

数据采集包括数据交换与归集，以及根据不同场景配置多种采集方式，以满足数据使用方的需求。

3. 数据存储

数据存储层次结构包括 ODS 层、DW 层（DWD 和 DWS）以及 ADS 层等，分别负责数据的原始存储、清洗和分析，以及面向应用的数据汇总和统计。

4. 数据分析和挖掘

数据分析和挖掘功能模块包括基础分析、多维分析、聚类、推荐和关联规则等功能，支持大规模数据集的挖掘和分析。

5. 数据服务

数据服务包括 API 服务、数据对接服务、商业 BI、流/批处理、数据缓存、全文搜索和报表服务，提供多样化的数据访问和支持。

6. 数据应用

数据应用功能模块同样包括基础分析、多维分析、聚类、推荐和关联规则等功能，支持数据的深度利用和价值挖掘。

（三）主数据管理

1. 主数据管理概述

使用"源头托管模式"与市疾控主数据管理系统融合，构建免疫主数据管理模式，减少主数据系统对业务系统的干扰，保证数据的稳定性和可靠性。主数据特征包括跨部门、跨流程、跨主题、跨系统和跨技术，确保数据在整个业务流程中的连贯性和一致性。

2. 质量管理

质量管理包括数据加载、数据清洗、数据校验和数据转换等关键环节。数据加载确保数据准确及时地存储到目标库中，数据清洗实现数据的修复和质量提升，数据校验确保数据的一致性和准确性，数据转换支持数据格式的转换和处理。

（四）数据应用

1. 数据服务

数据服务包括预防接种档案服务、预防接种记录、接种证明服务、疫苗库存、接种率服务等多项服务，支持全面的数据访问和管理。

2. 数据分析

数据分析功能模块涵盖预防接种的各种分析需求，包括接种数分析、受种者信息分析、接种信息完整性变化趋势分析、累计重卡率分析、及时录入率变化趋势分析以及接种数据趋势分析与预测。

深圳市免疫规划信息管理系统通过数据治理及能力建设，实现了数据的集中化存储、统一化管理和高效共享。系统不仅解决了数据不一致和信息孤岛问题，还通过数据分析和挖掘功能，为业务创新和管理升级提供了支持。长期来看，系统的建设和优化将进一步巩固深圳市在数字化公共卫生领域的领先地位，通过有效的数据共享和治理机制，推动公共卫生服务的现代化转型。通过数据驱动的决策支持和业务优化，系统将为深圳市乃至全国的公共卫生事业发展提供坚实的数据基础。

B.18
"医养康相结合"：燕达国际
健康城建设案例研究

李海燕*

摘　要：　先进科学的养老模式是积极应对人口老龄化的基础。位于北京东燕郊开发区的燕达国际健康城以医疗、养老业务为核心，燕达医院、燕达金色年华健康养护中心、燕达康复中心、燕达医学研究院、燕达医护培训学院五大板块强强联手，互为依托，在养老服务方面积累了丰富经验。其开创的"医养康相结合"特色养老服务体系被业界称为"燕达模式"，为国家老龄事业和产业的健康发展起到示范作用。凭借先进的养老服务模式和地缘相亲的区位优势，燕达吸引了京津冀三地，特别是北京的大批老年人来此生活、养老，在缓解北京地区的养老压力、疏解非首都功能以及推进京津冀协同发展等方面发挥了积极作用，也为中国健康城市建设贡献了燕达力量。

关键词：　应对人口老龄化　医养康相结合　燕达模式　养老服务

习近平总书记和党中央高度重视人口老龄化问题。2017年，习近平总书记在党的十九大报告中提出"积极应对人口老龄化，构建养老、孝老、敬老政策体系和社会环境，推进医养结合，加快老龄事业和产业发展"[①] 的要求，为老龄事业和产业发展描绘了一幅宏伟蓝图。2024年初，国务院办

---

　* 李海燕，廊坊市养老协会副会长，三河市康养产业协会会长，北京市老年学和老年健康学会京津冀协同分会会长，现为燕达国际健康城副总裁。

　① 习近平：《决胜全面建成小康社会　夺取新时代中国特色社会主义伟大胜利——在中国共产党第十九次全国代表大会上的报告》，人民出版社，2017，第48页。

公厅印发了《关于发展银发经济增进老年人福祉的意见》。这是我国发布的首个支持银发经济发展的专门文件。人口老龄化、养老问题涉及千家万户，备受关注。在 2024 年 3 月举行的十四届全国人大二次会议上，民政部部长陆治原表示："截至 2023 年底，我国 60 岁以上老人达到了 2.97 亿，占总人口的 21.1%；65 岁以上老人达到 2.17 亿，占总人口的 15.4%。"① 我国已全面步入中度老龄化社会，如何提升老年人的获得感、幸福感、安全感，是全社会共同关注的话题。

一　医养结合是积极应对人口老龄化的长久之计

在传统的养老模式中，医疗机构与养老机构相互独立，几乎完全分割，老年人缺乏专业的健康服务和护理服务，社会对老年人的一些退行性病变的康复需求重视程度不够。家庭照护负担的加重，间接导致老年人得不到足够的精神慰藉，不利于老年人身心健康。

"我国人口老龄化呈现老年人口规模巨大、老龄化进程速度快、应对人口老龄化任务重的显著特征。"② 医养结合存在大量切实需求。"医养结合"就是指医疗资源与养老资源相结合，实现社会资源利用的最大化。可以说，医养结合是积极应对人口老龄化的长久之计，也是最符合中国国情的养老模式，已经成为中国未来老龄事业和产业发展的大趋势和大方向。

二　"医养康相结合"：燕达国际健康城创建
健康养老新模式的实践

"老得养，病有医，疾能康"是燕达国际健康城创立的初衷。作为国内

---

① 《积极进取　奋发有为——聚焦十四届全国人大二次会议第二场"部长通道"》，《光明日报》2024 年 3 月 9 日。
② 《积极进取　奋发有为——聚焦十四届全国人大二次会议第二场"部长通道"》，《光明日报》2024 年 3 月 9 日。

医养结合典范，燕达国际健康城致力于打造集医疗、养老、康复、科研、教育、社会活动于一体的超大型健康产业基地。

（一）燕达国际健康城基本情况

燕达国际健康城位于北京东燕郊经济开发区，与北京城市副中心仅隔一条潮白河，距北京天安门 30 千米，距首都国际机场 25 千米，是河北省重点项目，也是京津冀养老服务协同发展试点单位。燕达国际健康城是社会资本兴办的重资产大健康产业基地项目，形成了"医院+老年养护中心"的医、护、康、养、学、研一体化新型服务模式。

燕达金色年华健康养护中心（以下简称"养护中心"）是燕达国际健康城的养老板块，坐落于河北省三河市燕郊开发区思菩兰路燕达国际健康城内。养护中心总投资 100 亿元，总建筑面积 92 万平方米，设置养老床位 1.5 万张，于 2011 年开始运营，共分三期建设，一、二期共 1 万张养老床位，目前已接近住满（含包房居住），三期近 5000 张养老床位，且于 2023 年 11 月起陆续开放入住。截至 2024 年 12 月，养护中心共入住 7000 余人，其中 95% 为北京籍老人，为疏解北京地区的养老压力做出了重要贡献。

养护中心先后获得"全国养老服务先进单位""全国医养结合示范机构""全国敬老文明号""全国爱心护理工程示范基地""京津冀养老工作协同发展试点机构""五级养老机构"等荣誉；被国家发改委、民政部、全国老龄办遴选为首批"全国养老服务业发展典型案例"，面向全国进行宣传推广。

（二）燕达国际健康城营业初期城市状况分析

燕达国际健康城虽位于河北三河市，但其目标客户主要来源于北京。2011 年，健康城开始运营。根据当年数据，北京市常住人口 2018.6 万，户籍总人口 1277.9 万。其中，60 岁及以上户籍老年人口 247.9 万，占总人口的 19.4%；80 岁及以上户籍老年人口 38.6 万，占总人口的 3%。[①] 到 2023

---

① 北京市统计局、国家统计局北京调查总队：《北京市 2011 年国民经济和社会发展统计公报》，《北京市人民政府公报》2012 年第 6 期。

年末，北京市常住人口2185.8万，比2022年末增加1.5万。其中，60岁及以上常住人口494.8万，比2022年末增加29.7万，占比22.6%；65岁及以上常住人口346.9万，比2022年末增加16.8万，占比15.9%。[①] 可以看出，13年来，北京市人口老龄化程度不断加深，呈现出发展速度快、抚养负担重等特点。

2011年，北京市人均地区生产总值达到80394元（常住人口计算），已经接近发达国家水平。但是，当时人们的养老观念还比较保守，政府兴办养老机构存在服务单一、效率低下、供给不足的问题，而对商业化的异地养老公众又存在很多疑虑。同时，与异地养老相关的一系列政策尚未出台，医疗资源向周边地区转移的通道尚未打通。从城市老龄化程度、经济实力等角度分析，北京市是燕达国际健康城最集中的客群来源，只有上述问题逐步得到解决，燕达国际健康城才会步入超速发展的快车道。

（三）先行先试，率先践行医养结合

1. 五大板块相互依托，成就医养结合的基础

早在13年前，在国内养老机构和医疗机构互相分割的时候，燕达的规划蓝图中就大胆制定了"医养结合"方案。随后，"医养结合"养老模式获得了国家层面的广泛认可。燕达国际健康城以医疗服务、养老服务为核心业务，燕达医院、养护中心、康复中心、医学研究院、医护培训学院五大板块互为依托，资源优势互补，成就了医养结合的基础。

2. 完善设施，创新服务，优化环境

燕达养护中心主营养老业务。该中心实行分区居住、分级管理，创新设置了家居式和宾馆式养老居所；打造绿地超过60%的园林式园区环境；投入丰富的娱乐康体设施；开设满足老年人精神文化需求的老年大学和银行、

[①] 北京市统计局、国家统计局北京调查总队：《北京市2023年国民经济和社会发展统计公报》，首都之窗，https://tjj.beijing.gov.cn/bwtt_31461/202403/t20240321_3595887.html。

超市等各种综合服务场所，全心全意为老人提供健康保健、医疗、康复、生活照料、餐饮、文化娱乐、综合保障七大服务。

3. 构建三级医疗保障体系为健康保驾护航

养护中心为老人搭建了"保健医师、综合门诊、三甲医院"的三级医疗服务体系。每栋养护楼配置护士站，设保健医师，提供上门健康保健服务。园区内配备了燕达医院综合门诊，解决老人基本医疗需求、开展慢性病管理，在出现急危重症时，全面快速对接燕达医院，赢取黄金救治时间。燕达医院是三级甲等综合医院，在以强大的医疗资源提供专业救治的同时，可以为燕达老人提供优先挂号、优先就诊、优先检查、优先住院的医疗保障服务，并开设免费体检、预防保健、疾病干预和出院回访等多项专业服务，使老人充分享受"日常保健不出门，小病慢病不出院，急危重症不出（健康）城"的医疗健康保障服务。

（四）融入康复供给，构建"医养康相结合"模式

燕达在多年经营实践中，充分调动各方资源，积极参与养老服务体系建设，升级融入康复板块，于2018年推出了"医养康相结合"的养老服务模式，兼顾服务对象的共性和个性，在为不同健康状况的老人提供不同服务项目的基础上，充分考虑老年人健康状况的动态变化，设计具有可选择性的养老服务包，从而向全体老年人提供可以满足他们不同需求的整体解决方案。此模式的推出，受到政府、业界及社会的认可。

"燕达模式"以老年人生活照料服务为基础，加强疾病预防，有病及时医治，慢性病规范管理，急病到燕达医院进一步抢救诊治，加强后续康复训练等服务供给，同时加强对老人的健康宣教、健康管理、康复培训、精神慰藉、心理干预等。

（五）燕达"医养康相结合"模式的标准化体系建设

1. 编制实施《燕达养老医养康相结合服务与管理标准化文件汇编》

该标准化文件汇编按照标准体系建设要求，最终形成14类服务提供标

准（入退住服务、医疗服务、康复服务、精神/心理支持服务、安宁疗护服务、护理服务、生活照料服务、膳食服务、清洁卫生服务、洗涤服务、文娱服务、教育服务、委托服务、物业保障服务等），14类服务保障标准（能源、安全应急、职业健康、设施设备、合同管理、培训、信息、财务、人力资源、行政、法务、营销管理、采购、服务管理等），3类通用基础标准（标准化工作、术语和缩略语及符号与标志）以及3类岗位职责（决策层、管理层和执行层），共计387项标准文本（其中通用基础标准7项，服务提供标准85项，服务保障标准121项，岗位标准174项）。养护中心将标准化创新成果和各类先进的管理工具融入日常管理，通过标准化管理体系的整合创新，实现了整体管理水平不断提升。目前，养护中心已逐步形成以标准体系为主线、以质量管理体系为辅助、以绩效考核管理为手段的综合管理模式，在此过程中燕达养护中心的整体运营管理水平也获得了很大提升。

2.打造医养康相结合服务标准化体系2.0版

2021年，养护中心通过多种途径，采取多种方式，建立并完善服务与管理体系，实现工作流程化、标准化、规范化，进一步升级了现行标准体系和管理体制，打造出燕达"医养康相结合服务标准化体系2.0版"，改进了标准制定工作机制，细化了安全与质量管理考核指标，实现了精细化管理，有助于为养老服务业发展提供可借鉴的成熟管理经验和操作规范。

3.未来标准化体系建设的发展和规划

未来，燕达养护中心将继续夯实基础设施建设，雕琢完善"医养康相结合"的养老服务体系，创新提供精准化、细节化的养老服务。下一步将着力推进服务标准化体系升级，打造燕达"医养康相结合服务标准化体系3.0版"，完善标准制定工作机制，强化标准的实施监督，更好地发挥标准化体系在推进养老机构"医养康相结合"服务体系和管理能力中的战略性作用，促进养老行业持续健康发展和老龄社会的全面进步。

（六）燕达"医养康相结合"模式的实际应用

1. 养护方面

（1）宾客实行分区居住、分级管理。为了能够向老人提供优质的养老养护服务，打造品质化居住环境，养护中心根据老人的自理能力和身体健康评估结果，实行分区居住、分级管理，分别设置了宾馆式养护区和家居式养护区。宾馆式养护区收住半非自理、认知照护和舒缓疗护型老人，家居式养护区主要收住健康活力型老人，双方互不打扰，方便提供针对性的特色照护服务。

（2）以"家"为理念的居所风格。很多老人有怀旧恋家情结，所以养护中心根据老人的喜好，努力营造"家"的氛围，特别设计了家居式的养老居所。所有居所均为精装修，居住空间宽敞明亮、温馨舒适、安全私密，生活配套及适老设施一应俱全。非自理区域参照星级宾馆来设置，分为 VIP套间、豪华双人间、普通双人间等。每层均设有护士站，医护人员 24 小时值班，为老人提供优质的护理服务。

（3）全天候贴心的照护服务。养护中心打造了高标准专业化护理团队，根据老人身体状况，提供不同等级的专业化、标准化护理服务。经过专业培训的护理人员为老人提供整理衣物、床铺，洗浴、帮助室内外活动、晨晚间护理和其他各类生活照料等近 100 项服务；根据照护级别提供服侍饮食、穿衣、叩背、翻身、如厕、沐浴等细节化的专业护理服务。保洁员定期上门进行居室保洁。美发师定期为老人免费理发。养老管家代取快递、代订报刊等；保健护士每晚为独居老人提供关爱呼叫，全面保障老人生活舒适便捷。

（4）公园里安家，新鲜意趣。养护中心将富氧园林与适老化设施相融合，园区内花草繁茂，绿树成荫，绿地率达到 60%；种植大量花卉、灌木、果树等。在燕达医院与养护中心之间修建的近 4 万平方米带状水系及森林公园，风景宜人，改善环境。园区内观景亭台、艺术雕塑随处可见；健身步道、曲径连廊错落有致。

2. 医疗方面

养护中心凭借丰富的医疗资源，为老人搭建了"保健医师、综合门诊、三甲医院"的三级医疗服务体系，提供"日常保健不出门，小病慢病不出院，急危重症不出（健康）城"的强大医疗服务保障。

（1）保健医师健康管理。燕达医院综合门诊和老年医学科每年为入住老人提供免费常规体检和深入体检，依据体检结果，对老人身体健康状态进行综合评估，并根据评估报告制定个性化健康保健方案。根据健康保健方案，保健医师和护士定期上门提供健康服务，进行健康检查、健康调理、健康指导等，对患有各种慢性疾病的老人实行慢性病指导；对存在高危疾病风险的宾客，协调燕达医院临床医师或有关专家进行诊疗，并将老人身体情况录入健康档案，进行健康管理，帮助老人保持健康的生活状态。

（2）综合门诊零距离诊疗。园区内专门设置的燕达医院综合门诊设有内科、外科、中医科、五官科、口腔科等科室，燕达医院有关专家定期坐诊，为老人提供便捷的三甲医院医疗服务。医护人员24小时值班在岗，当老人突发急危重症时，可第一时间采取急救措施，并通过专属绿色通道将老人转诊至燕达医院，赢取黄金救治时间。

（3）三甲医院强大医疗保障。与养护中心配套的燕达医院是三级甲等综合医院，设置40多个临床学科，率先开通了北京医保实时刷卡结算，并先后与北京朝阳医院、北京天坛医院、北京中医医院、北京协和医院等权威三甲医院深入合作，数十位北京专家及名老中医长期坐诊，为养护中心老人提供优先挂号、优先诊疗、优先检查、优先住院的"四优先"服务，还特别开展住院期间访视及出院后的随访服务，为老人提供强大的医疗保障和就医便利。

3. 康复方面

由康复师对患有脑卒中、心肺疾病、认知障碍、骨质疏松、骨折及需要术后康复的老人制定个性化的康复方案，并进行红外线理疗、蜡疗、磁疗、空气压力波理疗、下肢关节活动训练等康复治疗。配备的运动康复师，根据老人身体状态，制定出个性化的运动方案，实现科学运动、健康运动。设置的中医理疗场所，由中医师根据老人的身体状态，提供推拿、按摩、针灸、艾灸、拔罐等中医理疗服务。各种康复措施，可延缓老人身体机能退化，使其逐步恢复生活自理能力，实现心情愉快，大幅提升晚年生活质量。

4. 文化方面

养护中心为老人提供的活动场所有老年大学、温泉游泳馆、健身俱乐部、模拟高尔夫球馆、台球室、乒乓球室、门球场、书画室、棋牌室、图书馆、党员活动室、电影院、萌宠乐园、博物馆、阳光种植房等，满足老人交友联谊、休闲娱乐、康体健身的需求。

老年大学根据老人不同的兴趣爱好开设了语言、书画、舞蹈、器乐、声乐、手工、数码、健身共8个系40余门课程；还定期举办电影放映、健康养生讲座、各类展览、书法笔会、交谊舞会、集体生日会、节庆联欢会等活动；成立燕达金色年华合唱团、燕达爱晚书画社、燕达银龄风采模特队、燕达青衣社等多个文娱社团，并定期组织社团活动和党建活动等，让老人真正实现老有所为、老有所乐，安享幸福美好的金色年华。

5. 膳食方面

为了满足老人多元化的就餐需求，养护中心设有养生会所、营养餐厅、清真餐厅、西餐厅及地方特色餐厅，可容纳2000余人同时就餐，明厨亮灶，服务周到，为老人提供自选餐、自助餐、包房聚餐、零点小炒、流食及半流食等个性化的餐饮服务。特别设置的豪华包厢，为老人家庭聚餐和招待亲朋好友提供便利。

营养师定期为老人制定适老化营养膳食方案，确保菜品低油、低糖、少盐，荤素搭配、色香味俱全，满足老人在营养和健康方面的双重需求。

6. 其他方面

养护中心打造了完善的智慧化养老信息系统，通过数据库、智能终端、智能一卡通和双向对讲呼叫系统，形成了完善的养老信息化平台，为老人提供健康管理、双向对讲、紧急呼叫、电子围栏、园区导航等智慧化养老服务。园区内开设银行、超市、老年用品商城等场所，满足老人休闲、购物等生活需求；提供室内外充电桩、北京往返班车等便利服务；对宾客居所内配备的家具家电等设备设施，提供物业上门维修服务，全方位保障老人生活无忧。

（七）燕达"医养康相结合"模式的服务拓展和产品供给

1. 燕达养老服务拓展与延伸

2021 年底，国务院印发的《"十四五"国家老龄事业发展和养老服务体系规划》指出，我国老年人口规模大，老龄化速度快，老年人需求结构正在从生存型向发展型转变，建设老龄事业和养老服务体系的重要性和紧迫性日益凸显。要实施积极应对人口老龄化国家战略，以加快完善社会保障、养老服务、健康支撑体系为重点，把积极老龄观、健康老龄化理念融入经济社会发展全过程。

燕达国际健康城在三河市委市政府和民政局的大力支持下，积极建设运营燕达·居家养老服务中心和社区日间照料服务站，依托燕达养护中心和燕达医院的优势，为本地百姓谋福祉。如为三河区域居住在家的老年人提供上门照护、康复理疗、健康管家等健康服务；提供户外活动、文娱活动等老年大学服务；提供家政服务、适老化改造等便民服务，满足社区居家老人多元化的养老需求。由政府购买基本服务、保障基本服务需求，区域范围内配置个性化养老服务站点的燕达居家养老模式逐渐成熟。

2. 多元化产品供给，覆盖养老上下游产业

燕达国际健康城深耕养老服务与产品供给，伴随着慢性病管理、居家养老、健康管理、健康咨询、生活照料、紧急救助、辅助器具、健康用品、文体娱乐等服务新业态的不断涌现，燕达养老服务体系也在逐步拓宽。2023年9月，养护中心园区内大型一站式老年用品商城开业，丰富了燕达在住宾客及三河域内老年人的老年用品配置和购买渠道。此外，养护中心正在积极尝试乡村旅游、综合休闲度假、异地社区养老、候鸟式旅居养老、文艺鉴赏式旅居养老等旅居养老新模式，不断拓展养老服务产品，完善养老服务体系。

三 对策建议

作为一家地处河北、由社会资本兴办的养老机构,燕达金色年华健康养护中心迫切需要政府特别是京冀两地的民政部门在政策层面给予一定的扶持与推动,使自身能够在京津冀养老协同发展中更加积极作为,并主动承担起在"环京区域布局交通便利、配套医疗资源完善的东部区域养老中心"这一重任。

(一)推进公立养老机构向燕达定点分流

(1)就目前社会资本在医养方面投入的情况来看,燕达国际健康城距北京市中心仅 30 千米,与北京城市副中心仅一河之隔,其医养结合的成功案例值得借鉴。建议政府层面将养护中心这一养老机构纳入北京市养老定点单位,提供丰富的养老资源。

(2)鉴于燕达医院的医疗保障实力,燕达养老能够为护理型老人提供完备的医疗、康复、护理等方面的专业服务。另外,燕达养老的体量规模决定了其拥有庞大的承载能力。因此,在有序疏解民政领域非首都功能的背景下,建议由政府牵头,建立京津冀养老机构间的联动合作机制,实现公立养老机构的定点区域分流。

(二)在融资政策方面加大对大型养老机构的支持力度

尽管国家以及地方层面都有针对养老机构建设和运营的补助,但对大型养老机构发展来说资金还远远不够。希望能在土地征用、融资渠道和条件方面给予更多的政策支持。例如,对养老用地性质的项目,建议政策性银行对民营养老机构开放,并适当放宽融贷条件,给予优惠利率。

(三)为养老服务人才团队建设提供帮扶

当前,养老服务行业的发展面临着人才短缺的困境。尽管燕达养护中心在员工培训、福利待遇等方面投入了大量资源，但高素质的专业人才仍有很大缺口。建议政府设立专门的养老护理员培训基地，提高从业人员的专业技能水平和职业素养。同时，对于参加培训并取得合格证书的养老护理员，政府可以给予一定的补贴或奖励。

（四）加强京津冀养老协同发展

燕达国际健康城地处京津冀交界地带，具有得天独厚的地理优势。为了更好地满足京津冀地区老年人的养老需求，建议加强京津冀三地在养老领域协同发展。鼓励和支持京津冀三地的养老服务机构加强合作与交流，实现养老资源的互补与共享。例如，可以开展跨地区的养老服务合作项目，共同开发养老旅游、养老康复等新型养老服务模式。为了提升京津冀地区养老服务的整体水平，建议三地政府共同推动养老服务的标准化与规范化建设，通过制定统一的养老服务标准和规范，推动养老服务质量的提升和养老行业的健康发展。

国际借鉴篇

B.19
日本"临终关怀住房"建设研究

卓莲　宫本邦夫*

摘　要：　日本人口老龄化日趋严重，导致介护设施、床位与介护人员不足。在此背景下，日本逐步完善介护保险，并将临终关怀服务纳入其中。为解决临终关怀病房不足的问题，日本政府一方面把临终关怀纳入医介保险范围，并把医介保险扩大到住宅型医介设施、居家与社区服务层面，另一方面引导民间资本和医介外行业，特别是房地产、建筑业等参与临终关怀住房建造和改建。借鉴日本在此方面的经验，建议加速中国医保双轨制并轨、推进介护保险制度覆盖全国，尽快完善我国养老介护机构经营管理的体系与规范，积极推进高科技与医介技术的融合，推进临终关怀向居家与社区服务延伸，尽快出台、完善具有临终关怀功能的"适老住房"的建筑设计规范和医介人员、器械配置规范，推进"适老智能精装房""适老保障房"等多种

*　卓莲，医疗福祉经营学博士，客座教授，硕士生导师，北京健康城市建设促进会理事，湖山医疗福祉集团多摩成人病研究所主任研究员，主要研究方向为中日健康医疗福祉比较；宫本邦夫，经营管理咨询师，主要研究方向为潜能开发、经营管理，著有《掌握管理能力的40项秘诀》《管理者必读的50项基本知识》。

类型住房的建造。

关键词： 老龄化　介护设施　临终关怀

一　"临终关怀"概述

伴随人口老龄化程度加深，有关衰老、患病、不治和离世各阶段的研究逐步细分，临终关怀也成为人口老龄化领域中的一个重要课题。

（一）晚期患者与临终关怀的定义

晚期患者是由于癌症、老年痴呆症等疾病的进展，或因灾害、事故等造成伤害，身体器官出现功能障碍或衰竭时，医疗手段已无法挽救或延长其生命的患者。

因研究者的侧重或考量不同，"临终关怀"至今尚无明确界定或完整定义。多数学者认为，其阶段大致为人生最后 3~6 个月，其目的是通过"姑息治疗"[①] 减轻晚期患者的身心痛苦，努力维持和提高其生活质量，内容包括入浴、如厕、饮食、无障碍移动等生活支援与介护[②]，以及心理疏导、与他人交流等人文关怀。

（二）临终关怀病房与临终关怀住房

临终关怀病房，是在医养康介（医疗、养老、康复与介护，以下简称"医介"）机构中设置的可实施姑息治疗和临终介护的病房；临终关怀住房是具备姑息医疗、临终介护服务的住宅型设施或适老住房。

---

① 姑息治疗是一种提高患者生活质量的治疗方法，其重点是缓解疾病症状与压力。
② 日文中的"介护"（かいご）与中文"照护""长期照护"意思相近。

二 日本临终关怀住房增长的背景与课题

20世纪80年代后期，日本经济的衰退导致了财政税收锐减；2010年起人口逐年递减，老龄人口却逐年递增，卫生预算吃紧、医介机构病床和医介人员的不足和老龄人口医介重度依存等一系列社会问题日渐凸显。

（一）人口老龄化日趋严重

1.人口老龄化进程早于我国约30年

日本进入老龄化社会和老龄社会①分别比我国早了31年和27年；从老龄化社会到老龄社会，日本（1970~1994年）比我国（2001~2021年）多了4年的缓冲时间（见图1），人口达峰进入负增长（2010年）也比我国（2022年）早了12年。与日本相比，我国的人口老龄化具有来得晚、规模大、进程快、城乡发展不均衡等特点。多年前日本人口老龄化遇到的问题现在也摆到了我们的面前，且我们的问题比日本当年更为紧迫和复杂。

2.老龄人口、死亡人口及其总人口占比逐年增加

进入老龄化社会后，日本人口增速变缓，但老龄人口在总人口中的占比和死亡率却逐年攀升。

1990年起，日本每10年的人口年均死亡增长率分别为1.6%（1990~2000年）、2.2%（2001~2010年）和1.4%（2011~2020年）；以1990年为起点到2000年、2010年、2020年、2022年的人口年均死亡增长率分别为1.6%、1.9%、1.7%和2.0%；特别是2022年，全国死亡1569050人，比2021年增加了129194人，增长率高达9.0%，创历史最高纪录（见表1）。

2000年以来，日本医介体制的发展基本上与人口发展趋势同步，但近

---

① 65岁及以上人口占总人口比例的7%、14%、21%以上，分别被称为老龄化社会、老龄社会和超老龄社会。

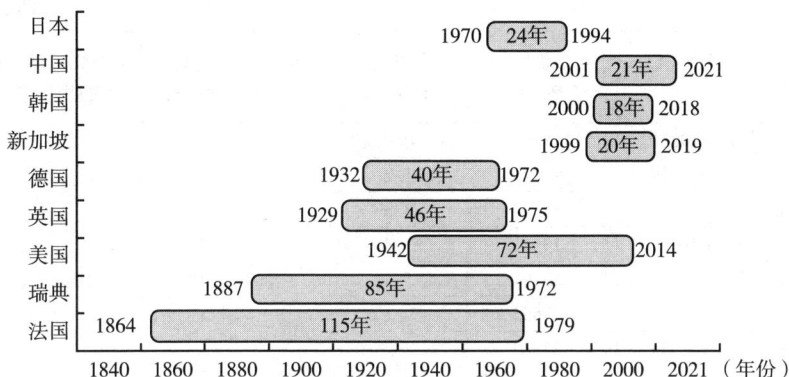

图 1　发达国家和中国从老龄化社会进入老龄社会的时期及其年数

资料来源：卓莲、常万红、陈丽丽《国内外健康产业发展比较研究》，载王鸿春、曹义恒、卢永主编《中国健康城市建设研究报告（2023）》社会科学文献出版社，2023，第 149~166 页；《2022 年度国家老龄事业发展公报》，中国政府网，https：//www.gov.cn/lianbo/bumen/202312/P020231214 405906944856.pdf。

年死亡人数的激增，使现有医介机构临终关怀病房、医介人员及其设备配置等不足的问题越发明显。

表 1　日本年死亡人口统计数据（1990~2022 年）

年份	死亡人数（人）	年死亡增减人数（人）	年死亡变化率(%)	（各阶段）年均死亡人数增长率(%)	（1990~）年均死亡人数增长率(%)
1990	820305				
1991	829797	9492	1.2		
1992	856643	26846	3.2		
1993	878532	21889	2.6		
1994	875933	−2599	−0.3		
1995	922139	46206	5.3	（1990~2000）1.6	（1990~2000）1.6
1996	896211	−25928	−2.8		
1997	913402	17191	1.9		
1998	936484	23082	2.5		
1999	982031	45547	4.9		
2000	961653	−20378	−2.1		

年份	死亡人数 （人）	年死亡增减 人数（人）	年死亡 变化率（%）	（各阶段）年均死亡 人数增长率（%）	（1990～）年均死亡 人数增长率（%）
2001	970331	8678	0.9		
2002	982379	12048	1.2		
2003	1014951	32572	3.3		
2004	1028602	13651	1.3		
2005	1083796	55194	5.4	（2001～2010） 2.2	（1990～2010） 1.9
2006	1084451	655	0.1		
2007	1108334	23883	2.2		
2008	1142407	34073	3.1		
2009	1141865	−542	0.0		
2010	1197014	55149	4.8		
2011	1253068	56054	4.7		
2012	1256359	3291	0.3		
2013	1268438	12079	1.0		
2014	1273025	4587	0.4		
2015	1290510	17485	1.4	（2011～2020） 1.4	（1990～2020） 1.7
2016	1308158	17648	1.4		
2017	1340567	32409	2.5		
2018	1362470	21903	1.6		
2019	1381093	18623	1.4		
2020	1372755	−8338	−0.6		
2021	1439856	67101	4.9	（2021～2022） 6.9	（1990～2022） 2.0
2022	1569050	129194	9.0		

资料来源：厚生劳动省 2022 年人口动态统计（确定数据）。

（二）介护设施、床位与介护人员不足

1. 介护病床增速加快，但仍无法满足需求

据统计，9 种介护设施的床位数从 2005 年不足 116 万张增加到 2021 年的将近 222 万张。2011 年后，总床位数增速加快。其中，有料老人之家增长最快；2013 年来新创的可提供临终介护服务的新型适老设施服务型高龄住宅占比也逐年增多。

2. 医介机构的介护人手不足

2000~2021 年，家访、日托、入院、小规模多功能居家和综合事业[1]等的介护职员合计数量从 54.9 万增至 214.9 万，年均增长 6.7%。其中，增长最快的是小规模多功能居家介护职员（2007 年开始统计）与日托介护职员，年均增长 16% 和 9.9%；分类占比最多的是入院、家访介护职员，2000 年两者占比分别为 58.5% 和 32.8%，其后两者占比逐年下降，2021 年两者占比分别为 47.7% 和 25.5%，这与费用较少的日托、小规模多功能居家和综合事业等介护形式多样化受到国民的认可有较大关系。

2000 年至今，日本政府通过《介护保险法》（1997 公布，2000 年实施）、《介护福祉士及介护福祉士法》（1987 年公布，2024 年最新修订）等相关法规，完善介护职员的培训考核、提高其报酬，介护福祉士等介护职员数量得以稳定和增多；老龄人口第一号保险者（65 岁及以上）中需介护（支援）认定人数与介护职员人数之比也从 4.44 降至 3.20（见表 2）。虽介护职员数尚未能满足需求，但 20 余年来介护职员的年均增长率（6.7%）大大高于死亡人口年均增长率，部分缓解了医介机构介护人员不足的压力。

表 2 介护职员与需介护（支援）认定人数（2000~2021 年）

单位：万人

年度	介护职员分类						需介护（支援）认定者	需介护（支援）认定者与介护职员之比
	家访	日托	入院	小规模多功能居家	综合事业	合计		
2000	18.0	4.8	32.1			54.9	244	4.44
2001	23.7	5.9	33.9			63.5	280	4.41
2002	27.7	7.2	37.5			72.4	326	4.50
2003	34.2	8.8	41.9			84.9	368	4.33
2004	36.8	10.4	49.2			96.4	402	4.17
2005	41.3	12.5	54.8			108.6	425	3.91

---

① 综合事业：介护预防、日常生活支援的统称。

续表

年度	介护职员分类						需介护（支援）认定者	需介护（支援）认定者与介护职员之比
	家访	日托	入院	小规模多功能居家	综合事业	合计		
2006	39.7	14.1	60.3			114.1	442	3.87
2007	39.1	15.5	64.0	1.0		119.6	449	3.75
2008	37.1	16.6	67.8	1.8		123.3	462	3.75
2009	42.3	19.0	72.4	2.7		136.4	477	3.50
2010	43.2	21.0	75.3	3.2		142.7	498	3.49
2011	45.8	23.0	78.2	4.0		151.0	520	3.44
2012	48.5	26.4	83.6	4.5		163.0	546	3.35
2013	50.2	28.6	86.9	5.0		170.7	576	3.37
2014	50.7	30.6	89.5	5.6		176.4	598	3.39
2015	52.8	32.1	92.0	6.2		183.1	616	3.36
2016	51.4	32.3	93.1	6.5		183.3	629	3.43
2017	50.8	33.2	95.7	7.0		186.7	641	3.43
2018	55.5	33.9	97.9	7.2		194.5	654	3.36
2019	54.0	34.6	99.9	7.5	14.5	210.5	667	3.17
2020	53.6	34.7	101.6	7.7	14.4	212.0	676	3.19
2021	54.8	34.7	102.4	8.0	15.0	214.9	688	3.20

资料来源：参见日本 2023 年版"老龄社会白皮书"（完整版）。

3. 介护业有效求人倍率一路飙升

介护业的有效求人倍率在 2004 年只有 1.1，到 2019 年时高达 4.2，之后几年虽有缓解，但 2022 年时有效求人倍率仍达 3.71，且远超出全行业 1.16 的求人倍率（见图 2）。

4. 老年人孤独死增多

以东京都为例，2011～2021 年，老年人孤独死从 2618 人/年增至 4010 人/年，年均增长 4.4%。可见日本的临终关怀尚未惠及所有老年人（见表 3）。

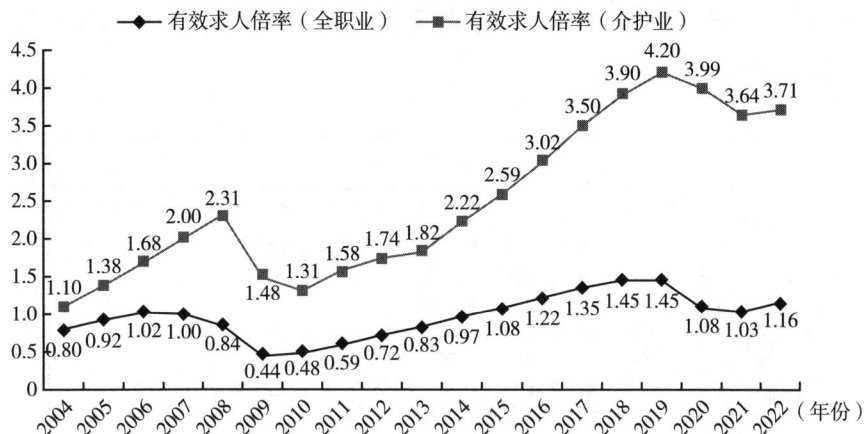

图 2　有效求人倍率（2004~2022 年）

资料来源：参见日本 2023 年版"老龄社会白皮书"（完整版）。

表 3　东京都 65 岁及以上老年人孤独死状况（2011~2021 年）

年份	孤独死亡人数（人）	年变化率（%）	2011~年均增长率（%）
2011	2618		
2012	2733	4.4	4.4
2013	2878	5.3	4.8
2014	2891	0.5	3.4
2015	3127	8.2	4.5
2016	3179	1.7	4.0
2017	3333	4.8	4.1
2018	3882	16.5	5.8
2019	3936	1.4	5.2
2020	4239	7.7	5.5
2021	4010	−5.4	4.4

（三）介护保险日趋完善，临终关怀服务也被纳入

2000 年，强制义务性《介护保险法》开始实施，高龄者在需支援、需介护时只需支付介护费用的 10%~30% 即可享受介护服务。《终末期医疗决策流程指南》（2007 年 5 月制定，2015 年 3 月修订）及《诊疗报酬改定》、

《介护报酬改定》（2018 年修订）明确要求把临终关怀服务作为医疗保险的绩效评估项目（见图 3）。

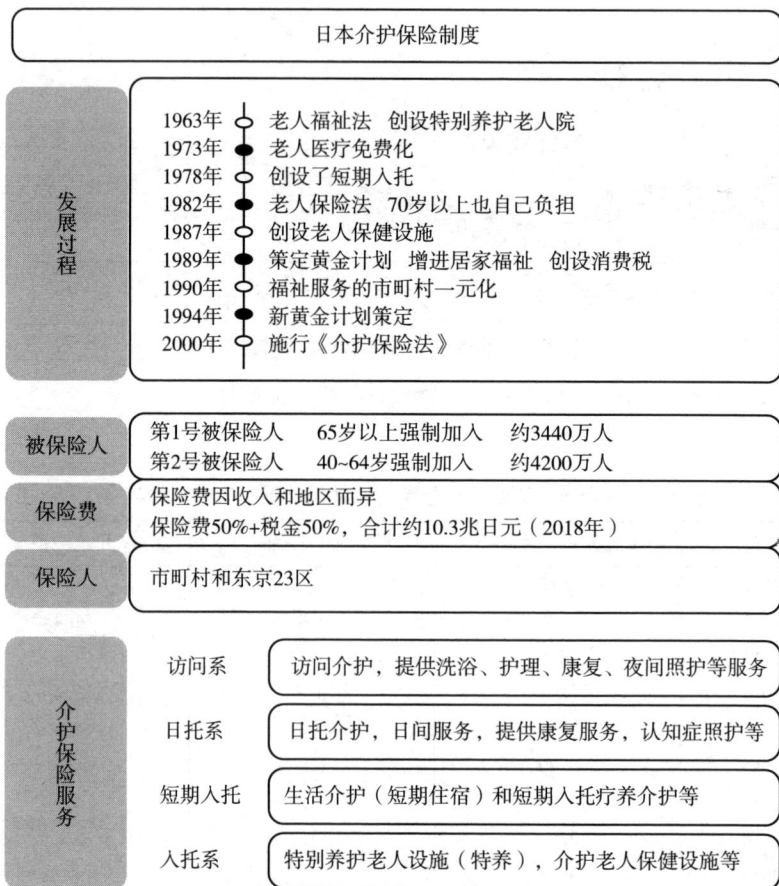

图 3　日本介护保险制度

资料来源：卓莲、〔日〕高桥泰、〔日〕坂本晃《20~21 世纪日本破解养老难题实践研究》，载王鸿春、曹义恒、卢永主编《中国健康城市建设研究报告（2021）》，社会科学文献出版社，2021，第 347 页。

（四）临终介护需求增大，现有病房难以满足需求

如前所述，2022 年日本全国死亡人数近 157 万，比 2021 年增加了约

13万，年增长率9.0%，创历史纪录，90%的死亡者超过70岁①；而现有临终关怀病房数却远不能满足所有老年人临终介护的需求，入住条件是经专门机构认定的晚期（癌症末期、疑难杂症）患者和需重度介护的患者。在需临终介护老人的家庭中，由老伴承担的"老老介护"占比超60%。

（五）高龄者医介重度依存、卫生预算陷入困境

1. 70岁及以上老年人的医疗费超出医疗费总额的50%

据统计，2023年全国医疗费为47.3兆日元，人均医疗费为38.0万日元；据2021年的占比（政府支出38%、个人负担12%、保险负担50%）估算，其中70岁及以上老年人医疗费超出全年龄段医疗费合计的一半，而75岁及以上老年人个人负担不到医疗费的10%。老年人看病的个人负担虽然减轻了，但给医疗体系带来的压力却逐年增大（见图4）。

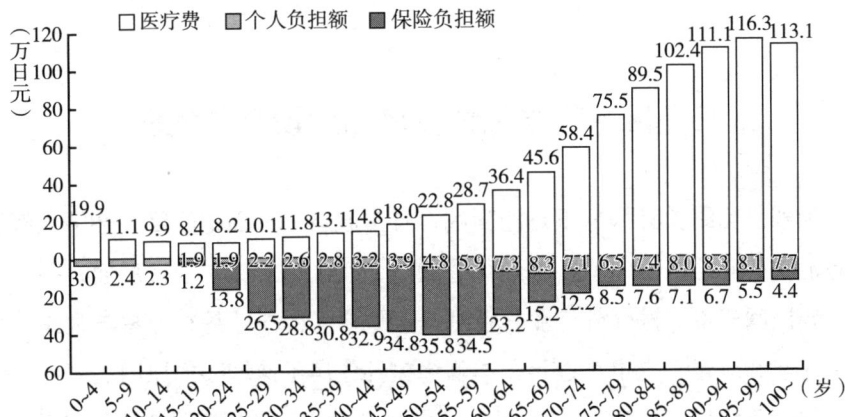

图4　2023年各年龄段人均医疗费、个人负担额和保险负担额

资料来源：日本厚生劳动省官网。

---

① 厚生劳动省2022年统计数据。

2. 介护给付费持续增长

日本全国的介护给付费从 2000 年的 3.24 兆日元增至 2021 年的 10.43 兆日元，年均增长率 5.72%（见图 5）。

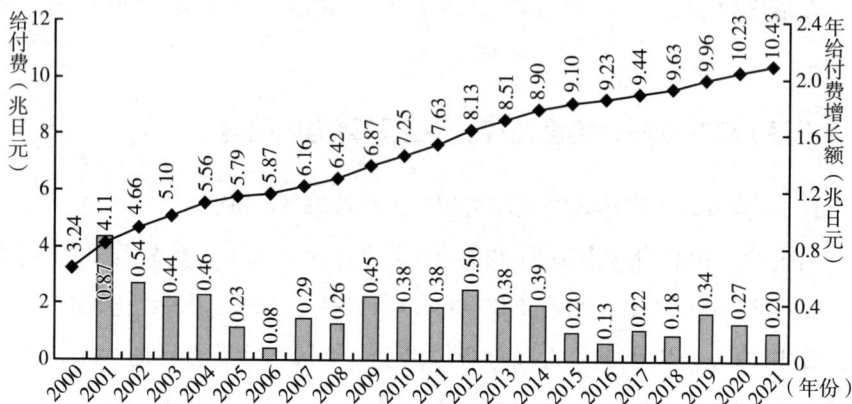

图 5 介护给付费（2000~2021 年）

资料来源：https：//www.mhlw.go.jp/topics/kaigo/osirase/jigyo/21/dl/r03_point.pdf。

三 日本临终关怀住房的创设及其发展

为解决临终关怀病房不足的问题，日本政府一方面把临终关怀纳入医介保险范围，并把医介保险扩大到住宅型医介设施、居家与社区层面，另一方面引导民间资本和医介外行业，特别是房地产、建筑业等行业参与临终关怀住房建造和改建，这也是近年日本临终关怀住房迅速增多的原因之一。

临终关怀住房应时、应运而生，作为"家"，它可满足患者独立私密、与家人共度最后时光的需求，作为"病房"，它亦能最大限度地让老人保持尊严走向生命终点。因此，临终关怀住房受到多数老人及家庭的欢迎。

（一）离世场所变化：从家庭到医介机构，再回归家庭

自 20 世纪 50 年代起，伴随日本的经济发展，医介水平的提高，老年人

在医院诊所度过人生最后阶段的占比增多；2005 年后，随着临终关怀住房（服务型高龄住宅）的增多，选择居家离世的老人开始增多。

日本国民离世场所可分为医院诊所、自宅、医介机构（含介护医疗院、介护老人保健设施）、各类老人院和其他场所（含助产所）等几类。

从 1951 年到 2022 年的 71 年间，在医院诊所和自宅离世者占死亡人口的 80%~95%，但两者占比却发生过逆转。1951 年，在医院诊所和自宅离世者占死亡人口的比重分别为 11.7% 和 82.5%；之后的经济发展，促进了医介保险的完善，临终关怀病房逐年增多，选择在医院诊所度过临终期和离世者逐年增多；到 1975 年，两者占比相差无几（分别为 46.7% 和 47.7%）；到 2005 年，在医院诊所与自宅离世者的占比分别为 82.4% 和 12.2%，两者占比与 1951 年几乎相反。

1995 年后，伴随老龄人口及其人口占比的增长，养老金和医介保险给付费的 GDP 占比也逐年提高，针对财政税金锐减、健康医疗预算不足的问题，2000 年起日本实施全民强制义务性的介护保险，并把私立医介机构、老人院和居家临终关怀服务也纳入介护保险范围，同时银行贷款放宽了对民间设立、经营医介机构的限制。这些举措激发了民间资本参与的积极性，具备临终关怀功能的各种私立医介机构、老人院和服务型高龄住宅迅速增多，到 2022 年，在私立医介机构与养老院离世的人口占比增至 15.9%，部分缓解了公立医养机构的压力。

据《日经新闻》报道，截至 2023 年 3 月末，3 家上市公司经营的住宅型临终关怀住房增设约 130 家，3 年内增长 2.7 倍，预计今后 3 年还将增加约 1 倍。①

出现这些变化的原因，一是医介机构病床数无法适应需临终介护的老人逐年增多的状况；二是临终介护被逐步纳入医介保险，并涵盖了住宅型医介设施、居家与社区；三是高科技的应用促进了临终关怀服务向居家及社区介

---

① 《临终关怀型住房迅速增长——与家属共度最后时光》，https://www.nikkei.com/article/DGXZQOUC23B0A0T20C23A6000000/。

护延伸，远程诊疗与监护、大数据分析、人工智能与机器人等高科技与医介领域的技术融合，使居家的临终介护已能满足临终医介的要求；四是与家人共度最后时光的离世方式符合东方传统家庭观和生死观。

（二）临终关怀设施的多样化及向居家、社区介护的延伸

日本公立医介机构的养老设施有护理院（care house）、特别养护老人设施、介护老人保健设施和介护医院（介护疗养型医疗设施）4 种类型；私立养老介护设施有介护服务型有料老人之家、住宅型有料老人之家、服务型高龄住宅和认知症对应型共同生活介护（Group Home）4 种类型。其中，住宅型有料老人之家和服务型高龄住宅属于临终关怀住房，两者均适用于从生活可以自理到需临终介护的高龄者，前者的临终介护服务质量略好于后者，但入住首付也高于后者。

1. 各类型介护机构的特色与入住条件等

日本介护机构种类较多，绝大多数具备临终关怀功能。公立与私立机构最大的不同就是，公立机构以向高龄者（65 岁及以上）提供医介保险范围内的服务为主，患者个人负担为医介服务费用总额的 10%~30%；而私立机构除了向利用者提供医介保险范围内的服务，还可提供医介保险外的有偿服务，以满足患者及其家属个性化服务需求或居家生活支援的医介服务的需求。

2. 服务型高龄住宅（服高住）的创设与现状

2011 年 10 月，基于《关于高龄者居住安定确保的法律》，国土交通省和厚生劳动省共同创设了"服务型高龄住宅"，房地产业与医介机构协作，建造或改造可为高龄者提供安心服务且具有无障碍结构的租赁住房。"服务型高龄住宅"规定须具备无障碍通行的结构和不小于 25m² 专用面积（有共用客厅、食堂、厨房，专用面积不小于 18m²），必须具有各种设备与生活服务项目，包括经营者提供或委托的介护服务（饮食、洗浴、健康管理等生活支援），以确保入住老人能安全、安心地生活；同年基于《介护保险法》等的修订，介护保险内容新增了对老龄者服务住房的定期巡回与随时对应的服务类型，以减轻入住老人的负担。

（三）介护机构的运营

1. 运营主体

介护机构的运营主体主要有三种：一是公立机构，地方政府直接运营［特别养护老人设施（特养）、介护老人保健设施（老健）、日托老人服务中心等］和委托运营（政府把公立机构委托给私立法人和社会福祉法人运营）；二是私立机构（有料老人之家、服务型高龄住宅等）；三是居家/家访介护服务。

2. 资金来源

从 2000 年到 2022 年，日本介护机构运营资金总额和各类设施费用均呈增加趋势。资金主要来源为财政支出（国家及地方政府的补助）、介护保险、自费部分（利用者负担 10%~30%）和民间资金（企业或个人捐赠、银行贷款和金融机构投资）。

在介护保险给付费方面，据估算，2000~2022 年，公立特别养护老人设施和居家介护服务的占比最大；公立、私立介护机构和家访介护三者介护保险给付费的年均增长率分别为 5.5%、7.8% 和 4.4%；2022 年三者占比分别为 48.3%、25.8% 和 25.8%。

3. 服务型高龄住宅（服高住）的投资法人及行业

截至 2023 年 10 月底，日本全国已登记的服务型高龄住宅共计 5.8 万栋、236.1 万户；2021 年后住宅型有料老人之家增长最快，比照 2021 年底，排名前 5 位公司开设的临终关怀有料老人之家新增 30 所。但物价上涨对有料老人之家也产生了影响，东京有料老人之家费用年均上涨 3.2 万日元①。据最新数据（2023 年 8 月 31 日），为服务型高龄住宅的法人有 8 类。占比前三的是株式会社（64.5%）、医疗法人（11.9%）和社会福祉法人（8.4%），三者合计近 85%；法人行业有 6 类，占比前三的是介护业（72.2%）、医疗业

---

① https：//prtimes.jp/main/html/rd/p/000000025.000072736.html.

（12.6%）和房地产业（7.6%），三者合计占比超 92%①。

这些数据显示，现阶段株式会社、介护业和医疗业是开办养介机构的主要法人；社会福祉法人、房地产业等则是近年参与适老住房建设的新生力量。

（四）介护设施规划设计学术团体

介护设施的规划设计除满足一般住房的建筑要求外，还需满足无障碍通行、安全监护、生活支援介护、医患交流等与介护服务项目相关的特殊要求。除建筑学会协会下设的相关分会外，两个专门的学术团体如下。

1. 一般社团法人医疗福祉建筑协会②

该协会的前身日本病院建筑协会成立于 1954 年，1966 年作为社团法人为厚生省认可，1995 年更名为社团法人日本医疗福祉建筑协会，2011 年更名为一般社团法人医疗福祉建筑协会。该协会的研究目的是提升医介福祉设施的建筑水平。与医介建筑相关的主要研究课题为：各种类型医介康养设施布局、标准的确定；医介康养设施的防震策略；民营医院管理建设规范开创性案例研究；医介康养设施发展、变迁史研究等。

2. 湖山医疗福祉集团介护建筑设备学会③

该学会成立于 2022 年，归属湖山医疗福祉集团多摩成人病研究所。该学会的理念是为持续传播、普及设计与创建具有"社会与人"特色的基础设施做出贡献；研究目的是顺应时代、制度的变迁，打造并完善能适应未来的、安全安心的介护福祉设施；正确认识介护设施内交叉感染等风险，在科学验证现行介护常识的同时编写介护建筑设计指南，以降低风险；加强介护设施的防灾减灾研究；在提升医介人员知识技能和增强职业意识的同时，把医介人员与患者的诉求反馈给医介设施建造者，两者相辅相成提升医介康养设施的建筑水平。

---

① 参见《服务型高龄住宅的现状与分析》。
② https：//www.jiha.jp/association-introduction/.
③ https：//soc.tsunagaru-koyama.com/page-179/.

（五）临终关怀住房的高科技应用

居家临终介护阶段，应用远程诊疗监测与监护、人工智能、大数据分析等高科技的目的主要是为患者提供更加安全、舒适的居家环境，且满足患者及家属对临终介护的个性化、多样化需求，减轻介护人员和患者家属的负担，提高患者临终阶段的生活质量。

高科技在日本临终关怀住房中的应用现状如下。

2012 年，厚生劳动省颁布了《机器人技术的介护应用重点领域》，2024年 6 月修订时重点领域已从 4 个扩充到 9 个，项目也从 5 个扩充到 16 个，并更名为《介护技术应用的重点领域》，以维持或提高老年人生活质量、减轻介护人员负担（见表 4）。

表 4　介护技术支援重点领域及其项目

支援重点领域	项目
1. 移乘支援	1. 穿戴式移乘 2. 非穿戴式移乘
2. 移动支援	3. 室内移动 4. 室外移动 5. 穿戴式移动
3. 排泄支援	6. 排泄物处理 7. 排泄动作支援 8. 排泄预测与监测
4. 监护与交流支援	9. 设施内监护 10. 居家监护 11. 交流支援器械
5. 洗浴支援	12. 洗浴所需帮助和支援移动器械
6. 介护业务支援	13. 介护信息收集、储存、分析器械及其系统
7. 功能训练支援	14. 身体机能与生活能力训练等支援器械和系统
8. 饮食、营养管理支援	15. 饮食、营养管理支援器械与系统
9. 认知症的生活支援与护理支援	16. 认知症生活支援器械与系统

资料来源：厚生劳动省，https：//www.meti.go.jp/press/2024/06/20240628005/20240628005.html。

四　日本经验对加速我国临终关怀住房
建造、改造的启示

我国与日本有相似的传统理念，包括家庭观和生死观。以日本临终关怀住房的成功经验为鉴，建议采取以下举措，以解决我国当下与未来因老龄人口激增，医介设施特别是临终关怀住房不足的问题。

一是加速我国医保公平化（双轨制的并轨）、推进介护保险制度向全国覆盖，并将临终关怀服务纳入医介保险；同时完善设计规范，推进临终关怀住房的建造、改造的标准化。

二是尽快完善我国养老介护机构经营管理的体系与规范，在确保相关政策和举措切实得以实施的前提下，引导、规范民间和海外资本参与临终关怀住房的经营管理。

三是积极推进高科技与医介技术的融合，推进临终关怀向居家与社区服务延伸。

在高科技与医介领域技术融合方面，我国的发展势头胜过日本，但高技术应用的安全安心方面有待改进。诸如个人隐私的保护，避免监测、辅助仪器的误差、误动作造成的人身伤害，相应法规、标准的制定、执行与监督、完善等问题都亟待解决。

四是把握当下我国各地房地产业"去库存"和"保障房"政策出台的机遇，尽快出台、完善具有临终关怀功能的"适老住房"的建筑设计规范和医介人员、器械配置规范，推进"适老智能精装房""适老保障房"等多种类型住房的改造。此举既可助力房地产业"去库存"，亦可有效应对临终关怀病房不足的问题，同时从我国传统伦理孝道看，也能最大限度地维护临终患者的尊严，满足临终患者及其家属个性化服务需求、减轻家庭介护负担，有助于社会稳定。这也是医疗、介护、建设等行业多方合作、共赢的机遇。

B.20

高温热浪天气带来的健康影响及应对策略

——以全球变暖为视域

张　鑫[*]

摘　要： 全球气候变暖正在以前所未有的速度改变着我们的世界。半个多世纪以来，随着温室气体排放量的持续增加，地球的平均温度不断上升，高温热浪灾害频发，不仅对城市生态系统和农业生产造成严重影响，也给居民健康和生命安全带来了前所未有的挑战。高温热浪通常情况下气温高、湿度大且持续时间较长，使人体感觉不舒适，并可能威胁公众健康乃至生命安全、增加能源消耗、影响社会生产活动。研究表明，高温热浪现已成为美国、英国、澳大利亚等国家最致命的气候灾害。在我国，应对高温热浪灾害刻不容缓。应对极端高温和热浪灾害应重点完善预警机制、构建应急体系，健全高温政策、提供社会服务，建设韧性社区、缓解热岛效应，加强科普宣传、做好个人防护，加强国际合作、强化社会共治。

关键词： 全球变暖　高温热浪　公共健康

一　高温热浪的定义

由于不同国家、地区的气候生态环境、生产生活方式、环境适应能力等

---

* 张鑫，北京健康城市建设促进会副秘书长，研究室实习员，主要研究方向为健康城市建设。

因素存在差异，国际上暂时没有高温热浪的统一标准和定义。世界气象组织和世界卫生组织将热浪定义为持续数天的高温天气；加拿大环境部将热浪定义为"日最高气温高于32℃且持续3天以上的天气过程"；荷兰皇家气象研究所将热浪定义为连续5天以上最高温度超过25℃，其中至少3天最高温度超过30℃。

在我国，一般认为高温指日最高气温超过35℃的天气现象，中国气象局将高温热浪定义为连续3天以上的高温天气过程。[1] 2012年12月31日，国家质量监督检验检疫总局、国家标准化管理委员会发布了《高温热浪等级》（GB/T 29457-2012），将"高温热浪"定义为：气温高、湿度大且持续时间较长，使人体感觉不舒适，并可能威胁公众健康乃至生命安全、增加能源消耗、影响社会生产活动;[2] 同时，将高温热浪划分为3个等级：轻度热浪（Ⅲ级），即轻度（闷）热的天气过程，对公众健康和社会活动造成一定的影响；中度热浪（Ⅱ级），即中度（闷）热的天气过程，对公众健康和社会活动造成较为严重的影响；重度热浪（Ⅰ级），即极度（闷）热的天气过程，对公众健康和社会活动造成严重不利的影响。

二 国内外高温天气及热浪灾害情况

（一）国外高温天气及热浪灾害情况

1. "全球沸腾"的时代来临，南半球异常高温现象频发

2023年7~8月，"冬季似夏"异常高温现象席卷南半球，正处于冬季的巴西、阿根廷、玻利维亚、巴拉圭和乌拉圭等国相继出现异常高温，并创

---

① 赵秀阁等：《高温热浪对我国公共健康的影响及应对策略（2004~2018）》，载王鸿春、盛继洪主编《中国健康城市建设研究报告（2019）》，社会科学文献出版社，2019，第32~52页。
② 《高温热浪等级》（GB/T 29457-2012），国家标准全文公开系统网站，https：//openstd. samr. gov. cn/bzgk/gb/newGbInfo？hcno=DA6A2DF5B2E32753961AB5C5433DF527。

下了一系列 7 月最高气温纪录：巴西部分地区最高气温超过 37℃，智利最高气温达到破纪录的 37.8℃，阿根廷首都布宜诺斯艾利斯 8 月 1 日平均气温超过 30℃，远高于常年平均值 14.4℃。

2. 夏季极端高温"炙烤"北半球，热浪、干旱及山火频发

2022 年夏季，欧洲、北非、亚洲及北美等地均出现持续高温天气和热浪灾害。7 月中旬，法国、英国、葡萄牙等国家部分城市最高气温突破 40℃，其中葡萄牙最高气温达 47℃，极端高温"炙烤"北半球大部地区。持续高温少雨导致欧洲超过六成地区陷入干旱，美国西部多地爆发山火，全球粮食作物大幅减产。

3. 极地地区异常变暖

据美国全球预测系统模型监测，2018 年 2 月 25 日北极温度达到 2℃，比正常气温高出 30℃以上；2020 年 6 月 20 日，西伯利亚北极圈以内的维尔霍扬斯克监测到 38℃气温，创下北极地区高温纪录。与此同时，南极地区气候变化同样不容乐观，《自然·气候变化》（*Nature Climate Change*）杂志的一篇报告显示，1989~2018 年 30 年间，南极地区的温度上升了 1.8℃；而全球平均温度上升了 0.5℃~0.6℃。这意味着，南极地区的变暖程度约是全球平均水平的 3 倍。[①]

（二）国内高温天气及热浪灾害情况

1. 区域性特征明显，高温过程多、持续久、影响广、极端性强

中国气象局发布的《中国气候公报》显示，自 2013 年起，我国极端高温天气及热浪灾害区域性特征明显，黄淮、江淮、江汉、江南、华南、西南地区东部和新疆等地高温日数普遍有 15~30 天，部分地区超过 30 天，[②] 同时，呈现高温过程多、出现早、结束晚、影响范围广、极端性强

---

① 《北极圈内最高温达到 38℃北极熊还好吗？南极情况怎么样？》，中国科技网，https://www. stdaily. com/index/kejixinwen/2021-12/16/content_ 1239291. shtml。

② 《2019 年中国气候公报》，中国气象局网站，https://www. cma. gov. cn/zfxxgk/gknr/qxbg/ 202102/t20210224_ 2756250. html。

等特点。

以北京为例，2019～2024 年，极端高温天气（日最高气温大于等于 35℃）以及热浪灾害（日最高气温大于等于 35℃，且连续 3 日以上）主要分布在 5～8 月，且变化趋势呈现波动式增长。数据显示，2019 年发生高温 16 天，热浪 2 次（一次连续 3 天、一次连续 7 天）；2020 年发生高温 8 天，热浪 1 次（连续 3 天）；2021 年发生高温 6 天，热浪 0 次；2022 年发生高温 19 天，热浪 1 次（连续 3 天）；2023 年发生高温 30 天（有 5 天最高气温达到 40℃以上），热浪 4 次（连续高温天数超过 4 天），为近几年之最，严重影响了城市居民正常的生产生活；2024 年发生高温 19 天，热浪 3 次（两次连续 4 天、一次连续 3 天）。2019～2024 年北京市极端高温天气情况见表 1。

表 1 2019～2024 年北京市极端高温天气情况

单位：天，次

年份	高温热浪	5 月	6 月	7 月	8 月
2019	高温天数	2	3	11	0
	热浪次数	0	1	1	0
2020	高温天数	1	6	1	0
	热浪次数	0	1	0	0
2021	高温天数	0	4	2	0
	热浪次数	0	0	0	0
2022	高温天数	3	6	6	4
	热浪次数	0	0	0	1
2023	高温天数	0	11	14	5
	热浪次数	0	2	2	0
2024	高温天数	0	11	7	1
	热浪次数	0	2	1	0

资料来源：《北京历史天气统计》，天气网，https：//lishi. tianqi. com/beijing/index. html。

2. 全国年平均气温波动上升

全国年平均气温呈现波动上升趋势，由 10. 20℃上升至 10. 71℃，2023

年全国平均气温达到 1951 年以来历史最高。此外，常年平均气温也呈现阶段性上升趋势，由 1981~2010 年的平均 9.55℃，提升到 1991~2020 年的平均 9.89℃，提升幅度达到 3.6%，2013~2023 年的平均气温更是达到了 10.36℃，年平均气温增长速率更快（见图 1）。

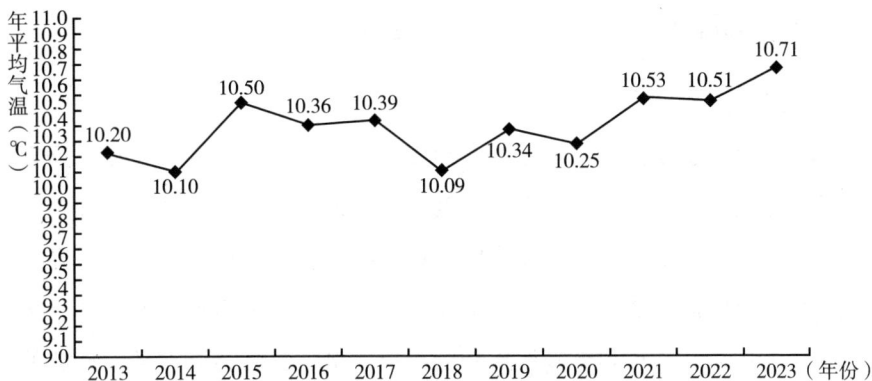

图 1 2013~2023 年全国平均气温变化曲线

资料来源：2013~2023 年《中国气候公报》，中国气象局网站，https://www.cma.gov.cn/zfxxgk/gknr/qxbg/。

《中国气候公报》指出，无论是从行政区划还是空间分布的角度看，全国大部地区的平均气温均接近或偏高于常年平均气温。2023 年，全国 31 个省、自治区、直辖市平均气温均偏高，其中京、津、冀、滇、黔、蜀、鲁、辽、桂、湘、豫、蒙、新等地平均气温为 1961 年以来历史最高，浙、宁、赣、鄂等地为历史次高；全国六大区域气温均偏高，其中华北为 1961 年以来历史最高，东北和华南为历史次高。

3. 全国年平均高温天数波动增长

全国每年的平均高温天数呈现波动式增长趋势：2013~2015 年平均高温天数由 11 天小幅下降至 8.5 天；2015~2017 年快速增长至 12.1 天；2017~2019 年则趋于平稳，3 年间平均高温天数为 11.9 天；2019~2020 年下降至 9.4 天；2020~2022 年陡然增长至 16.4 天，为有记录以来的最高天数；2023 年虽下降至 13.5 天，仍然比 1991~2020 年平均高温天数多 4.4 天。

三 高温热浪对公众健康的影响

极端高温天气和热浪灾害严重威胁人类身心健康和社会安全稳定。

（一）高温热浪对公众生理健康的影响

1. 热相关疾病

高温热浪是引发热疹、热水肿、热晕厥、热痉挛、热衰竭和热射病等相关疾病的主要原因。其中热痉挛、热衰竭和热射病是重症中暑的三种不同临床表现：热痉挛通常是受热导致虚脱的第一次警告，表现为过度劳累导致大量出汗后，身体盐分缺乏而引起的短暂、间歇性肢体和腹壁肌肉痉挛；热衰竭多见于老年人、儿童和患慢性疾病的人群，出现以血容量不足为特征的一组临床综合征，表现为多汗、疲劳、眩晕、头痛、心率加快、呕吐等，如未得到及时治疗可能发展为热射病；热射病分为劳力性和非劳力性两类，劳力性热射病多见于健康年轻人，表现为长时间暴露于高温、高湿环境中进行高强度体力活动继而产生发热、头痛、谵妄、嗜睡、昏迷、神志不清等症状，非劳力性热射病常发生于年老、体弱（小孩）和患慢性病人群，其出现神志模糊、谵妄、昏迷等症状，严重热射病可能导致横纹肌溶解、心衰、肾衰、急性肝损害、弥散性血管内凝血等多脏器功能衰竭，病情恶化快，病死率极高。

2. 传染性疾病

高温环境下，病菌、病毒、寄生虫活跃，大大提升人类患病概率，从而增加感染性疾病的发病率和死亡率。[1] 高温热浪还会助长虫媒、水媒以及其他动物传媒疾病的传播。有研究发现，高温天气是引发腹泻、疟疾、登革热、森林脑炎等传染病的重要原因。[2] 此外，气温急剧升高会导致水体恶

---

[1] Green R. B. R. , "The Effect of Temperature on Hospital Admissions in Nine California Counties", *International Journal of Public Health*, No. 2, 2010.

[2] 杨国静等：《气候变化对媒介传播性疾病传播影响的评估模型》，《气候变化研究进展》2010 年第 4 期。

化，水体遂成为疾病传播媒介。

3. 非传染性疾病

高温热浪还会诱发心脑血管、呼吸系统、消化系统、泌尿系统、神经系统疾病。有研究称，极端高温刺激人体神经调节中枢，导致大量出汗，血液黏度和胆固醇水平升高、血管扩张、内脏供血不足，进而导致恶性心律失常，在不同程度上引起心脏病和脑卒中等心脑血管疾病发作；高温热浪灾害常伴随气压低、湿度高，是哮喘发作的导火索，研究发现，热浪灾害会导致心脑血管和呼吸疾病死亡率提升；在高温环境下，皮肤血管扩张，内脏血管收缩，从而引起消化道贫血，人们出现食欲不振、消化不良等病症；气温过高时未及时补水，会使尿液浓缩，加重肾负担，进而引发泌尿系统疾病，严重时造成肾功能急性下降，甚至导致肾衰竭；在高温和热辐射作用下，大脑皮层调节中枢的兴奋性提升，可能导致大脑反应速度及注意力降低、行动能力减弱等，严重时可能造成小脑退行性病变，引发帕金森病、阿尔茨海默病、小脑共济失调等疾病；[①] 过多暴露于高强度紫外线下，还可能对皮肤和眼睛产生不良影响，如晒伤皮肤、引发光化性皮炎和日光中暑，表现为红肿、水泡、疼痛等。

（二）高温热浪对公众心理健康的影响

极端高温和热浪灾害会引发精神与行为障碍，引发认知障碍、焦虑、抑郁等系列精神疾患，进而导致事故伤亡增加。研究表明，与非热浪时期相比，热浪发生期间心理疾病的发病率会显著提升，而且对心理疾病患者而言，这种影响更为明显；心理疾病死亡率的提升与热浪事件也显著相关；另外，极端高温天气会导致精神压力大，抑郁和自杀的发生率提升。[②]

---

① 赵秀阁等：《高温热浪对我国公共健康的影响及应对策略（2004~2018）》，载王鸿春、盛继洪主编《中国健康城市建设研究报告（2019）》，社会科学文献出版社，2019，第32~52页。

② 贺东月、李欢、刘一志等：《热浪对心理健康影响的研究进展》，《山东第一医科大学（山东省医学科学院）学报》2022年第12期。

（三）其他影响

高温对人群行为的影响一直是国外犯罪心理学领域长期关注的问题。2009 年，德瓦尔（Dewall）等学者通过实验研究发现，温度与攻击性之间存在直接的正相关关系；有研究结果表明气温每升高 1℃，凶杀案平均增加近 6%；同时，犯罪表现出明显的季节性特征，暴力犯罪和财产犯罪在夏季显著增加。国内学者研究发现，高温热浪与犯罪有显著关联，如极端气候事件通过间接影响农业产出对犯罪产生正向影响。[①]

四　应对高温热浪的国际经验

（一）美国

近年来，极端高温天气和热浪灾害导致突发卫生事件愈加频繁。2023 年，全美因高温相关疾病而就诊的急诊病例接近 12 万例。持续的极端高温损坏供电、供水、换气系统等关键基础设施。

鉴于此，美国联邦政府和各州政府纷纷采取行动。新泽西州曾在 2021 年发布全州《气候变化韧性战略》，涵盖了 6 大优先事项，共 127 项行动，为应对气候变化韧性提升行动提供了政策框架。近两年的高温热浪灾害，促使新泽西州政府将"极端高温"作为核心主题，于 2024 年 4 月发布《极端高温韧性行动计划（草案）》[②]（以下简称"草案"）。草案着眼于增强对极端高温及其相关气候影响的韧性，帮助公众更好地理解极端高温的影响。草案遵循《气候变化韧性战略》列明的框架，涵盖了 6 大优先事项中的5 项。

---

① 参见肖艳鲁《典型极端气候对犯罪时空分布的影响机制研究》，湖南科技大学硕士学位论文，2023。

② *The New Jersey Extreme Heat Resilience Action Plan*，https：//dep.nj.gov/wp-content/uploads/climatechange/extreme_ heat_ rap_ 071924-screen-version.pdf.

一是建设韧性健康的社区，包含应急准备和响应、纳凉中心、住房和住区降温支持、工人安全和工作场所中暑预防、公共卫生、能源基础设施、饮用水和其他供水、交通、市政当局能力建设和技术援助、区域规划、城市热岛、城市树冠与社区林木、休闲游憩13个方面共90项具体行动，以增强新泽西州城镇社区应对极端高温的韧性（见表2）。

表2　新泽西州极端高温韧性行动优先事项一：建设韧性健康的社区

序号	涉及方面	具体行动
1	应急准备和响应	1. 扩大和支持关于极端高温气候灾害的应对规划和广泛教育 2. 继续资助罗格斯大学开发 HazAdapt Suite（该工具包为市政和规划师们提供轻松访问数据和其他资源的途径，以帮助应对包括极端高温在内的灾害） 3. 鼓励各县极端高温规划关注老年人需求 4. 申请极端高温韧性和缓解项目的联邦基金 5. 协调跨机构的高温意识和风险沟通 6. 扩大对注册就绪的高温庇护所的支持 7. 在社区生命线设施内战略性部署备用电源 8. 确保 DMAVA 设施的电网韧性
2	纳凉中心	1. 绘制"Chill Out NJ"地图，列出纳凉地点 2. 纳凉中心选定和宣传活动 3. 扩大本地纳凉点网络，为运营者提供支持 4. 制订红色代码计划，在炎热天气下为高危人群提供庇护
3	住房和住区降温支持	1. 开展新泽西州空调可用性研究 2. 确保纳税人了解成本节约计划 3. 制订低收入家庭能源效率和脱碳改善计划 4. 实施全屋倡议（"全屋"是指一种全面的健康住房方法，包括对健康和安全隐患的干预以及能源效率的提高） 5. 继续实施冬季终止计划 6. 低收入家庭能源援助计划——医疗必要的制冷 7. 确保高效凉爽的新型经济适用房 8. 在灾后重建期间，遵照绿色和韧性建筑标准执行 9. 在国家建设计划中鼓励开展极端高温评估和采纳热韧性建筑标准 10. 确定设计改进，合理分配"节能分值"，以应对极端高温 11. 识别热暴露，并向 HMFA 资助的投资组合项目提供高效降温策略 12. 缓解青少年司法机构的极端高温状况

序号	涉及方面	具体行动
4	工人安全和工作场所中暑预防	1. 工作场所预防中暑跨部门指导与资源汇编的开发 2. 保护军事人员免于极端高温暴露 3. 制定工作场所标准,保护极端高温条件下的工人 4. 协调外展和教育,提高农业部门户外工作者的安全性
5	公共卫生	1. 扩大参与新泽西州空气质量标志计划 2. 支持中重型车辆电气化 3. 明确病原体增加、贝类捕捞和娱乐用水条件的风险 4. 增强个人和社区的韧性
6	能源基础设施	1. 更新能源需求预测 2. 极端高温事件下电网可靠性评估 3. 实施新泽西州存储激励计划 4. 减少调峰电厂(Peaker Plants)的使用(调峰电厂通常位于用电负担过重的社区周边或内部,且为污染最严重、运营成本最高的发电厂。因此,这一行动重点在于抓住机会,减少发电设施的负面影响,并最终采用清洁能源来替代)
7	饮用水和其他供水	1. 分析蒸发和用水变化 2. 分析由于生长季节延长而增加的灌溉用水需求 3. 分析温度升高导致的峰值自来水系统供水变化 4. 分析地下水补给变化 5. 继续监测突发干旱情况 6. 高地水资源保护外展计划 7. 将极端高温因素纳入区域优化计划
8	交通	1. 在混凝土施工过程中,缓解极端高温状况(高温条件会破坏混凝土的施工和养护方式,影响混凝土的强度) 2. 启用路面管理系统,以应对极端高温(这是跟踪和应对该州公路路面缺陷的程序,用于收集信息,以帮助推出可以增强高温韧性的路面设计) 3. 制定交通基础设施的高温韧性设计和施工标准 4. 分析基础设施长期极端高温暴露及其影响 5. 将极端高温纳入韧性规划 6. 更新长期韧性的权威机构设计标准 7. 银行实施凉爽路面倡议(新泽西州交通基础设施银行为当地交通项目提供低息贷款,以降低市政交通项目的融资成本,旨在鼓励使用反射材料的项目,或具有路面降温效果的设计) 8. 在港务局场地试点布设热传感器 9. 气候风险评估倡议 10. 评估暖通空调设计标准的长期韧性 11. 更新港务局气候适应性设计指南 12. 将极端高温倡议和指导纳入新泽西州交通项目和规划文件 13. 改进公交车候车亭设计

序号	涉及方面	具体行动
9	市政当局能力建设和技术援助	1. 制定气候变化相关危害脆弱性评估指南 2. 开发高温干预工具包 3. 扩展和增强 Resilient NJ 计划 4. 区域韧性官员试点项目 5. 启动韧性和适应计划 6. 启动公平韧性倡议 7. 为临时支持工作人员提供资助(从而为困境社区提供支持,帮助这些社区申请联邦资金,以应对极端高温和实施其他气候行动) 8. 为社区提供危险缓解技术援助 9. 继续实施韧性社区计划 10. 为持证场地修复专业人员制定绿色和可持续的修复指南(新泽西州有近15000个受污染场地,本项行动关注极端高温下的污染场地修复)
10	区域规划	1. 继续恢复草原栖息地和开放空间 2. 将极端高温风险和机遇纳入机构战略计划 3. 更新 NJSEA(新泽西州体育与博览会管理局)的总体规划和指导方针,以鼓励韧性实践(把极端高温风险和缓解机会纳入机构战略计划,把减少能耗、改善公共卫生和尽可能减少雨水径流共同纳入考虑。NJSEA 将上述考虑纳入草原总体规划的下一步更新以及部门战略计划中) 4. 将极端高温纳入高地地区总体规划更新 5. 高地土地利用条例更新 6. 地方政府极端高温预防和缓解策略的综合评估
10	区域规划	7. 高地地区社区林业管理规划 8. 减少并切断不透水表面(着眼于缓解城市热岛效应,改善雨水渗透/地下水补给和水质) 9. 扩展新泽西州高地水资源利用和保护管理计划 10. 耐热性本土松林植物物种指南(识别出耐热的本土松林植物物种,鼓励或要求在与新开发相关的景观规划中使用这些物种)
11	城市热岛	1. 城市降温试点项目 2. 制定热岛评估和行动策略 3. 向公众宣传如何减少能源使用 4. 在重大基础设施项目中尽量减少城市热岛效应 5. 鼓励将棕地重新开发为绿地
12	城市树冠与社区林木	1. 在负担过重的社区,扩大城市和社区林业计划支持和技术援助 2. 利用联邦资金为负担过重社区的林业工作提供次级拨款 3. 更新社区林业管理计划指南 4. 分析新泽西州的城市树冠 5. 在私人土地上推广城市树冠

续表

序号	涉及方面	具体行动
13	休闲游憩	1. 修改绿地资金要求,优先考虑气候包括高温影响缓解措施 2. 继续实施本地休闲游憩改善补助计划 3. 将凉爽设计策略融入公园 4. 在运动赛事中预防高温中暑

二是增强新泽西州生态系统的韧性,包含农业、生态系统与栖息地、有害藻类暴发3个方面共16项具体行动,旨在评估自然系统的健康状况,并以此确定极端高温条件下改善其健康状况与增强韧性的措施(见表3)。

表3　新泽西州极端高温韧性行动优先事项二:增强新泽西州生态系统的韧性

序号	涉及方面	具体行动
1	农业	1. 推广气候智慧实践 2. 为水土保持区提供本地化援助、规划和资金 3. 修订并重新启动保护成本分担计划规则 4. 启动针对本州的商业作物育种计划 5. 为流域和河岸通廊内的牲畜生产者传达实用的保护措施 6. 减少与牲畜死亡率相关的人类健康影响(开发在极端高温事件中处理牲畜和家禽尸体的替代方法,这是旨在保护牲畜和人类健康的预防性管理策略) 7. 利用和分享罗格斯大学城市农业报告
2	生态系统与栖息地	1. 促进高地森林恢复和保护 2. 增强野生动物管理区的森林韧性 3. 在适当的情况下拆除水坝 4. 保护冷水河岸栖息地(将重点放在冷水河道沿线的土地征用上,特别是那些对地下水补给有重大影响的水道,以减少这些关键河流廊道沿线开发的潜在影响) 5. 评估基线物种和气候记录(评估该州的植被记录和野生动物种群数量,评估极端高温和类似干旱的条件下如何推动新泽西州东北部的物种迁移)
3	有害藻类暴发	1. 就有害藻类暴发对休闲游憩带来的影响做出响应 2. 保护饮用水源,使其免受有害藻类暴发影响 3. 授权开展有害藻类暴发研究 4. 实施水基础设施计划(在新泽西州基础设施银行之下,成立新泽西州水银行,提供低利率资金以支持水基础设施项目。符合条件的公共供水系统和地方政府可以用这笔钱改善饮用水及处理废水、雨水相关基础设施)

三是促进协调治理，即在法律与监管事务、立法与宣传方面开展 3 项具体行动，通过持续的协调，确保关键行动者有效合作。

四是在信息上加大投入，并增加公众理解，包含推进对极端高温的科学认识、沟通和外联两个方面共 17 项具体行动，旨在增加公众对极端高温的科学认识，加强传播和理解以及更好地规划应对（见表4）。

表 4　新泽西州极端高温韧性行动优先事项之四：在信息上加大投入，并增加公众理解

序号	涉及方面	具体行动
1	推进对极端高温的科学认识	1. 开展温度相关的文献综述 2. 实时地表温度观测 3. 地表水温度变化监测 4. 评估海面极端温度 5. 研究场外径流对鳟鱼溪流的影响（一项监测计划，侧重分析夏季降雨后溪流温度的变化如何影响水质和生物健康，特别是关注含有冷水依赖物种的鳟鱼溪流。这对保护新泽西州重要物种而言极有必要） 6. 增加对海洋资源高温相关气候脆弱性的认识 7. 更新新泽西州气候模型预测 8. 举办一系列技术和应用研讨会
2	沟通和外联	1. 开发一个凉爽伙伴计划（某些人受到不成比例的极端高温影响，凉爽伙伴计划旨在促进老年人之间的联结） 2. 为脆弱社区编订极端高温资源指南 3. 开发一个综合培训计划 4. 为小企业商户开发教育资源 5. 启动草原气候变化和极端高温教育活动 6. 对退伍军人及其家属进行极端高温宣传 7. 加大对与高温相关的疾病数据和教育资源的监测、分析、跟踪和发布 8. 开发在线资源 Heat Hub NJ，开展极端高温教育和外展活动 9. 利用社交媒体扩大州立公园、森林和历史遗迹中的游客的交流

五是促进气候知情投资和创新融资，在资金计划修订和融资方面开展 9 项具体行动（见表5）。

表 5　新泽西州极端高温韧性行动优先事项之五：促进气候知情投资和创新融资

序号	涉及方面	具体行动
1	资金计划修订和融资	1. 继续实施自然气候解决方案拨款计划 2. 确定、优先考虑和激励包含绿色基础设施的项目 3. 利用交通预留资金支持社区改善遮阴 4. 启动多模式遮阴树木计划 5. 编订极端高温承保指南 6. 将极端高温风险和机遇纳入激励计划 7. 实施《联邦 STORM 法》 8. 确定招投标、服务和承包机会，为应对极端高温做好准备 9. 在极端高温事件中为小企业提供应急资源

（二）新加坡

新加坡的城市高温主要源于城市热岛效应，沥青、混凝土和木瓦屋顶等建筑材料吸收过多的太阳热量，城市人口增长、城市结构和热带雨林气候等因素共同作用，进而加重热岛效应。为此，新加坡政府采取一系列措施来为城市降温。

一是建造"地下区域冷却系统"，即在城市地下建造大型中央工厂用以生产冷却水，并将冷却水注入河岸、住宅区大楼、会展中心大楼、购物商场和滨海湾金沙赌场酒店。这个全球最大的地下区域冷却系统，确保了新加坡的滨海湾花园始终保持舒适的 24℃，节省了 40% 的空调用电，减少了相当于 1 万辆汽车的碳排放量。

二是建设"花园城市"。1967 年李光耀总理提出开展"花园城市"项目，目前新加坡已成为世界上最绿色的城市之一。其中海军部和皮克林宾乐雅酒店两座建筑是"花园城市"项目的典范。海军部是新加坡一个集医疗设施和社交空间于一体的社区中心，作为社区公园使用，其景观露台种满当地的植物，中心绿地还种有农作物，以尽可能地扩大绿化面积；皮克林宾乐雅酒店则是一个置身花园中的酒店，拥有高度达 1.5 万米的空中花园、瀑布以及绿植墙壁。

　　三是实施"冷却新加坡计划"。新加坡政府计划通过增加绿地面积的方式减少城市热岛效应，制定了一系列降热措施：设置遮阳窗户；保持区域空间的简洁，促进空气流动；一定深度的水体能起到热缓冲作用；建造重型建筑时使用轻盈材料覆盖表面，保护建筑不被阳光直射等。"冷却新加坡计划"项目负责人杰哈德·施密特（Gerhard Schmitt）认为，种植多种多样的乔木和灌木，充分发挥植被对城市的重要作用，放大遮阳效应和蒸发冷却效果，可引发人群深层的心理效应。他认为，理想的情况是在城外生产电力，再把清洁电力带进城市，这至少能减少城市的能源消耗，然后一步步地把建筑物的屋顶和立面转变成可再生能源的产区。①

　　四是设计城市模型DUCT（Digital Urban Climate Twin）。该模型把城市规划中的建筑数字化成几何模型，同时将交通、温度、天气、水文、人类活动等因素包含其中，通过在模拟的场景中进行测试，计算城市规划各个部分对热岛效应的影响，并将行之有效的推演结果用于城市规划建设实践中，以达到节约能源、减缓气候变化、提高生活质量的目的。

（三）希腊

　　汇集官方、民间社会各界力量，统筹合作，积极应对高温热浪灾害。

　　一是在希腊民防与气候危机部门的组织协调下，希腊红十字会组织护理人员和志愿者在宪法广场的地铁站附近向民众宣传高温极端天气预防措施，分发冰矿泉水、急救包等防暑降温物品，特别针对老、幼、病、残、孕以及无家可归者等弱势群体，为其提供必要帮助。

　　二是学校调整上课时间或停课。希腊各个城市纷纷发布市长命令，通过缩短上课时间甚至停课的方式，保护学生免受高温侵袭。

　　三是官方呼吁推行远程办公或实行灵活工作时间。为了保护员工的安全，希腊内政部发布公告，要求所有的公共部门实行远程办公，确实需要在

---

① 《高温天气来袭　不同国家如何"花式"降温、抵御热浪?》，《北京青年报》2024年6月17日。

户外进行工作的员工，应规范使用个人防护装备，同时建议员工避免在高温时段进行工作。

四是服务部门酌情安排高温时段的公共服务预约，确保所有的公共服务部门不间断地为公民提供服务。

五是雅典医学会发布高温天气预防措施指南，向民众普及高温天气预防措施，呼吁民众高温天气尽可能限制活动并待在有空调的室内，避免任何形式的户外运动或体力活动。

（四）韩国

为应对高温酷暑，韩国消防厅发布"2024年应对酷暑急救活动对策"，通过加强急救准备、优化资源配置和强化公众宣传等方式，减少高温疾病和高温致死事件的发生。

一是全面加强急救出动准备，为全国所有急救车辆配备冰袋、盐、补水喷雾、电解质溶液等防暑降温物品，并投入使用配有急救装备的消防泵车，以完善应对高温引发的急救需求的准备工作。

二是加大对高温疾病的科普力度，通过各种渠道向民众科普高温疾病的预防措施、高温疾病早期症状的识别与简单急救处理等救护知识，进而增强和提升公众自我保护意识和能力，减少高温热浪灾害引发的健康风险。

五　应对高温热浪的启示

（一）完善预警机制，构建应急体系

应对极端高温和热浪灾害应站在发展的角度制定长期战略，进一步梳理2001年建立的上海高温热浪预警系统以及2013年在哈尔滨、南京、重庆和深圳试点启动的高温热浪健康风险预警模型的经验，分析不足，在预报预警、应急处置等各个环节持续发力，不断完善极端高温和热浪灾害预警机制、构建应急处置体系，进而形成符合我国国情、可行性强、多元化且权责

分明的应对极端高温和热浪灾害规划策略。

应重点把握三个方面内容：一是气象部门加强对高温天气的监测预警，进一步提升预报信息的准确性；二是统筹协调气象、卫健等相关部门，通力合作，根据《高温热浪等级》（GB/T 29457-2012）中的分类，逐级制定应急响应机制，细化和完善《高温热浪公众健康防护指南》中的防护措施；三是夏季高温期在公园、广场等公共场所以及各级医疗机构、企事业单位等关键、醒目位置增设防暑降温设备和提供应急药品，并定期安排专门人员进行检查维护。

（二）健全高温政策，提供社会服务

一是根据实际国情和城市气候特点，设定高温政策临界线，细化不同高温环境下工作与休息时间的配比，明确要求用人单位除保证员工正常的休息时间及提供良好的卫生设施外，还应采取措施"保证舒适的室内空气质量与温度"，包括但不限于安装百叶窗、空调制冷设备等。[①] 鼓励企业将"高温假"纳入带薪休假类别。

二是制定补贴政策，根据实际国情和城市气候特点，为老、弱、病、残、孕等弱势群体以及中低收入人群提供高温补贴等；同时，对购买低碳节能电器、自觉参与社区绿化的居民给予一定比例的补贴款。

三是以社区、社群为单位，依托社区卫生服务站和社区活动中心，建设应急避暑及纳凉中心，中心应保持 24 小时制冷状态，并配备防暑专业医务人员、基础避暑药物、氧气设备以及冰袋冷水等物理降温物品，为民众提供紧急热浪避难服务。在热浪灾害发生时，城市图书馆、博物馆、体育馆等室内公共场馆应临时转变为紧急避暑中心，向公众全面开放。

（三）建设韧性社区，缓解热岛效应

一是加强绿化建设，形成天然隔热屏障。在城市公园、道路两侧、社区景观等处尽可能地种植绿色阔叶林，并在卫健部门指导病虫防治的前提下鼓

---

① 陆颖：《各国应对高温热浪的有效做法与经验》，《上海人大月刊》2017 年第 8 期。

励社区和居民在自家院墙、屋顶种植绿色植物，以充当天然隔热层。

二是科学利用水体资源为城市降温。在图书馆、博物馆、体育馆等大型建筑外墙空地设计建设循环喷泉，为周围环境包括建筑墙体降温；定时定量对城市道路进行喷淋泼水，以达到降温目的；开发保湿降温材料，用于城市道路的建造和建筑外立面的覆盖；鼓励沿海城市修建城市冷却系统，引海水为城市降温。

（四）加强科普宣传，做好个人防护

各级政府相关部门、企事业单位、社会组织应积极做好应对高温热浪灾害以及防暑降温的宣传引导和健康教育工作，通过广播、电视、报纸等主流媒体与微信、微博等新媒体相结合的形式，及时转发高温预警通告以及防暑降温科普知识，组织领域内专家、医务人员走进机关、单位、社区、学校，广泛宣传针对普通人群和重点人群的自我防护措施和急救常识，鼓励做好个人防护。

（五）加强国际合作，强化社会共治

极端高温和热浪灾害引发的公共健康危机是全球范围的，任何国家都不可能独善其身，需要全人类共同协作、共同应对。需要进一步加大国际合作力度，充分发挥世界气象组织、世界卫生组织等国际组织的桥梁纽带作用，共同探讨应对之策，并适时采取行之有效的措施，进而将构建人类命运共同体落到实处。与此同时，各国政府也要大力宣传，教育社会全体人民增加对气候变暖及其危及人类健康的关注，增强人们保护环境、保护气候的意识。①

---

① 赵秀阁等：《高温热浪对我国公共健康的影响及应对策略（2004～2018）》，载王鸿春、盛继洪主编《中国健康城市建设研究报告（2019）》，社会科学文献出版社，2019，第32～52页。

Abstract

The Central Committee of the Communist Party of China has always attached great importance to the health of the people. Since the 18th National Congress of the Communist Party of China, the Party Central Committee with Comrade Xi Jinping as the core has always adhered to the principle of putting the people and lives first, and comprehensively promoted the construction of a healthy China. The report of the 20th National Congress of the Communist Party of China clearly pointed out that "people's health is an important symbol of national prosperity and strength. Placing the protection of people's health in a strategic position of priority development... deepening the Healthy China Action and Patriotic Health Movement, advocating a civilized and healthy lifestyle." The construction of healthy cities is an important content and lever for implementing the Healthy China strategy and promoting the Healthy China Action, an important guarantee for realizing the Chinese Dream of great rejuvenation of the Chinese nation, and also an earnest expectation of the broad masses of the people in the new era.

In the new era, the construction of a healthy city should be based on reality, keep pace with the times, take advantage of the east wind of Chinese path to modernization, carry forward the past and forge ahead. Actively summarize and analyze the successful experiences and shortcomings in China's urban health construction, while expanding our horizons, drawing on successful experiences from abroad, and comprehensively promoting the high-quality development of healthy city construction.

Based on the six fields of healthy environment, healthy society, health service, health culture, health industry and healthy population, this book comprehensively analyzes the progress, experience and problems of China's healthy city construction from multiple perspectives, such as the construction of health impact assessment system, the distribution of community blue and green space, women's reproductive health, Internet medicine, combination of medicine and rehabilitation, and forest recuperation, and puts forward targeted policy recommendations; Set up two characteristic chapters, "Case Study" and "International Reference", to explore and study the advanced experience of Hangzhou, Wuhan, Chengdu, Shenzhen and other "Model Cities" in the construction of healthy cities over the years, analyze and compare the advantages and similarities and differences in the field of healthy city construction at home and abroad, in order to provide reference and guidance for the comprehensive implementation of the Healthy China strategy and the promotion of the Healthy China action in the middle and later stages of the 14th Five Year Plan.

Keywords: Healthy China; Healthy City; Healthy Society

Contents

I General Report

Abstract: The influence factors of health are very extensive, and solving health problems requires integrating health into all policies. Health impact assessment is an important means of health in all policies, and the World Health Organization actively advocates for health impact assessment globally. In 2016, General Secretary Xi Jinping proposed at the National Health and Health Conference to comprehensively establish a health impact assessment system. The National Health Commission actively led the implementation, and since 2016, exploration has been carried out based on the construction of healthy counties and districts. In 2021, a pilot project for the construction of a health impact assessment system was launched. Since the launch of the pilot work, some results have been achieved, and the management mechanism, workflow, and technical tools for establishing a health impact assessment system in China have been preliminary explored, accumulating experience for the comprehensive establishment of this system. The Third Plenum of the 12th Central Committee proposed the "implementation of the health priority strategy", and the construction of the health impact assessment system has ushered in significant development opportunities. It is necessary to further promote the system construction through legislation and strengthen capacity building.

Keywords: Health Impact Assessment; Health in All Policies; Health Priority Strategy

II Healthy Environment

B.2 Study on the Relationship Between Blue-green Space Characteristics and Population Health in Urban Communities

Lin Chentao, Kang Ning and Li Shuhua / 020

Abstract: China's urban construction has entered the renewal period from the construction period, and urban green space has gradually become an important issue in urban renewal. This article takes the construction of health scenes in Chengdu Park City as the background, selects community blue-green spaces as the research object, and uses GIS analysis and questionnaire survey research methods to explore the relationship between blue-green spaces and population health. The results show that the quantity of blue-green spaces in residential areas and the accessibility of blue-green spaces around residential areas are significantly related to population health. Urban green spaces in residential areas should add water landscapes on the premise of achieving a green coverage rate of over 30%; In addition, more attention needs to be paid to the fairness and accessibility of blue-green spatial distribution; It is recommended to combine the natural rivers and plan public green spaces that are hydrophilic and open, in order to better leverage the health benefits of green spaces. This provides reference for the high-quality renewal and construction of urban green spaces and public health management in the future.

Keywords: Urban Green Spaces; Blue-green Spaces; Public Health; Life Satisfaction

Abstract: The accelerated urbanization has led to changes in multiple environmental factors, including air quality, traffic noise, and light exposure. With the economic, social, and environmental transformations, the prevalence of overweight and obesity among adults globally and in China continues to increase. When comparing with the normal population, obese individuals are more sensitive to adverse health effects caused by particulate matter, ozone, traffic noise and other environmental factors. The new urbanization strategy emphasizes a people-centered development philosophy. Therefore, focusing on the susceptibility of obesity to health effects of environmental factors and related mechanisms can provide a theoretical basis for implementing intervention strategies for the obese population, offering important references for promoting public health and advancing the construction of healthy cities. At present, based on the background of obesity epidemic in China, relevant government departments should promote cross-departmental cooperation and take comprehensive measures against obesity-sensitive environmental factors; Community, schools and families should form a joint effort to strengthen publicity and education on obesity and environmental health.

Keywords: New Urbanization; Obese People; Traffic Noise; Air Quality; Light Exposure

III   Healthy society

Abstract: Chronic non-communicable diseases, such as cardiovascular and cerebrovascular diseases, malignant tumors, chronic respiratory diseases and diabetes, have become major public health and social problems that seriously endanger the health of residents in Chaoyang District and hinder social and economic development. The occurrence of chronic diseases is closely related to bad behaviors and lifestyles. It is of great significance to master the occurrence and development trends and laws of chronic diseases and their risk factors for formulating relevant policies and intervention strategies for regional chronic disease prevention and control, and providing scientific basis for taking targeted prevention and control measures. The monitoring results in Chaoyang District in 2020 show that chronic diseases and risk factors of residents are in a high epidemic state, among which dyslipidemia and overweight and obesity are the most prominent. The level of chronic diseases and risk factors in rural areas is generally higher than that in cities. In view of the above situation, it is suggested that the whole region should implement the four-level prevention strategy, pay attention to the macro background of risk factors, take weight intervention and blood lipid screening as the starting point, popularize the appropriate technology of weight management, and promote blood lipid screening for the whole population; Relying on the government, giving full play to the advantages of grid management, fully integrating resources, and improving the overall health level of residents.

Keywords: Chronic Diseases; Healthy Society; Chaoyang District in Beijing

B . 5 Research Report on Oral Health Status of

Elderly People in Beijing

Zhang Ning, Hou Wei, Zhao Mei and Liu Min / 079

Abstract: The research team conducted a detailed analysis of data from four oral epidemiological surveys conducted in Beijing in 1995, 2005, 2015, and 2021, targeting elderly people aged 65 − 74, as well as data from the " Oral Blessing" project for elderly people aged 60 and above implemented in Beijing from 2021 to 2023. The results showed that in 2021, the average number of natural teeth per person in the oral cavity of elderly people aged 65－74 in Beijing (24. 49) was 5 more than in 1995 (20. 37); The proportion of elderly people brushing their teeth every day has increased from 73. 8% in 1995 to 96. 7% in 2021. As of 2023, the Beijing Elderly "Koufu" project has served a total of 33309 elderly people aged 60 and above, including 14008 people aged 60－69 (42. 1%), 15342 people aged 70－79 (46. 1%), and 3959 people aged 80 and above (11. 9%); Overall, over 50% of elderly people have oral problems, and this proportion increases with age. 83% of elderly people require professional dental diagnosis and treatment, and over 60% of elderly people require multidisciplinary dental treatment. It can be seen that the self-care behavior and oral health status of elderly people in Beijing have steadily improved in the past 30 years, but their oral health still faces many challenges. The impact of oral health problems on their quality of life cannot be underestimated, and the demand for oral medical services has also increased accordingly. Therefore, increasing publicity to improve the oral health behavior of the elderly and building a new era of oral health care system for the elderly in Beijing under the leadership of the government are the future work priorities.

Keywords: Elderly; Oral Health; Public Health; Healthy Society

Ⅳ Healthy Service

B. 6 Research on the Status of Reproductive

Health Services for Chinese Women

Di Jiangli, Wang Xi and Wu Qiong / 095

Abstract: The quality of women's reproductive health services is one of the key indicators to measure the level of public health. With the rapid development of the economy and the improvement of people's living standards, the status of reproductive health services for Chinese women has become a focus of social attention. The current reproductive health services for women in China include pre marital, pre pregnancy, pregnancy and postpartum health services, and different policies for female reproductive health services have been formed at different times. The main challenges currently faced by China's reproductive health services are reflected in uneven resource allocation, insufficient public awareness, inadequate coverage of service content, and significant differences in service quality. The main opportunities faced are that the government has gradually increased policy support, technology and services continue to innovate, public health awareness is gradually improving, and service accessibility and quality are enhanced.

Keywords: Reproductive Health; Maternal and Postnatal Health Care; Health Services

B.7　The Policy and Practice Progress, Challenges and Suggestions about the Integration of Medical and Elderly Care in China

Huang Changsheng, Lu Yong and Nie Xueqiong / 110

Abstract: China is experiencing a profound demographic shift as its population rapidly ages, the elderly population increases in size and proportion. With the increasing demand for medical and health services as well as elderly care services among the elderly population, the integration of medical and elderly care becomes an important measure in implementing the Healthy China strategy and the National Strategy of Actively Responding to Population Ageing. Since the official launch of the integration of medical and elderly care in China in 2013, the policies and practices have achieved results: the integration of medical and elderly care has been included in the national strategic planning, the policy system has gradually improved, the government's overall coordination mechanism has played an important role, the standard system for medical care and elderly care services has been initially formed, the service supply has been continuously optimized, and the pilot program for long-term care insurance has achieved phased results, smart elderly care services have become a development trend. At the same time, the integration of medical and elderly care also faces many challenges: the management system needs to be improved, the supply capacity does not match the ageing situation, nursing staff urgently need to be professionalized, and the design of medical insurance payment policies also needs to be optimized. In the future, the integration of medical and elderly care needs to further strengthen policy coordination and promote policy implementation; to develop the geriatric medicine as the core of integrated medical and elderly care services; to further focus on the integration of home-based and community-based medical and elderly care; to strengthen the application of information technology; and to strengthen service supervision.

Keywords: Integration of Medical and Elderly Care; Healthy Ageing; Elderly Care Services

V   Healthy Culture

B.8   Research on the Current Situation, Problems and
Countermeasures of Internet Medical Utilization for the
Elderly in China   *Ji Ying*, *Wang Kun and Chang Chun* / 125

Abstract: Internet medical service plays a key role in healthy cities initiatives in China, especially in improving the efficiency of medical services and promoting equity and access to health services for all. The elderly have more needs for health services and use health service more frequently. Currently, information technology and related policies encourage and support the elderly people to share the development and convenience brought by internet medical service. According to the survey among the elderly aged 60 and above in 2023 in Beijing, Hunan Province and Inner Mongolia Autonomous Region, 37.8% of the respondents have used Internet medical service, of which 16.9% have used the service independently. The challenges for the elderly in using internet medical services mainly focused on technical problems such as complex system and difficult operation for the elderly, and the interface design problems such as the common functions of the elderly are not easy to find and the text is small to read for the elderly. In order to cope with these challenges, it is necessary to enhance the e-health literacy of the elderly, improve Interne medical service design. Meanwhile, strengthening family and social support for the elderly, bridging the digital divide are also important in promoting the access and convenience of internet medical services by the elderly, so that to maintain and promote the health of the elderly.

Keywords: Elderly; Internet Medical Care; Social Support; Healthy Culture

B.9 Definition and Development of Citizens' Health

Literacy in China   *Li Yinghua, Li Changning* / 142

Abstract: Health literacy is a kind of knowledge-dependent ability. In order to maintain and promote health, what basic health knowledge and skills should the public master? "Health Literacy of Chinese Citizens-Basic Knowledge and Skills" has defined the basic health knowledge and skills that the public in China should know and master at this stage. This document clarifies the main contents of health education work in China, provides a basis for all localities and relevant institutions to carry out the publicity and popularization of health knowledge for urban and rural residents, and also provides a basis for evaluating the health literacy level of Chinese citizens. It is worth noting that the content of "Health Literacy of Chinese Citizens-Basic Knowledge and Skills" is not static, but keeps pace with The Times, and needs to be dynamically adjusted according to changes in health work practices, major public health problems and influencing factors.

Keywords: Health Literacy; *Citizen's Health Literacy in China*; Healthy Culture

Ⅵ　Healthy Industry

Abstract: The health industry has become a highly anticipated emerging industry worldwide, and is an important force in promoting the upgrading of national industrial structure and economic growth. The overall development momentum of China's health industry is good, with residents' health literacy continuously improving and their health needs accelerating; The continuous upgrading of health consumption and the huge potential of the health industry market; The policy system for the health industry continues to improve, and the agglomeration effect of industry integration is gradually becoming prominent; The innovation system of pharmaceutical and health technology is constantly strengthening, and the innovation capability of the industry is constantly improving; High level opening-up continues to advance, and the health industry is deeply integrated into the global industrial chain. At the same time, there are still issues that need to be improved in top-level design, strengthened departmental collaboration, insufficient supply of high-quality health products and services, imperfect institutional standards and regulatory systems for the health industry, and the lack of a fair and orderly health consumption environment. In the new era, the development of China's health industry should be fundamentally aimed at maintaining, improving, and promoting the health of the people, continuously improving top-level design, optimizing the structure of the health industry through supply side structural reform, improving industry standards and norms, creating a standardized and orderly consumption environment, and striving to promote high-quality development of the health industry.

Keywords: Health Industry; Health Consumption; Healthy China

B.11　The Development Status and Trends of Forest

　　　　Rehabilitation in China

Liu Lijun / 162

Abstract：Forest therapy is an advanced, cutting-edge, and people-oriented concept, technology, and model introduced through international cooperation channels. After 15 years of development, forest therapy has flourished like mushrooms after rain throughout the country. However, due to different situations in various regions, the understanding and cognition of forest therapy are also different. The forms and models of its development have their own advantages, especially the industrial form has not yet been truly constructed. With continuous exploration, the deepening of people's perception and understanding of forest therapy, the continuous improvement of policies, and the emergence of new models and achievements, China's forest therapy will inevitably enter thousands of households. Overall, forest rehabilitation and health care in China are still in their infancy, with many being explored and various problems needing to be addressed one by one. Due to differences in understanding and recognition, there are significant variations in the forms and patterns among provinces and regions. In the future development of forest therapy, it is necessary to form a global thinking, unify ideas and understanding, unify forms and models, and integrate them into the overall development of the big health industry; It requires the attention of governments at all levels and the understanding, assistance, and collaboration of multiple departments; We need professional technicians to provide distinctive and differentiated services.

Keywords：Forest Therapy; Health Industry; Healthy China

Ⅶ　Healthy Population

B . 12　Survey on the Current Status and Influencing Factors of
Internet Addiction among Adolescents in Hainan Province

Zhang Dongxian , Shao Zhixiao and Xie Lunjuan / 173

Abstract: In order to understand the current situation of internet use and internet addiction among teenagers in Hainan Province, and analyze its influencing factors, and provide scientific basis for preventing internet addiction among teenagers, the research team used a systematic sampling method combining probability proportional sampling and stratified cluster random sampling to select 12528 students from five regions of Hainan Province, namely East, South, West, North, and Central, for questionnaire survey. The results showed that a total of 538 adolescents from fourth grade to third year of primary school were found to have internet addiction, with a detection rate of 4. 29%. Overall, internet addiction among adolescents in Hainan Province is at a moderate level nationwide, with females experiencing higher levels of internet addiction than males, which increases with the progression of their education. The degree of internet addiction among boarding adolescents is higher than that of non boarding adolescents; The degree of internet addiction among adolescents in normal families is lower than that in abnormal families; Teenagers with higher educational backgrounds have lower levels of internet addiction than those with lower educational backgrounds.

Keywords: Teenagers; Internet Addiction; Healthy Population; Hainan Province

B.13　Research on the Challenges and Countermeasures of
Home based Elderly Care in Beijing

Du Meiping , Wang Guidong and Wang Mengxuan / 184

Abstract: Home care for the elderly has more advantages than home care and institutional care. It is a model of elderly care that adapts to changes in the demand for elderly care services in Beijing, changes in the supply of elderly care services for the elderly in Beijing, and is also adopted by many developed countries and regions. The challenges faced by home-based elderly care in Beijing mainly include: a single source of funding for home-based elderly care; Lack of linkage and integration of community-based elderly care resources; The services for home-based elderly care are single, and the community cannot meet the needs of elderly people for medical treatment, nursing, and rehabilitation; Lack of professional accompaniment and care for home-based elderly care; The spiritual and cultural life cannot meet the needs of elderly people who live at home; The construction of home-based elderly care neglects the role of social groups and individuals. To address these issues, we should leverage the supportive role of pension finance and promote the formation of a multi-channel funding mechanism; Overall planning, joint construction and sharing, and rational allocation of elderly care service resources; Further promote the construction of community medical and health service centers and family beds; Enhance the professional level of elderly care service personnel; Introduce market mechanisms to accelerate the marketization and industrialization of home-based elderly care; Adopt different service forms for elderly people with different conditions; Guide social forces and family participation. At the same time, we should learn from the experience of foreign long-term care insurance systems, guide and promote home-based elderly care to become the main mode of long-term care.

Keywords: Home-based Elderly Care; Elderly Care Services; Healthy Population

Ⅶ Case Studies

Abstract: Hangzhou city initiated the construction of a healthy city and the cultivation of healthy units in 2008. The cultivation of health units has become an important form of promoting consensus on health among different industries. In order to effectively manage health units and provide precise services more scientifically and effectively, Hangzhou actively develops a digital system for health cell monitoring and health city evaluation. Through the return of annual report data from the Health Zhejiang Monitoring Platform and real-time data capture from the Hangzhou Health Big Data Center, Hangzhou's medical, health, environmental and other big data is utilized to achieve health city monitoring and evaluation, health cell management and evaluation, health situation awareness and early warning, and further enhance the modernization level of health governance. The current problem lies in the traditional model of "four lows and one high"; The construction emphasizes formality and lacks effective evaluation; There are barriers to data sharing and a lack of management tools; Public participation and transparency are not high. In the upcoming work, we should innovate the system and operational mechanism of the health cell monitoring and evaluation system for healthy cities; Building a scientific evaluation system and reshaping the blueprint for the construction of healthy cells; Empowering health data standardization and intelligent management platform through information technology construction; Using digital intelligence as a lever to drive public participation and transparency, forming a new approach for monitoring and evaluating healthy cells.

Keywords: Healthy Cells; Healthy City; Hangzhou City

B . 15 Research on the Practice of Health Knowledge
Popularization Action in Wuhan City

Zhang Ling , Shen Xuemei , Mei Xin and Chen Man / 215

Abstract: The health literacy rate of Wuhan residents showed an upward trend from 23. 40% in 2019 to 38. 79% in 2023, with an average growth rate of 6. 6% over the past five years. There were statistically significant differences in the health literacy rate of residents among different age groups, education levels, marital statuses, annual family incomes, occupations, chronic diseases, and self-perceived health statuses (P<0. 05). The growth rate of residents' health literacy in three aspects from 2019 to 2023, in descending order, was healthy lifestyle and behavior, basic skills, and basic knowledge and concepts, with average growth rates of 6. 3% , 3. 9% , and 0. 9% , respectively. Among the six categories of health literacy, the literacy of infectious disease prevention had the highest growth rate, with an average increase rate of 11. 5%. It is suggested that the age group of 65 - 69, the education level of primary school or below, and the occupation of farmer/ worker are the key groups for health education. In the context of the construction of Healthy China and Digital China, Wuhan City strives to explore a new health education model and is committed to building a platform of "serving the public, promoting innovative knowledge, and providing high-quality health education." Meanwhile, we adhere to the core concept of "bringing health knowledge into campuses and jointly creating a healthier future," closely integrating it with the development of the city's health systems. Students will drive family engagement, which in turn will connect families with the community, mobilizing the active participation of the whole society. This approach aims to establish the concept of comprehensive health, advocate a healthy and civilized lifestyle, strive to improve the health literacy rate of residents, and promote breakthrough progress in the city's health education efforts.

Keywords: Health Knowledge Popularization Action; Health Literacy; Healthy City

B . 16   Research Report on the Development of Healthy

City Construction in Chengdu

Ye Xiaoge, *Li Zhichun* / 232

Abstract: Chengdu is the only mega city with a population exceeding 20 million among the 38 pilot cities for healthy city construction in China. Chengdu closely focuses on the strategic goal of a healthy China, with the construction of a park city demonstration zone that practices the new development concept as the guiding principle, and coordinates the promotion of the construction of a healthy city. By creating a harmonious and integrated park city health environment with mountains, waters, people, and cities, building a healthy society that gathers characteristic health cells, cultivating a healthy population with full life cycle health protection, providing high-quality health services covering the whole population, and advocating for a health culture that enhances residents' health literacy, the health status of residents in the city has reached a high level. At present, the construction of a park city demonstration zone has put forward higher standards for Chengdu's new era mission, and the new characteristics of social development have put forward more requirements for solving health problems. The changing health needs of the masses have put forward updated tasks for Chengdu to accelerate the filling of the gaps in health services. Therefore, the next step should be to accelerate urban health governance and create a beautiful, livable, and healthy environment; Adapt to the characteristics of the times and jointly build a happy, safe, and healthy society; Adhere to systematic thinking and improve the medical and health service system that matches mega cities.

Keywords: Healthy City; Park City; Healthy Environment; Healthy Cells; Health Literacy

B.17 Research on the Construction of Smart Immunization

Planning Platform in Shenzhen   *Wu Yongsheng* / 252

Abstract: The construction of the Shenzhen immunization planning platform has undergone four transformations: the shift from manual recording to digital management (1996-1998); Building a city level platform to achieve remote data exchange (1999-2004); Establish a management platform for disease prevention and control institutions and a public service platform (2005-2018); Realize network upgrade and enhance multidimensional management (2018 present). After more than 20 years of continuous construction, the immunization planning information management system in Shenzhen has become a comprehensive and interconnected digital service system, providing citizens with more efficient and convenient services. With the continuous development of public health, Shenzhen needs to build a new immunization planning system to address the current problems of insufficient business coverage and incomplete functionality. The Shenzhen Immunization Planning Information Management System has achieved centralized storage, unified management, and efficient sharing of data through data governance and capacity building. The system not only solves the problems of data inconsistency and information silos, but also provides support for business innovation and management upgrades through data analysis and mining functions.

Keywords: Shenzhen; Immunization Program; Healthy City

B.18 "Combining Medical Care with Health Care": A Case

Study on the Construction of Yanda International

Health City   *Li Haiyan* / 262

Abstract: Advanced and scientific elderly care models are the foundation for actively responding to population aging. Located in the East Yanjiao Development Zone of Beijing, Yanda International Health City focuses on medical and elderly care services. Yanda Hospital, Yanda Golden Age Health Care Center, Yanda Rehabilitation Center, Yanda Medical Research Institute, and Yanda Medical Training College have joined forces and accumulated rich experience in elderly care services. The characteristic elderly care service system that it has created, which combines medical care, elderly care, and health care, is known as the "Yanda Model" in the industry, and has played a demonstrative role in the healthy development of the country's elderly care cause and industry. With advanced elderly care service models and geographical advantages, Yanda has attracted a large number of elderly people from the Beijing Tianjin Hebei region, especially those from Beijing, to live and retire here. It has played a positive role in alleviating the pressure of elderly care in the Beijing area, relieving non capital functions, and promoting coordinated development between Beijing, Tianjin, and Hebei. It has also contributed to the construction of a healthy city in China.

Keywords: Dealing with Aging Population; Combining Medical Care with Health Care; Yanda Mode; Elderly Care Services

Ⅸ International Reference

B.19 Research on the Construction of "Palliative Care

Housing" in Japan　　　　*Zhuo Lian, Kunio Miyamoto / 274*

Abstract: The aging population in Japan is becoming increasingly severe, leading to a shortage of nursing facilities, beds, and caregivers. In this context, Japan is gradually improving its care insurance and incorporating end-of-life care services into it. To address the shortage of end-of-life care wards, the Japanese government has included end-of-life care in the scope of medical insurance and expanded it to residential medical facilities, homes, and communities. At the same time, it has encouraged private capital and non medical industries, especially real estate and construction, to participate in the construction and renovation of end-of-life care housing. Drawing on Japan's experience in this area, it is recommended to accelerate the integration of China's dual track medical insurance system, promote the nationwide coverage of the care insurance system, improve the system and regulations for the operation and management of elderly care institutions in China as soon as possible, actively promote the integration of high-tech and medical care technology, extend end-of-life care to home and community services, and quickly introduce and improve the architectural design specifications and medical staff and equipment configuration specifications for "elderly friendly housing" with end-of-life care services. It is also recommended to promote the transformation of various types of housing such as "elderly friendly intelligent high-end decoration housing" and "elderly friendly affordable housing".

Keywords: Aging Population; Protective Facilities; Deathbed Care

B. 20 Health Impacts and Coping Strategies Caused by High Temperature and Heat Waves

—*From the Perspective of Global Warming*　　*Zhang Xin* / 291

Abstract: Global climate change is changing our world at an unprecedented rate. For over half a century, with the continuous increase in greenhouse gas emissions, the average temperature of the Earth has been rising, and heatwaves and disasters have occurred frequently. This not only has a serious impact on urban ecosystems and agricultural production, but also poses unprecedented challenges to the health and safety of residents. High temperature heat waves are usually characterized by high temperatures, high humidity, and prolonged duration, which make the human body feel uncomfortable and may threaten public health and safety, increase energy consumption, and affect social production activities. Research shows that heatwaves have become the deadliest climate disaster in countries such as the United States, the United Kingdom, and Australia. In our country, it is urgent to deal with heatwave disasters caused by high temperatures. To cope with extreme heat and heatwave disasters, we should focus on improving early warning mechanisms, building emergency systems, improving high-temperature policies, providing social services, building resilient communities, alleviating the heat island effect, strengthening science popularization and publicity, doing a good job in personal protection, strengthening international cooperation, and enhancing social governance.

Keywords: Global Warming; High Temperature Heat Wave; Public Health

后　记

　　本书由中国城市报中国健康城市研究院、中国医药卫生事业发展基金会、北京健康城市建设促进会和北京健康城市建设研究中心共同研创和组织编写完成。中国健康教育中心（承担全国健康城市建设评价工作办公室职责）党委书记、主任李长宁，人民日报《中国城市报》社总编辑杜英姿，中国医药卫生事业发展基金会理事长王丹担任编委会主任。

　　中国健康教育中心健康促进部主任、北京健康城市建设促进会理事长卢永，社会科学文献出版社马克思主义分社社长、北京健康城市建设促进会副理事长曹义恒，北京健康城市建设促进会创始理事长，中国城市报中国健康城市研究院院长，北京健康城市建设研究中心主任、首席专家，北京健康城市建设促进会专家咨询委员会主任王鸿春担任主编。本书的整个研创工作是由李长宁、杜英姿、王丹、卢永、曹义恒和王鸿春集体策划组织实施完成的。

　　感谢全国爱国卫生运动委员会办公室、中国健康教育中心在本书策划和编辑过程中，在政策上给予的指导，以及在沟通协调方面给予的大力支持。

　　感谢社会科学文献出版社马克思主义分社社长、北京健康城市建设促进会副理事长曹义恒先生在本书的策划和编辑过程中的耐心指导。

　　北京健康城市建设促进会秘书长兼办公室主任范冬冬和北京健康城市建设促进会副秘书长兼研究部副主任张鑫做了大量的组织协调工作。

　　《中国健康城市建设研究报告（2024）》编辑委员会谨代表全体成员，对为本书做出贡献、给予支持、提供帮助的各位领导、专家和同仁深表谢忱！

《中国健康城市建设研究报告（2024）》编辑委员会

2024 年 11 月于北京

皮书数据库

ANNUAL REPORT(YEARBOOK)
DATABASE

权威报告·连续出版·独家资源

分析解读当下中国发展变迁的高端智库平台

所获荣誉

- 2022年，入选技术赋能"新闻+"推荐案例
- 2020年，入选全国新闻出版深度融合发展创新案例
- 2019年，入选国家新闻出版署数字出版精品遴选推荐计划
- 2016年，入选"十三五"国家重点电子出版物出版规划骨干工程
- 2013年，荣获"中国出版政府奖·网络出版物奖"提名奖

皮书数据库　　"社科数托邦"
微信公众号

成为用户

　　登录网址www.pishu.com.cn访问皮书数据库网站或下载皮书数据库APP，通过手机号码验证或邮箱验证即可成为皮书数据库用户。

用户福利

- 已注册用户购书后可免费获赠100元皮书数据库充值卡。刮开充值卡涂层获取充值密码，登录并进入"会员中心"—"在线充值"—"充值卡充值"，充值成功即可购买和查看数据库内容。
- 用户福利最终解释权归社会科学文献出版社所有。

数据库服务热线：010-59367265
数据库服务QQ：2475522410
数据库服务邮箱：database@ssap.cn
图书销售热线：010-59367070/7028
图书服务QQ：1265056568
图书服务邮箱：duzhe@ssap.cn

社会科学文献出版社　皮书系列
SOCIAL SCIENCES ACADEMIC PRESS (CHINA)
卡号：491629189262
密码：

S 基本子库
SUB DATABASE

中国社会发展数据库（下设 12 个专题子库）

紧扣人口、政治、外交、法律、教育、医疗卫生、资源环境等 12 个社会发展领域的前沿和热点，全面整合专业著作、智库报告、学术资讯、调研数据等类型资源，帮助用户追踪中国社会发展动态、研究社会发展战略与政策、了解社会热点问题、分析社会发展趋势。

中国经济发展数据库（下设 12 专题子库）

内容涵盖宏观经济、产业经济、工业经济、农业经济、财政金融、房地产经济、城市经济、商业贸易等 12 个重点经济领域，为把握经济运行态势、洞察经济发展规律、研判经济发展趋势、进行经济调控决策提供参考和依据。

中国行业发展数据库（下设 17 个专题子库）

以中国国民经济行业分类为依据，覆盖金融业、旅游业、交通运输业、能源矿产业、制造业等 100 多个行业，跟踪分析国民经济相关行业市场运行状况和政策导向，汇集行业发展前沿资讯，为投资、从业及各种经济决策提供理论支撑和实践指导。

中国区域发展数据库（下设 4 个专题子库）

对中国特定区域内的经济、社会、文化等领域现状与发展情况进行深度分析和预测，涉及省级行政区、城市群、城市、农村等不同维度，研究层级至县及县以下行政区，为学者研究地方经济社会宏观态势、经验模式、发展案例提供支撑，为地方政府决策提供参考。

中国文化传媒数据库（下设 18 个专题子库）

内容覆盖文化产业、新闻传播、电影娱乐、文学艺术、群众文化、图书情报等 18 个重点研究领域，聚焦文化传媒领域发展前沿、热点话题、行业实践，服务用户的教学科研、文化投资、企业规划等需要。

世界经济与国际关系数据库（下设 6 个专题子库）

整合世界经济、国际政治、世界文化与科技、全球性问题、国际组织与国际法、区域研究 6 大领域研究成果，对世界经济形势、国际形势进行连续性深度分析，对年度热点问题进行专题解读，为研判全球发展趋势提供事实和数据支持。

法律声明

"皮书系列"（含蓝皮书、绿皮书、黄皮书）之品牌由社会科学文献出版社最早使用并持续至今，现已被中国图书行业所熟知。"皮书系列"的相关商标已在国家商标管理部门商标局注册，包括但不限于LOGO（▧）、皮书、Pishu、经济蓝皮书、社会蓝皮书等。"皮书系列"图书的注册商标专用权及封面设计、版式设计的著作权均为社会科学文献出版社所有。未经社会科学文献出版社书面授权许可，任何使用与"皮书系列"图书注册商标、封面设计、版式设计相同或者近似的文字、图形或其组合的行为均系侵权行为。

经作者授权，本书的专有出版权及信息网络传播权等为社会科学文献出版社享有。未经社会科学文献出版社书面授权许可，任何就本书内容的复制、发行或以数字形式进行网络传播的行为均系侵权行为。

社会科学文献出版社将通过法律途径追究上述侵权行为的法律责任，维护自身合法权益。

欢迎社会各界人士对侵犯社会科学文献出版社上述权利的侵权行为进行举报。电话：010-59367121，电子邮箱：fawubu@ssap.cn。

社会科学文献出版社